KB216873

오퍼레이팅 시어터

오퍼레이팅 시어터

어느 의사의 영화 해부

박지욱 지음

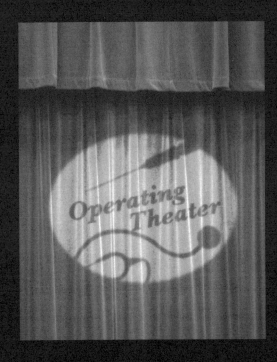

사람In

지극히
사적인 복수극의
전말

오래전에 본 TV 드라마 한 장면이 생각납니다. 드라마의 남자 주인공은 신경외과 의사였고 그를 사랑하는 여자 주인공은 신경과 의사였습니다. 어느 날 환자가 경련을 일으키는 장면이 나옵니다. 저는 순간적으로 환자의 자세를 어떻게 할지, 어떤 주사를 쓸지 고민하며(직업병의 증세입니다) 다음 장면을 기다렸습니다.

그런데 드라마가 기대와 다르게 흘러갑니다. 급히 달려온 신경과 의사가 환자의 '팔다리를 주무르고'만 있는 것이 아닙니까? 순간 화가 치밀어 몸이 부들부들 떨릴 지경이 되었습니다. 올바른 처치가 아닌 데다, 방송을 본 시청자들도 자칫 잘못하면 그대로 따라

할 것이니까요. 드라마의 영향력과 학습 효과를 생각하니 가만히 있을 수만은 없어 방송국에 항의 메일을 보냈습니다.

　아마 그때부터였을 겁니다. 눈에 쌍심지를 켜고 의학 관련 영화와 드라마를 모니터링하기 시작한 것이 말입니다. 그리고 강연 요청을 받으면 종종 영화 이야기를 들고 갔습니다. 신나게 영화 이야기를 들려준 뒤 작품 속 의사와 환자가 왜 그렇게 하는지, 그 배경과 역사적 맥락은 무엇인지 이야기했습니다. 딱딱한 강의보다는 인간의 희로애락이 녹아든 영화 이야기를 청중도 편하고 즐겁게 들었습니다. 그러다 문득 영화 리뷰를 빙자해 의학의 숨은 이야기를 들려주고 싶은 욕심이 조금씩 생겨났습니다.

　시작은 과학 기술인을 위한 인터넷 잡지 《사이언스타임스》에 연재를 한 것입니다(일부는 의료전문잡지와 신문인 《메디포 뉴스》와 《더 메디컬》에 실렸습니다). 처음에는 의사나 환자가 주인공이고 질병 자체가 중요한 영화 위주로 보다가, 나중에는 조금이라도 병색이 보이거나 소독약 냄새가 나는 영화라면 모두 챙겨 보았습니다. 그렇게 2015년부터 2년이 넘는 동안 영화 100여 편의 이야기를 '메디시네마Medi-Cinema'라는 칼럼으로 연재했습니다.

　매주 원고를 업로드하려면 적어도 한 주에 두세 편의 영화를 보고 선별해야 합니다. 덕분에 저녁 시간은 영화에 다 빼앗겨 '저녁이 없는 삶'을 살아야 했습니다. 하지만 의학 영화 레퍼토리를 많이 발굴해서 뿌듯했습니다. 그동안 의료계에서 의대생과 전공의에게 추천할 만한 영화는 너무 뻔했습니다. 제가 속한 신경과에서만 해도

〈사랑의 기적〉(1990)과 〈로렌조 오일〉(1992)이 전부였습니다. 두 작품이 선택된 이유는 뇌질환에 걸린 환자의 이야기를 다루기 때문이었지요.

하지만 제가 생각하는 의학 영화와 드라마는 단순히 질병만의 이야기를 다루는 것이 아닙니다. 병으로 고통받는 환자와 그 가족의 이야기는 물론이고 의료진의 분투와 고충을 담아야 하지요. 그리고 이 사람들 사이에 상호작용이 있어야 합니다. 특정 치료법이 선택된 이유와 작품 속 의료 환경을 강제하는 사회제도, 더 나아가 역사적 관점까지 다루면 금상첨화입니다. 그래서 저는 이 책을 통해 인간과 질병, 의사와 의료제도 그리고 역사까지 모두 아우르고 싶었습니다.

이 책에는 가까운 병·의원에서 벌어질 법한 일상적인 사건부터 머나먼 오지에서 벌어지는 기이한 이야기까지 모두 담겨 있습니다. 아주 먼 옛날이야기와 미래의 의술도 들어 있습니다. 이 책을 통해 독자들이 시공간을 종횡무진 누비며 병마와 싸우는 인간과 그들을 돌보는 의사의 숨은 고충, 감추어진 이기심과 이타심을 폭넓게 이해할 수 있으면 좋겠습니다.

항의 메일을 보낸 뒤 방송국으로부터 답장을 받지는 못했습니다. 하지만 요즘은 드라마와 영화 제작에 의학 자문이 많아졌고, 엔딩 크레디트에서 의사의 이름을 보는 일도 특별한 일이 아니게 되었으니 그 정도면 만족합니다. 제가 보낸 항의 메일 덕분은 아니겠지만, 여하튼 상황이 더 나아졌으니 좋은 일입니다.

마찬가지로 독자들께서도 이 책을 읽고 고칠 점을 발견했거나 다른 의견을 제안하고 싶다면 메일을 보내주시기 바랍니다(yosool piri@gmail.com). 유익한 의견이나 생각은 나누는 것이 좋겠지요.

참, 이 책의 제목인 '오퍼레이팅 시어터operating theater'의 사전적 의미는 '수술실'입니다. 하지만 원래의 뜻은 '수술 극장'입니다. 그렇다면 수술을 극장에서 했다는 말일까요? 반은 맞는 말입니다. 오래전에는 극장 같은 큰 강당에서 수술을 했으니까요. 극장처럼 무대가 있고 무대를 내려다보는 계단식 관람석까지 있었습니다. 하지만 일반적인 연극 무대와 달리 관람석은 수술대를 빙 둘러싸고 있습니다.

수술을 왜 이렇게 많은 사람이 보는 곳에서 했을까요? 학생과 의사들에게 수술 장면을 보여주기 위해서랍니다. 교육 목적이었던 것이지요. 오퍼레이팅 시어터의 기원은 '아나토미컬 시어터 anatomical theater', 즉 '해부 극장'입니다. 의대의 해부학 수업 때 시신(카데바) 한 구를 가운데 두고 교수가 가르치고 학생들이 눈으로 참관하던 강의실인 '해부 극장'에서 왔습니다.

근대기 서양 의학 교육에서 해부학을 기르친 교수들은 외과 교수를 겸했습니다. '약'만 주는 내과 의사들보다는 '칼'로 병을 치료하는 외과 의사들이 인체를 더 잘 알았기에 학생들에게 해부학을 가르쳤습니다. 그러다 보니 오퍼레이팅 시어터는 아나토미컬 시어터를 겸했겠지요. 그런데 시간이 가면서 해부 수업도 외과 수술도 일반 대중에게 공개됩니다. 누구나 표만 사면 들어와 관람할 수 있었습니다. 학생에게는 강의실이었지만 일반인에게는 극장이나 다름없었습니다.

왜 해부나 수술을 구경거리로 삼았을까요? 그것만큼 재미난 볼거리가 드물었기 때문입니다. 피비린내를 피할 수 없는 로마의 콜로세움에 구름 관중이 모인 이유도 모두 볼거리 때문입니다. 오늘의 우리도 각종 스포츠, 드라마, 영화를 구경하느라 밤잠을 설치지 않습니까? 볼거리, 이야기, 극적인 드라마를 끊임없이 갈망하는 것이 인간의 본성이니까요.

그렇게 생각해 보니 수술도 하나의 '드라마'입니다. 한 사람이 아프고, 의사를 찾아가 진단을 받고, 수술대에 오르고, 그 수술로 삶과 죽음이 결정됩니다. 기승전결의 구조를 제대로 갖춘 드라마인 셈입니다. 물론 최고의 클라이맥스는 수술 장면이겠지요? 그래서 수술실을 뜻하는 '오퍼레이팅 시어터'는 의도치 않게 적절한 이름이 되었습니다.

이 책 『오퍼레이팅 시어터』는 드라마의 범위를 조금 더 확장하고 외연의 담을 허물었습니다. 수술은 물론이고 의학, 질병, 고통, 인간의 이야기를 다룬 영화를 독자에게 보여주고 싶은 글쓴이의 소망을 담아 책 이름을 정했습니다.

이제 영화로 치면 '타이틀 시퀀스'는 끝났습니다. 본문으로 들어가 복수극이 제대로 만들어졌는지 확인할 시간입니다. 휴대폰은 꺼주시고, 앞 좌석을 발로 차지 마시고, 그리고 눈에 쌍심지를 켜

시고 얼른 책장을 넘겨봅시다. 자, 준비되었나요? 레디, 액션!

2025년 4월, 제주에서

박지욱

2

의사라는 존재

3
제국주의와 전쟁

4
새로운 발견과 도전의 순간

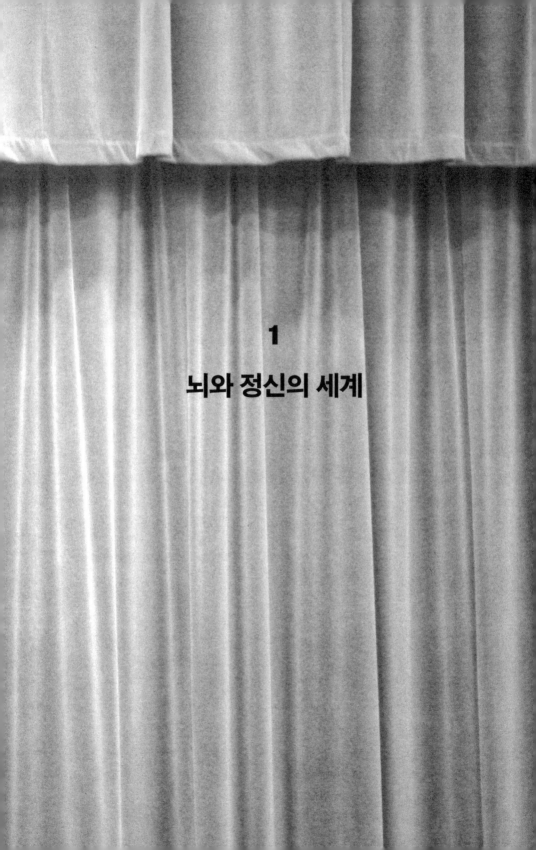

1

뇌와 정신의 세계

잠자는 환자를
깨운 의사

사랑의 기적Awakenings

1990년, 미국

기면성

1. lethargic: 무기력한, 둔감한.

2. 嗜즐길眠잘性성품: (의학) 깊은 잠에
빠지도록 하는 병의 성질.

기면성 뇌염encephalitis lethargica

1920년대에 유행한 뇌염으로
후유증이 생긴 환자들은 수십 년간
잠자는 듯 지냈다.

엘-도파L-DOPA

1960년대에 나온 파킨슨병 치료제.

정체 불명의 괴질

뉴욕 맨해튼에 사는 11세 소년 레너드. 친구들과 잘 놀고 공부도 열심히 하는 성실한 아이입니다. 하지만 정체불명의 뇌질환에 걸려 손을 떨고 글도 못 쓰게 됩니다. 학교에도 가지 못하고 집에서만 지내는 처지가 되더니 스무 살에는 요양병원 신세를 지게 됩니다. 레너드의 병은 당시로서는 원인도 모르고 치료할 방법도 없습니다. 레너드는 눈 뜨고 자는 사람처럼 하루하루를 보냅니다.

그렇게 30년이 지난 어느 날, 요양병원에 새로 부임한 신경과 의사 세이어는 레너드와 같은 병을 앓는 환자 수십 명을 발견하고 깜짝 놀랍니다. 원래 진료보다는 연구를 천직으로 삼았던 세이어는 혼자 연구를 시작합니다. 집요한 연구 끝에 알아낸 병명은 기면성 뇌염이었습니다. 환자들은 1920년대에 유행했던 '뇌염encephalitis'을 앓은 뒤 그 후유증으로 수십 년 동안 '잠자듯lethargic' 보였던 것입니다.

이 무렵 파킨슨병 치료제로 엘-도파라는 약물이 나왔습니다. 세이어는 자신의 환자들이 오래전에 앓은 뇌염으로 뇌가 망가져 파킨슨병에 걸린 것으로 생각합니다. 그렇다면 파킨슨병 치료제를 써볼 수 있지 않을까? 세이어는 엘-도파를 제일 먼저 레너드에게 먹였고, 레너드는 기적처럼 깨어납니다awakening!

이 성공에 힘입어 다른 환자들에게도 신약을 먹였고 모두 깨어납니다. 한밤중에 환자들이 하나둘 깨어나는 장면은 이 영화의 백미입니다. 놀랍고도 감격적인 순간입니다. 하지만 불행히도 기적은 오래가지 않았습니다. 예상치 못한 부작용이 나타나 도저히 약을 계속 먹을 수 없게 된 것입니다. 하는 수 없이 약은 끊어야 했고 환자들은 다시 원래 상태로 돌아갑니다. 눈부시게 피었다 금세 지고만 봄꽃 같은 날은 그렇게 꿈처럼 사라지고 맙니다. 그래도 잠든 환자들은 찬란했던 그 봄날을 다시 꿈꿀 수 있었겠지요?

'비현실적이고 수동적인' 환자

믿기 어렵지만 이 영화는 실제 이야기를 바탕으로 만들어졌습니다. 신경과 의사이자 유명 작가인 올리버 색스Oliver Sacks, 1933~2015가 직접 치료하고 겪었던 환자들의 이야기입니다.

　환자가 깨어나지 못하고 계속 잠자는 듯 보이는 특이한 뇌염은 발견자의 이름을 따 '폰 에코노모 뇌염von Economo's encephalitis,'[1] '수면병sleep sickness' 또는 '기면성 뇌염encephalitis lethargica'으로 부릅니다. 1916~1917년 겨울에 유럽의 대도시에서 시작해 1920년대까지 유행했고 감염자는 100만 명이 넘습니다. 지금도 정확한 원인은 모릅니다.

　환자의 3분의 1은 급성기에 심한 불면증이나 혼수상태에 빠져 목숨을 잃었습니다. 살아남은 환자들 중 완전히 회복되지 못한 경우가 많았고, 의식은 있지만 반쯤 깬 상태로 지내는 경우도 많았습니다. 영화에 등장하는 환자들이 바로 이런 경우입니다.

　환자들은 움직일 수도 말할 수도 없었고 기본적인 식욕이나 감정도 없었습니다. 유령처럼 앉아 있거나 누워 지냈습니다. 이 병의 발견자인 폰 에코노모의 말처럼 '유령처럼 비현실적이고 좀비처럼 수동적인' 상태로 살아도 산 것이 아닌 상태로 죽을 날만 기다렸습니다.

별다른 치료법도 없고, 정체도 알 수 없고, 원인도 모르고, 어떻게 퍼지는지도 모르니 의사들은 속수무책이었습니다. 하지만 천만다행으로 1927년 이후로 새로운 환자는 없었습니다. 그래서 이 병에 대한 관심도 두려움도 시들어 버립니다. 사람들의 기억에서 잊히면서 신경과 의사들에게도 듣도 보도 못한 병이 됩니다. 그렇게 한 세대를 보내고, 1960년대가 되었을 때 색스가 드라마처럼 이 환자들을 깨웁니다.

자, 이제 일어나세요!

색스는 영국 출신의 신경과 의사로 샌프란시스코에서 연구만 하던 '장롱 면허' 의사였습니다. 하지만 1966년에 뉴욕 브롱스의 요양병원에 취직하면서 '잠자는' 환자들의 주치의사가 됩니다. 정체불명의 질병이 궁금했던 그는 개인적인 조사와 연구를 했고, 환자들이 '기면성 뇌염'의 후유증 상태임을 알게 됩니다. 그리고 폰 에코노모

---

1 콘스탄틴 폰 에코노모Constantin von Economo, 1876~1931는 오스트리아의 신경정신의학자이자 비행사다.

이후로 40년 동안 아무런 후속 연구가 없다는 놀라운 사실도 알게 됩니다. 버려진, 잊힌 병이었던 것이지요.

1969년 봄에 색스는 파킨슨병 치료제로 출시된 엘-도파[2]의 연구 초기에 있었던 대규모 임상 시험에 참여할 기회를 얻습니다. 색스는 환자들의 상태가 뇌염으로 인한 파킨슨병이라 판단하고 엘-도파의 효과를 기대합니다.

색스는 80명에게 약을 먹였는데 정말 환자들은 기적처럼 '깨어' 납니다. 하지만 영화 속 주인공 레너드처럼 신약 엘-도파의 용량을 정확히 맞추는 것이 쉽지 않았습니다. 약효가 강하면 쉴 새 없이 몸을 움직이고, 약하면 인형처럼 굳어지는 상태를 되풀이합니다.[3]

다른 환자들도 롤러코스터에 앉은 것처럼 증상이 종잡을 수가 없게 되었습니다. 제아무리 용량을 맞추려고 해도 번번이 실패하고 맙니다. 엘-도파는 더 이상 환자에게 도움이 되지 못했고, 색스는 고통만 안겨주는 투약을 중단할 수밖에 없었습니다. 그러자 환자들은 다시 잠자는 상태로 되돌아갑니다.

너무 짧은 기적

자신의 임상 시험을 근거로 색스는 엘-도파가 처음에는 잘 듣지만 몇 주가 지나면 약효를 종잡을 수 없게 된다는 내용의 글을 의학 학술지에 투고합니다. 약의 효능을 부정하는 것이 아니라 한계를 알리려는 것이었지만 한창 뜨고 있는 파킨슨병의 유일한 치료제에 대한 기대와 신뢰를 무너뜨린다는 비판만 받게 됩니다. 색스는 대학교수도, 저명한 의사도, 심지어는 박사 학위PhD도 없는 일개 요양병원의 평범한 의사일 뿐이었으니 그의 말을 안 믿어준 것이지요. 이후로 색스의 글은 어느 학술지에도 실리지 않았고 그 자신도 학회라는 높은 벽을 실감하고 학술지 투고를 포기하고 맙니다.

몇 해 뒤 영국의 유명 주간지에 이 이야기가 실리면서, 일장춘몽一場春夢 같은 '짧은 기적과 오랜 비극'이 세상에 알려집니다. 그리고 다큐멘터리와 연극, 영화로도 만들어집니다.

뒷이야기

영화의 원작은 1973년에 나온 색스의 책 『깨어남Awakenings』입니다. 하지만 영화에는 재미를 위한 허구도 섞여 있습니다. 세이어는 오랜 잠에서 '깨어난' 레너드를 데리고 세상 구경을 시켜줍니다. 거리에 '달 착륙' 포스터가 보이고, 머리 위로는 굉음을 내며 보잉 747 점

---

2 파킨슨병 환자는 중뇌의 흑체substantia nigra가 망가지는데, 여기서 만드는 물질이 바로 도파민dopamine이다. 흑체 손상-도파민 부족-파킨슨병으로 이어지는 연결 고리를 찾아낸 의사들은 부족한 도파민을 보충해 주기 위해 전구물질인 엘-도파를 먹이기 시작한다. 엘-도파는 몸속으로 들어가 도파민으로 변한다.

3 신경과 의사들은 '온-오프on-off 현상'이라고 부른다. 전원을 켜고 끄는 것처럼 증상이 극적으로 대비되는 현상이다.

보기가 날아갑니다. 점보기는 1969년 2월에 처음 날았고, 달 착륙은 그해 여름의 일이고, 엘-도파의 기적도 1969년의 여름에 있었으니 시기가 일치합니다. 늙은 의사 잉엄Dr. Ingham이 자신이 연구했던 환자들을 찍은 낡은 영상을 보여주는 장면이 나오는데, 이 화면은 1925년에 레비[4]라는 의사가 촬영한 환자 영상과 많이 닮았습니다.[5]

영화에서는 다루지 않았지만 색스의 주장에 시큰둥했던 학계의 고명한 교수들도 시간이 지나면서 마침내 색스의 주장에 귀를 기울이고 동의합니다. 지금은 엘-도파를 처방하는 신경과 의사들 누구라도 이 약의 한계를 인식하고 조심스럽게 처방합니다.

영화는 1990년 연말에 미국에서 개봉했고 흥행 성적은 〈나홀로 집에〉(1990)의 돌풍에 밀려 아쉽게도 2위에 그쳤습니다. 아카데미 상은 후보로만 지명되었고 오스카는 하나도 못 건집니다. 1991년에 우리나라에도 개봉하면서 〈사랑의 기적〉이라는 간판을 달았습니다.

이 영화는 대한신경과학회에서 전공의들에게 추천하는 신경과 입문 영화였습니다. 영화에는 약의 부작용으로 더 이상 글을 쓸 수 없는 레너드의 손을 세이어가 안타까운 마음으로 잡아주는 장면이 있습니다. 이 장면은 불치병 환자를 대하는 의사의 태도를 보여줍니다. '손을 쓸 수 없는 지경이라 해도 의사가 두 손 놓고 있어서는 안 된다'라고 말하고 싶었던 것은 아닐까요?

그래서일까요? 고통받는 인간을, 동료 인간으로서 도울 수는 없어도 위로마저 못 하는 것은 아니라는 것을 영화는 보여줍니다. 불치의 병에 맞서며 세이어가 보여준 환자에 대한 '사랑'은, 비록 짧은 순간이었지만 '기적'을 보여주었습니다. 비록 신기루처럼 사라지고 말았지만 그 여운은 아주 오래 남았습니다.

영화에 대한 배우들의 열정도 대단했습니다. 레너드 역을 맡은 로버트 드니로는 환자를 직접 찾아다니며 보고 배웠습니다. 세이어 역을 맡은 로빈 윌리엄스는 원작자인 색스를 직접 만나 많은 조언을 들었습니다. 영화 속에서 두 배우는 환자와 의사의 역할을 완벽하게 재현해 내었습니다. 색스는 윌리엄스의 말투와 몸짓이 자신을 너무나 닮아 거울을 보는 기분이라고 했습니다.

세이어 역으로 열연한 배우 윌리엄스는 공교롭게도 파킨슨병과 우울증을 앓았고 2014년에 자택에서 스스로 생을 마감합니다. 이듬해인 2015년에 색스는 자신이 불치병 환자라고 세상에 알렸습니다. 평생 '환자가 머무는 풍경'을 그렸던 그는 마지막 순간을 환자로서 기록으로 남기겠다고 했습니다. 색스는 그 여름이 가기 전에 세상을 떠났는데, 그가 마지막 남긴 풍경은 무엇이었는지 궁금합니다.

---

4 프리츠 하인리히 루이Fritz Heinrich Lewy, 1885~1950는 독일계 미국인 신경과 의사다. '루이 소체 치매DLB'에 그의 이름이 붙어 있는데 독일인이므로 '레비'로 읽는다.

5 참고 영상 www.youtube.com/watch?v=5lNVtUlroZc

참고 문헌

1. 『깨어남』, 올리버 색스 지음, 이민아 옮김, 알마, 2012.

2. "Encephalitis lethargica: 100 years after the epidemic",

   Leslie A Hoffman, et al., *Brain*, Vol. 140, Issue 8, August 2017.

칼로 정신을 치료하다

서터 아일랜드Shutter Island

1990년, 미국

싸이코서저리psychosurgery

안전하고 효과적인 외과수술법이 없던 옛날에도 '정신psycho의 병'을 '머리 수술surgery'로 치료하려는 시도가 있었다. 신석기 시대에 머리를 수술했던 흔적이 남아 있고, 중세 사람들은 머리 속에 생긴 '바보의 돌'이 정신병을 일으키는 것으로 보고 수술로 이것을 꺼내야 한다고 생각했다. 20세기에는 이러한 생각이 구체적으로 자리 잡았는데, 이른바 '싸이코서저리'라 불린 수술이다. 싸이코서저리는 박물관에 박제된 과거의 유물이 아니다. 최근에는 약물 치료가 듣지 않는 강박증 환자들이 받기도 한다. 다만 과거처럼 전전두엽을 칼로 자르는 것이 아니라 특정 부위를 겨냥해 고주파전류를 흘려 파괴한다.[6]

전두엽절제술frontal lobectomy

전두엽frontal lobe을 잘라 없애는 수술이다.

전前전두엽백질단절술prefrontal leucotomy[7]

전전두엽에서 전두엽으로 가는 신경회로의 연결을 끊는 수술이다.

경안와백질단절술trans-orbital lobotomy

안와眼窩는 두개골에서 눈이 들어 있는 공간이다. 안와로 송곳을 찔러 넣어(안와를 경유해) 두개골을 뚫은 다음에 전두엽과 시상 사이의 백질 연결을 끊는다.[8]

고립된 섬에 숨겨진 거대한 음모

1954년, 보스턴 앞바다의 하버 아일랜드에 있는 애쉬클리프 치료 감호소가 배경입니다. 연방보안관 테디는 병원을 탈출한 흉악범을 찾기 위해 섬으로 들어옵니다. 하지만 때맞춰 몰아친 폭풍우 때문에 섬은 완전히 고립됩니다. 그러던 중에 테디는 이 섬에서 벌어지는 아주 비밀스러운 음모를 눈치채는데, 어쩐 일인지 의사들은 입을 다물고 협조할 생각이 없어 보입니다. 테디 혼자서 엄청난 음모의 전모를 밝혀낼 수 있을까요?

정신병을 수술하다

이 영화는 정신의학의 암울한 역사 중 하나인 싸이코서저리를 정면으로 다루고 있습니다. 이런저런 방법으로도 도저히 치료가 되지 않는 정신병 환자들이 받았다는 뇌수술 이야기는 꽤 유명합니다. 매년 가을, 노벨 생리·의학상 수상자들의 이름이 발표되면 언론은 가십거리로 '잘못 수여된 노벨상'을 소개하며 이 수술을 개발한 의사의 이야기를 싣습니다. 그런데 정말 그렇게 잘못된 수상인지, 개발자는 영원히 오명을 써야만 하는지 자세히 한번 알아볼까요?

　1848년 미국의 어느 철도 공사장에서 발생한 폭발 사고로 25세 청년 피니어스 게이지Phineas Gage, 1823~1860가 머리를 크게 다칩니다. 기다란 철봉이 머리 아래서 위로 관통하는 치명적인 사고를 입고 의사에게 실려갑니다. 그 정도 사고면 목숨을 부지할 수 없던 시절이었습니다. 하지만 두 달 만에 청년은 멀쩡하게 돌아왔습니다. 그런데 뭔가 이상합니다.

게이지가 다친 곳은 어른스러운 사고방식과 자기 통제 능력을 담당하는 앞쪽 전두엽이었습니다. 그 때문에 게이지는 겉으로는 멀쩡해 보여도 사회생활에 곤란을 겪는, 제멋대로인 사람이 되고 말았습니다. 신경학자들은 게이지의 사례를 통해 앞쪽 전두엽이 망가지면 겉보기에는 멀쩡하지만 고위 인지 기능에 문제가 생기는 것을 알게 됩니다.

1880년대로 접어들면서 전두엽을 망가뜨리는 종양이 생기면 육체적인 마비 없이 무기력증, 정신 둔화, 성마름, 자제력 상실 같은 증상이 나타난다는 것을 알았습니다. 그 시절 암에 걸린 환자들은 암에 걸린 장기를 잘라내는 수술이 가능했습니다. 그래서 외과 의사들은 전두엽 종양을 치료하기 위해 전두엽을 '잘라내는' 수술, 즉 전두엽절제술을 1884년에 처음으로 시작했습니다.

1890년 무렵, 스위스의 정신과 의사인 고틀리프 부르크하르트 Gottlieb Burckhardt, 1836~1907는 개의 뇌를 수술해 성격을 조작할 수 있다는 연구(Friedrich Goltz, 1874)에 영향을 받아 자신의 요양병원

---

6 뇌의 앞쪽 피막을 단절시키거나capsulotomy 대상회를 단절시키는cingulotomy 수술을 한다.

7 흔히 '전전두엽백질절제술'로 불리지만 '전전두엽백질단절술'로 고쳐 써야 한다.

8 경안와백질절제술보다 경안와백질단절술이 더 정확한 표현이다. 잘라 없애는 것이 아니라 연결을 끊는 시술이다.

에 있던 정신병 환자 6명의 뇌를 수술합니다. 전두엽과 측두엽의 일부를 '절제'하거나 신경 연결을 '단절'시키는 수술을 했는데 결과[9]도 의료계의 반응도 좋지 않았습니다. 하지만 싸이코서저리의 창시자로는 이름을 남깁니다.

한편 1896년에 영국의 실험생리학자인 데이비드 페리어Sir David Ferrier, 1843~1928는 원숭이 전두엽절제수술로 게이지와 유사한 증상이 일어나는 것을 관찰합니다. 그리고 게이지나 원숭이나 공통적으로 전전두엽 피질[10]에 손상을 입으면 이러한 증상이 나온다고 주장합니다. 이제는 전전두엽이 관심의 초점으로 떠오릅니다.

백질단절술의 등장

1935년, 런던에서 열린 국제신경학회 학술대회장에서 예일대학교의 칼라일 제이컵슨Carlyle Ferdinand Jacobsen, 1902~1974과 존 풀턴John Farquhar Fulton, 1899~1960은 전두엽을 제거해 원숭이를 온순하게 만든 실험 결과를 발표합니다. 청중 속에 있던 포르투갈의 신경과 의사 에가스 모니츠(무니쉬)António Caetano de Abreu Freire Egas Moniz, 1874~1955는 이 연구에서 아이디어를 얻어 정신병 환자의 뇌수술을 시작합니다.

모니츠는 강박장애나 조현병 환자들에게 나타나는 불안과 초조의 원인을 전두엽에 생긴 신경회로의 과활동성 때문으로 여겼습니다. 제이컵슨과 풀턴의 실험이 옳다면 전두엽과 전전두엽 사이의 과도한 신호 전달을 막기만 해도 정신병 증상이 나아질 것으로 생각합니다. 과격하고도 위험한 전두엽절제수술 대신 문제가 있는 신경회로의 연결만 끊어주는 수술이라면 훨씬 더 쉽고 안전할 것 같습니다.[11] 모니츠는 본인이 직접 수술하지는 않고 신경외과 의사와 함께 수술법을 개발합니다. 그는 이 수술을 '전전두엽백질단절술'[12]이라 불렀습니다.

모니츠 팀은 불과 4개월 만에 20명을 수술했습니다. 7명은 완치되고, 7명은 증상이 나아졌고, 증상이 더 심했던 6명은 효과가 없었습니다. 이 정도만 되어도 부르크하르트보다는 훨씬 나았지요. 하지만 문제도 있었습니다. 수술 뒤 환자들은 지나치게 차분한 나머지 감정은 밋밋해지고 인간적인 고통도 느끼지 못하는, 다시 말해 정신 활동이란 것이 완전히 사라진 기괴한 사람이 되고 말았습니다. 그래도 수술은 성공적이라는 평가를 받았고 의료계에는 정신외과(싸이코서저리) 열풍이 몰아칩니다.

모니츠에게 깊이 감명받은 사람 중에는 미국 조지워싱턴대학교

---

9 1명은 경련 발작 뒤 사망했고 3명은 변화가 없었다. 2명은 부분 호전되었지만 그중 1명은 자살했다.

10 진진두엽 피질pre-frontal cortex은 전두엽보나 더 앞쪽의 뇌 피질로 이마 바로 뒤에 있다.

11 뇌는 신경세포의 핵이 있는 회백질과 신경세포의 섬유가 지나가는 백질로 이루어진다. 회백질이 컴퓨터이면 백질은 통신 케이블에 해당하므로 백질을 칼로 잘라 신호 전달을 막는 것이다.

12 많은 책이 '백질절제수술'로 번역하지만 정확히는 백질을 잘라 없애는 것이 아니라 연결만 끊는(단절) 수술이다.

의 신경과 의사 월터 프리먼Walter J. Freeman, 1895~1972도 있었습니다. 프리먼은 풀턴에게 직접 연락해 동물실험에 관한 의견을 나눕니다. 프리먼은 풀턴의 제자이자 신경외과 의사인 제임스 왓츠James W. Watts, 1904~1994를 영입해 미국에서 백질단절술을 시작합니다. 그들은 전두엽과 시상[13]을 연결하는 회로를 끊었습니다. 그리고 스스로 '뇌엽단절술lobotomy'이라 명명한 수술법을 미국에 퍼뜨리는 전도사가 되었습니다.

나중에는 좀 더 손쉬운 경안와뇌엽단절술transorbital lobotomy을 개발합니다. 이 수술은 정말 손쉽게 할 수 있었습니다. 마취도 없이 전기 충격ECT으로 환자를 기절시킨 뒤 눈 안쪽으로 긴 송곳[14]을 찔러 넣어 뇌를 휘저어 망가뜨리기만 하면 되었습니다.

프리먼은 미국 곳곳을 돌아다니며 시술법을 시연하고 보급합니다. 1950년을 전후해서 2년 동안 환자 1만 명의 뇌에 송곳을 꽂았습니다. 모니츠가 "일부 정신병에 있어 수술적 치료의 가치 발견"으로 노벨상을 받은 것도 바로 이 열풍이 휩쓸던 1949년입니다.

모니츠는 억울하다!

의사들도 수술로 환자가 정상인이 되는 것이 아니고 다만, 다루기 쉬운 환자가 된다는 사실을 잘 알았습니다. 하지만 다른 방법도 없던 실정이었습니다. 영화에서 나오는 말처럼 "괴물로 평생을 살까, 선량한 이로 죽을 것인가?"의 양자택일 상황에서 어쩔 수 없이 받아들여야 하는 고육책으로 여겼습니다.

　만약 수술을 하지 않으면 진정제를 계속 먹여 재우거나(그러다가 욕창이나 패혈증, 폐렴으로 빨리 죽게 됩니다), 평생을 묶어두거나, 전기 충격으로 얌전하게 만들거나, 평생 철창 속에 가두어 놓을 수밖에 없었습니다. 하지만 수술은 환자를 어느 정도로는 '같이 지낼 만한 상태'로 만들어 주는 유일한 돌파구였습니다. 지금의 의학 수준에서 보면 말도 꺼내기 싫을 정도로 부끄러운 치료법이지만, 당시의 상황을 조금은 이해해야 합니다.

　다행히 비인간적인 싸이코서저리도 그 끝이 보이기 시작했습니다. 약물이 등장한 것입니다. 영화에도 등장하는 토라진thorazine 또는 클로르프로마진chlorpromazine으로 불리는 정신병 치료제는 효과가 아주 좋았습니다. 이제 더 이상 뇌수술은 필요가 없었습니다. 그 때문에 영화 속에 등장하는 진보적인 의사들은 '칼'을 버리고 '약'을 먹이자고 주장을 합니다. 하지만 보수적인 의사들은 여전히 수술을 지지합니다.

　이 두 세력이 맞붙는 전쟁터, 그곳이 바로 애쉬클리프 치료감호소입니다. 우리의 주인공 테디는 스스로의 힘으로 정신을 차려야 합니다. 뇌수술을 안 받아도 될 상태라는 것을 스스로 입증해야 하는 거대한 '싸이코 드라마'의 주인공으로 무대 위에 섰으니까요. 그래서 영화의 첫 대사가 "테디, 정신 차리자!"일까요?

13　뇌의 깊은 곳에 있으며 감각을 처리하는 곳이다.

14　얼음을 깨는 송곳ice pick을 사용했다.

시종일관 긴장의 끈을 놓을 수 없는 영화, 정신의학 역사상 가장 치열한 격전장의 한가운데로 우리를 내던지는 영화입니다. 두고 두고 곱씹어 보고 싶은 명화입니다.

참고 문헌

1. 『정신의학의 역사』, 에드워드 쇼터 지음, 최보문 옮김, 바다출판사, 2020.

2. 『당신에게 노벨상을 수여합니다: 노벨 생리의학상』, 노벨 재단 엮음, 유영숙, 권오승, 한선규 옮김, 바다출판사, 2007.

3. 『현대 정신의학 잔혹사』, 앤드류 스컬 지음, 전대호 옮김, 모티브북, 2007.

4. Origins of neuroscience: A history of explorations into brain function, Stanley Finger, Oxford University Press, 1994.

5. "A brief reflection on the not-so-brief history of the lobotomy", Michael A. Gallea, *BC Medical Journal*, Vol. 59, No. 6, July August 2017.

모니츠와
혈관조영술

리스본행 야간열차
Night Train to Lisbon

2013년, 독일 , 스위스 , 포르투갈

뇌혈관조영술CAG, cerebral angiography
뇌혈관에 조영제를 넣어 X-선으로
촬영하는 검사로 뇌혈관질환
진단이나 시술에 쓴다. 하지만
과거에는 혈관 분포를 변형시키는
종양의 진단에도 썼다.

조영제造影劑, contrast media
X-선 촬영을 위해 장기나 조직에
넣는 물질로, 조영제가 머문 곳의
윤곽을 볼 수 있게 한다.

3F 정책
포르투갈 군부독재 정권에서 처음
시작한 축구Futebol, 파두Fado,
종교Fátima 장려 정책으로 국민들의
눈과 귀를 빼앗아 정치 무관심을
유도하는 우민화 정책이다.

빛의 도시, 리스본에서

스위스 베른의 고등학교 고전문학 선생님인 라이문도 그레고리우스는 비바람이 몰아치는 아침 출근길에 다리 난간 위에 위태롭게 선 여인을 봅니다. 내버려두었다가는 큰일이 날 것 같아 몸을 날려 그녀를 붙잡고, 오갈 데 없는 그녀를 학교에 데려갑니다. 하지만 여인은 아무 말 없이 코트 하나만 남기고 사라집니다.

그레고리우스는 그녀를 찾아 나서지만 행방을 알 수가 없고, 그녀의 빨간 코트에는 포르투갈어로 쓰인 책 한 권과 리스본행 열차표가 남겨져 있습니다. 그는 홀린 듯 리스본행 야간열차에 올랐고, 그녀가 남긴 책을 밤새도록 읽고 큰 감동을 받습니다.

리스본에 도착한 그레고리우스는 책의 저자를 만나고 싶은 마음에 저자의 집을 찾아갑니다. 하지만 저자는 이미 오래전에 죽었습니다. 그레고리우스는 아쉬운 마음에 그가 남긴 삶의 흔적, 가족, 친구들을 하나하나 찾아다니며 그의 삶을 따라가 봅니다.

책을 쓴 아마데우 프라두는 젊은 의사였습니다. 그가 살았을 때는 독재 정권이 국민을 짓밟던 시절입니다. 고위직 판사였던 부친은 매우 가부장적인 인물이었습니다. 프라두는 이에 반발해 한때는 자유와 진보적인 사상을 꿈꾸기도 했지만 결국 평범한 의사로 살아갑니다.

어느 날, 시민들에게 몰매를 맞아 숨이 끊어질 듯한 비밀경찰의 우두머리가 그의 진료실로 실려 옵니다. 잠시 망설였지만 '아픈 사람은 없어야 한다'는 소신에 따라 비밀경찰을 살려냅니다. 이후로

프라두는 사람들에게 따돌림을 당합니다. 프라두는 죄책감에 시달렸고 곧 반정부 지하조직 활동에 가담합니다. 그리고 조직의 비밀 정보를 머리에 암기한 여인 스테파니아와 사랑에 빠집니다. 그는 그녀가 위험에 처하자 그녀를 탈출시키기 위해 목숨을 건 모험 길에 오릅니다.

아내와 헤어진 뒤 고독한 삶을 살아가던 그레고리우스는 그들의 이야기를 통해 '활력과 강렬함'으로 충만했던 젊은이들의 삶을 발견합니다. 짧은 여정이 끝나고 다시 베른으로 되돌아가는 기차에 오르기 전, 자신의 삶에서 리스본에서의 며칠만큼 활기가 넘친 적이 있었던가 스스로 묻습니다.

리스본의 의사 에가스 모니츠

그레고리우스의 삶을 바꿔버린 젊은 의사 프라두는 '뇌동맥류 파열'로 급사했습니다. 뇌동맥류는 뇌에 피를 공급해 주는 동맥 일부가 '풍선'처럼 부풀어 오르는 혈관 질환입니다. 갑자기 터지면 심한 뇌출혈을 일으켜 목숨을 앗아가는 위험한 병입니다.[15]

이 병의 진단과 치료에는 뇌혈관조영술이라는 검사가 중요한데, 이것을 개발한 의사도 마침 리스본에서 활동했던 신경과 의사 에

---

15 지금도 사망률이 환자 두세 명당 하나꼴이다.

가스 모니츠입니다(《셔터 아일랜드》 참조).

어디선가 들어본 이름이지요? 매년 노벨상 시즌이 오면 상을 받을 가치가 없는 '부적절한' 수상 사례로 언급되는 그 사람, 정신병 환자에게 뇌를 자르는 과격한 수술을 했다고 매도되는 바로 그 사람 맞습니다. 하지만 그가 의학 발전에 남긴 공로를 생각하면 너무나도 폄하라 생각합니다. 억울할 정도로 말입니다.

모니츠는 1874년에 포르투갈의 북서 해안 지역인 아방카에서 시골 귀족의 아들로 태어나 1899년에 코임브라대학교를 졸업합니다. 그 뒤 프랑스로 유학 가 저명한 신경학자들 아래서 공부를 합니다. 1902년에 귀국해 모교의 교수가 되었고(28세), 1911년(37세)에 리스본대학교의 신경과장이 됩니다. 이렇게만 보면 전형적인 대학 교수의 삶으로 보이지요? 하지만 이것이 전부가 아닙니다.

반反정부 활동으로 세 번이나 투옥되었고, 1903년부터(30세) 정치 활동을 시작해 국회의원, 외교관, 외무부장관까지 지냅니다. 1926년에 군부 쿠데타가 터져 공화정이 무너지자 20여 년간 몸담았던 정계를 은퇴하고 본업으로 돌아갑니다. 51세였습니다.

모니츠는 뇌혈관조영술을 개발합니다. 혈액의 20%를 머금은 '다혈질' 장기인 뇌에는 혈관이 구석구석 촘촘히 깔려 있습니다. 만약 뇌에 종양 같은 병이 생기면 뇌 혈관의 분포 양상이 달라지는데, 이것을 사진으로 볼 수 있다면 진단이나 치료에 큰 도움이 됩니다.

뇌혈관조영술

1895년에 빌헬름 콘라드 뢴트겐이 X-선 촬영법을 개발하고 30년이 흐르면서 X-선은 몸의 곳곳을 촬영하는 데 쓰입니다. 폐결핵, 심부전, 몸에 박힌 파편도 모두 X-선 사진으로 쉽게 볼 수 있었습니다. 하지만 뇌는 예외였습니다. X-선은 두터운 두개골을 통과하지 못했기 때문입니다. 한 세대가 지나도록 뇌 속은 '백색 암흑지대'였습니다.[16] 일찍이 대양으로 나간 포르투갈 항해가들의 후손답게 모니츠는 미지의 영역을 개척하기로 합니다.

모니츠는 혈관에 조영제라 부르는 물질을 주사합니다. 조영제역시 X-선이 투과되지는 않지만 조영제가 혈관에 있는 동안 X-선사진을 찍으면 혈관의 윤곽을, 위치를 잘 보여주기 때문이지요. 모니츠는 뇌로 올라가는 큰 동맥인 경동맥에 조영제를 주사해 뇌혈관을 보는 검사법을 개발합니다.

1927년에 세상에 나온 뇌혈관조영술은 1975년에 CT가 등장할 때까지 반세기 동안 뇌혈관을 볼 수 있는 거의 유일한 촬영법이었습니다. CT, MRI가 등장하며 쓸모가 줄기는 했지만 지금도 그개념 그대로를 CT나 MRI에 적용한 CTA CT angiography, MRA MR angiography를 찍습니다. 원리는 같습니다. 혈관으로 주사한 조영제가 뇌혈관으로 흘러 다니는 동안 CT나 MRI를 찍으니까요.

---

16 X-선으로 뇌를 촬영하면 하얀 공백으로 나온다.

그뿐만 아닙니다. 뇌동맥류, 뇌동맥 협착 같은 뇌 속 혈관 질환을 수술 없이 시술로 치료[17]하는 데도 뇌혈관조영술을 이용합니다. 과거에는 주로 영상 진단 목적으로 썼다면 지금은 시술 목적으로 많이 씁니다.

모니츠의 이름을 후세에 널리 알린 뇌엽단절술은 그로부터 10년 뒤인 1935년에 등장합니다. 그리고 두 번이나 노벨상 수상 후보자로 이름을 올린 다음 마침내 1949년에 노벨상을 받습니다. 그런데 수상 이유가 뇌혈관조영술이 아니라 '뇌엽단절술lobotomy의 연구개발'이었습니다. 아마 당시에 싸이코서저리 붐이 있었기 때문으로 짐작합니다. 수상 이유가 뇌혈관조영술이었다면 매년 가을마다 치욕을 당하지 않을 텐데 무척 안타깝습니다.

다사다난한 포르투갈 현대사

영화 속 청년들이 목숨을 걸고 저항했던 안토니우 살라자르Antonio Salazar와 그 후계자의 독재 정권은 1932년에 시작해 무려 40년 이상 이어졌습니다. 살라자르는 전 세계 독재자들에게 모범이 될 중요한 정책 하나를 개발합니다. 이른바 '3F' 정책입니다. 축구, 파두, 종교를 적극 장려해 국민의 눈과 귀를 홀리는 정책이었습니다. 국민의 눈과 귀를 다른 곳으로 돌리게 만들면 독재 권력에 대한 비판, 불만, 저항에 대한 국민의 관심과 불만이 줄어듭니다. 지배층이 자신들의 권력을 강화하기 위해 피지배층의 판단력을 약하게 만드는

우민화 정책이었던 셈이지요.[18]

1968년에 살라자르는 뇌출혈로 혼수상태에 빠져 권좌에서 내려오고 카에타누가 권력을 잡았다가 1975년 4월 25일 청년 장교들이 혁명을 일으켜 정권은 무너집니다. 영화의 배경은 바로 이 시기입니다. 혁명이 일어나자 시민들은 군인들의 총구에 카네이션을 꽂아주며 지지했고 피 한 방울 흘리지 않고 혁명이 성공합니다. 이를 '카네이션혁명', '4·25혁명'이라 부릅니다. 혁명이 일어나던 날 프라두는 세상을 떠났고, 카네이션을 든 사람들이 헌화했다는 이야기에는 이러한 배경이 있습니다.

한편 모니츠는 65세에 진료실에서 수술에 불만을 품은 조현병 환자의 총에 맞습니다. 목숨은 간신히 건졌지만 두 다리는 못 쓰게 됩니다. 그로부터 10년 뒤인 1949년에 포르투갈 역사상 최초의 노벨상 수상자가 되지만 스톡홀름에 가지 못합니다. 몸이 아픈 데다가 독재 정권이 그의 출국을 막았기 때문입니다.[19]

여생 동안 휠체어 신세를 져야 했지만 1944년까지 교직에 있었고 환자 진료도 포기하지 않았던 그는 1955년에 갑자기 세상을 떠납니다(81세). 열정적인 신사였고, 아이들을 좋아했으며(자녀는 없습니다), 사교적이면서 예술, 역사, 문학 등에도 조예가 깊었습니다. 한 사람이 이렇게 많은 일을 할 수가 있다니 놀랍기만 합니다.

---

17 뇌혈관중재술이라 한다.

18 우리나라에서는 제5공화국에서 3S(Sex, Screen, Sports) 정책을 펼쳤다.

19 메달은 1950년에 스웨덴 장관을 통해 전달받았다.

영화에는 모니츠가 등장하지 않습니다. 하지만 그가 리스본에 거주한 포르투갈 의사이자 독재 권력에 항거했던 인물이며 열정적인 삶을 살았다는 점에서 주인공 프라두와 무척 닮았습니다. 프라두는 이미 자신의 뇌동맥류를 알고 있었으니 당연히 모니츠 교수의 뇌혈관조영술 검사를 받은 것이겠지요? 소설 속 인물이지만 그렇게 두 사람이 만났다고 믿고 싶습니다.

참, 영화에 등장하는 이들의 이름에는 조금 어렵지만 숨은 의미가 있습니다. 라이문도는 '현명한 보호자', 그레고리우스는 '깨어난 사람', 아마데우는 '신의 사랑', 스테파니아는 '왕관', 조지는 '농부', 마리아는 '사랑받는 이'입니다. 이름 속 숨겨진 뜻에 그들의 운명이 조금은 보이는 듯합니다.

참고 문헌

1. 『우리는 우리 뇌다』, 디크 스왑 지음, 신순림 옮김, 열린책들, 2015.

2. Origins of neuroscience: A history of explorations into brain function, Stanley Finger, Oxford University Press, 1994.

3. "António Egas Moniz(1874~1955): Lobotomy pioneer and Nobel laureate", Siang Yong Tan, Angela Yip, *Singapole Medical Journal*, April 2014.

4. "Egas Moniz: 90 Years(1927~2017) from Cerebral Angiography", Marco Artico et al., *Front Neuroanat*, Vol. 11, 2017.

5. "Professor Egas Moniz-The Portuguese Nobel Prize in Medicine and Physiology", Lurdes Barata, News n°93, September 2019.

천재 수학자

뷰티풀 마인드
A Beautiful Mind

2001년, 미국

조현병調絃病

망상, 환청, 와해된 언어, 정서적 둔감 등의 증상과 더불어 사회적 기능에 장애를 일으킬 수도 있는 정신 질환으로 과거에는 정신분열병으로 불렀다. 조현병 환자는 망상이나 환각 같은 증상을 겪는데 이를 현실로 인식한다. 동시에 감정이 무디어지고 인지 능력이 떨어진다. '조현調絃'은 현악기의 줄을 조정해 음을 맞춘다는 의미로 환자의 혼란스러운 상황을 은유적으로 표현한 것이다.

정신분열병精神分裂病

라틴어 schizophrenia(schizo분리된 +phren정신)에서 온 이름으로 1908년에 스위스 정신의학자인 오이겐 블로일러Paul Eugen Bleuler, 1857~1939가 '조발성 치매(dementia치매 +praecox이른 나이의)'를 대신해서 지은 이름이다.

인슐린insulin

1921년에 캐나다 토론토대학 연구진이 췌장의 내분비세포에서 추출한 호르몬이다. 인슐린은 최초의 당뇨병 치료제다.

노벨상을 받은 조현병 환자

"이 사람은 수학 천재다."

지도 교수가 존 내시John Forbes Nash Jr., 1928~2015의 대학원 추천서에 써준 문장이랍니다. 더 이상 무슨 말이 필요할까요? 당당히 입학한 프린스턴대학교 대학원, 하지만 이곳에는 천재가 흔했습니다. 오만함에 대한 가혹한 징벌일까요? 어느덧 동급생들은 자신보다 앞서 나가고 내시는 열등생의 나락으로 떨어지기 일보 직전입니다. 뒤처질 수는 없겠지요? 내시는 독창적인 연구를 위해 식음을 전폐하고 두문불출합니다. 마침내 박사 학위 논문[20]을 완성하고 MIT의 휠러 국방연구소[21]에 자리를 얻습니다.

1950년, 당시 미국은 소련과 냉전 중입니다. 제2차 세계대전 때 과학기술자들이 암호 해독과 원폭 개발에 힘을 보태어 전쟁을 이긴 것처럼 공산주의를 막는 데도 내시 같은 수학자의 도움이 필요합니다. 내시는 국방부의 비밀 프로젝트에 선발되어 미국에 숨은 소련 스파이들이 주고받는 암호 교신을 찾아내는 임무를 시작합니다.

한편 좋은 일자리도 얻고 결혼도 하고 아들도 태어났지만 내시는 비밀 임무 때문에 많이 힘듭니다. 끊임없이 자신을 지켜보는 감시자의 눈길도 힘든데 자신을 납치하려는 소련 스파이까지 나타납니다. 겁에 질린 내시는 강연도 중단하고 달아납니다. 얼마나 지났을까요? 정신을 차려보니 정신병원입니다.

정신과 의사와 아내는 내시가 주장하는 비밀 임무라는 것은 없으며 모든 것이 심한 환각 증세와 피해 망상 때문에 생긴 것이라 합니다. 한마디로 내시가 조현병 환자라는 것입니다. 하지만 내시는 믿을 수 없습니다. 소련 스파이들이 만든 수작이라 여깁니다. 얼른 이곳에서 나가 국방부 감독관에게 이 사실을 알려줘야 한다고 생각합니다.

입원 치료에도 증상이 나아질 기미가 보이지 않자 담당 의사는 좀 더 강력한 치료를 시작합니다. 침대에 꽁꽁 묶인 내시는 며칠에 걸쳐 주사를 맞고 정신이 혼미해지고, 급기야 혼수상태에 빠져 경련까지 합니다.

무슨 치료제였을까요? 뜻밖에도 이 주사제는 정신병 치료제가 아니고 인슐린입니다. 당뇨병 치료제로 쓰는 그 인슐린이 맞습니다. 그런데 왜 조현병 환자에게 인슐린을 주사했을까요?

실수에서 찾은 치료제

1921년에 세상에 나온 인슐린은 그때까지 별다른 치료 방법이 없었던 당뇨병 환자의 목숨을 구해주는 기적의 약물이었습니다. 당뇨병 환자는 핏속 포도당 수치가 높습니다(고혈당). 혈당이 아주 많이

20 영화에서 교수에게 제출한 것은 내시의 실제 논문이다.
21 MIT에는 없는 가상의 연구소다. 하지만 내시는 1951~1959년에 MIT에서 강의했고, 학생이었던 알리시아를 만나 1956년에 결혼했다.

올라가면 '당뇨성 혼수상태'에 빠져 목숨을 잃기도 합니다. 인슐린은 혈당이 올라가는 것을 막아 환자들의 목숨을 구합니다. 기적의 약물인 인슐린은 곧 전 세계에 보급됩니다.

그러던 중 1927년에 베를린의 한 정신병원에서 아주 이상한 일이 일어납니다. 유명한 여배우가 마약중독 치료를 위해 입원을 했는데 그녀는 당뇨병 환자이기도 했습니다. 당연히 인슐린 주사도 맞았겠지요? 그런데 아뿔싸! 실수로 인슐린이 너무 많이 주사되었습니다. 환자는 혈당 수치가 심하게 떨어져 저혈당성 혼수상태에 빠지고 맙니다. 하지만 불행 중 다행으로 며칠 뒤 의식을 완전히 회복합니다. 그런데 깨어나고 보니 또 다른 행운이 그녀를 기다리고 있었습니다. 마약중독에서 거뜬히 회복된 것입니다.

마약중독자가 마약을 끊으면 금단 증상이 시작됩니다. 환각, 흥분, 불면 등의 증상으로 중독자는 며칠간 '지옥 체험'을 합니다. 그 기간이 너무 힘겹기에 의사들은 어쩔 수 없이 '마약'을 조금 씁니다. 조금 순하게 넘어가도록 말입니다. 그런데 이 여배우는 혼수상태에 빠진 덕분에 금단 증상기를 아주 편하게 넘긴 것이지요.

배우의 주치의인 만프레트 사켈Manfred Sakel, 1900~1957 [22]은 이 사고를 겪으면서 앞으로 마약중독자에게 모르핀[23]을 쓰는 것보다 인슐린을 주사하는 것이 더 낫겠다고 생각했고, 곧 실행에 옮겼습니다. 그러던 어느 날, 이번에는 마약중독에 정신병까지 겹친 환자가 인슐린 주사를 맞았는데 이 환자의 정신병 증상도 나아진 것을 발견합니다!

정신의 병을 물리력으로 치료하다

19세기 말부터 현대 의학은 비약적으로 발전합니다. 치명적인 감염병은 백신이나 혈청으로 예방하고 치료도 했습니다. 외과에는 소독과 마취가 도입되고 암도 수술로 떼어낼 정도가 됩니다. 새로운 약도 하나둘 개발됩니다.

이렇게 몸의 병은 하나씩 정복이 되어가는데 정신의 병은 발전이 없었습니다. 아무리 유능한 외과 의사라도 정신의 병에 칼을 댈 수 없었고, 인간의 정신에 작용하는 약[24]도 딱히 없었습니다. 일부 환자는 최면요법이나 정신분석을 받기도 했지만 광증狂症이 너무 심한 조현병이나 말기 매독 환자는 마땅한 치료법이 없었습니다.

프로이트가 정신분석으로 환자를 치료하던 시절, 빈대학교의 정신의학과 교수인 율리우스 바그너야우레크Julius Wagner-Jauregg, 1857~1940는 열熱로 정신병을 치료하는 연구를 했습니다. 정신병 환자에게 열을 내려고 연쇄상구균, 투베르쿨린,[25] 티푸스 백신 등을 주사해 보았지만 번번이 실패만 합니다.

제1차 세계대전의 와중인 1917년에 말라리아에 걸린 병사를 치료하던 바그너야우레크는 기발한 생각을 합니다. 말라리아에 걸

---

22 헝가리계 오스트리아 정신과 의사로 베를린에서 약물중독 환자를 치료했다.

23 대표적인 중독성 마약이다.

24 향向정신성 약물이라 한다.

25 결핵 감염 여부를 확인하는 검사약. 초기에는 결핵 치료제로도 썼으나 효과는 없었다.

리면 열이 심하게 나고, 말라리아는 퀴닌quinine으로 열을 내릴 수 있으니 정신병에 걸린 환자에게 일부러 말라리아를 옮기는 방법으로 치료해 볼 수 있겠다는 생각을 한 것입니다. 그리고 그렇게 해보았습니다. 그는 '발열요법pyrotherapy'[26]을 통해 200명 중 50명이 나았다고 주장합니다.

세상은 깜짝 놀랍니다. 말기 매독인 신경매독은 정신병을 일으키는데 사실상 치료법이 없었거든요. 그런데 특별한 치료약도 아니고 말라리아로 정신병을 치료하다니! 10년이 지난 1927년 노벨 생리·의학상이 그에게 수여된 것을 보면 세계가 얼마나 열광했는지 짐작할 수 있습니다.

한편 열 치료가 신경매독에만 효과가 있었을까요? 다른 정신병에는 어땠을까요? 안타깝게도 다른 정신병에는 효과가 없었습니다. 하지만 뭐든 시도해 볼 용기를 주기에는 충분했습니다. 열 외에 등장한 치료법은 '수면연장요법'입니다. 광증 상태인 환자들에게 진정제를 주사해 아주 오래 재우는 것이지요.

19세기 말에 브로민bromine을 쓴 수면연장요법이 효과가 있었습니다. 1915년에 바르비탈barbital[27]이 브로민을 대신해 쓰이기 시작해 환자 서너 명당 하나꼴로 효과를 봅니다. 그러다 1920년대 말에는 인슐린으로 환자를 '수면'보다 더 깊은 '혼수' 상태에 빠트리기 시작합니다.

인슐린 혼수요법

인슐린 혼수요법insulin coma therapy의 시술 장면을 잠깐 살펴볼까요? 인슐린 주사는 처음에는 적은 양에서 시작해 매일 용량을 조금씩 늘여갑니다. 인슐린 양이 늘수록 혈당이 더 떨어지고 환자는 점점 더 처져 마침내 잠이 듭니다. 이 정도에서 멈추면 수면연장치료법으로 볼 수 있겠지요?

하지만 더 깊은 수면, 즉 혼수상태coma까지 끌고 갑니다. 혼수상태는 20분에서 2시간 정도를 유지합니다. 깨울 때는 당분을 주어 혈당을 올립니다. 20회 치료를 받으면 환자 중 80%가 정신병이 나아졌다고 하니 신기할 따름입니다. 왜 효과가 있는지는 아직도 모릅니다.

영화에서 내시는 혼수상태에서 경련발작convulsion을 합니다. 아주 확실한 저혈당 상태라는 반증입니다.[28] 그 정도까지 가야 치료 효과가 있습니다. 일반인들이 보기에는 혼수상태보다 경련이 더 끔찍하고 위험해 보이지만 사실은 반대입니다. 경련 그 자체보다는 혼수상태가 더 위험하기도 하지요.

1930년대에 도입된 인슐린 혼수요법은 환자에 대한 별다른 치

26　매독을 일으키는 스피로헤타균이 열에 약하기 때문에 효과가 있었다. 지금은 20세기 중반에 나온 페니실린으로 치료한다.

27　지금도 신경안정제나 뇌전증 치료제로 쓴다.

28　당시에는 혈당 농도를 측정할 기술이 없었기에 경련은 저혈당의 지표가 되었다.

료법이 없었던 정신의학계에 빛을 던져주었습니다. 40년 동안이나 중요한 치료법으로 사용될 정도로 말입니다.

하지만 이 치료법도 한계가 있었습니다. 시술로 인한 사망률은 1% 정도였지만 문제는 '돈'이었습니다. 인슐린이 너무 비쌌지요. 영화를 보면 퇴원한 내시가 아주 가난하게 사는데, 치료비 때문에 집을 팔았을지도 모르겠습니다. 가장 이상적인 치료법은 저렴하면서 혼수상태에는 빠지지 않고 경련을 일으킬 수 있는 약을 쓰는 것입니다. 그런데 그것이 곧 나옵니다.

영화의 팩트 체크

내시는 1951년에 MIT에서 기금교수로 연구와 강의를 했습니다. 알리시아는 MIT의 물리학과 학생이었습니다. MIT 최초의 여학생들 중 하나였던 알리시아는 1956년에 내시와 결혼한 뒤로도 물리학자로 일했습니다. 내시는 1958년에 MIT 종신교수로 임용되지만 정신병 증상 때문에 사임합니다. 사실상 이후로는 입원과 퇴원을 반복하며 병마와 싸우느라 연구할 여력이 없었습니다. 수학자로서의 전성기는 1950년대였습니다.

내시 부부는 1963년에 이혼합니다. 하지만 1970년부터 내시가 알리시아의 집에 얹혀살았고 이때부터는 마음에 안정을 많이 찾았습니다. 영화 제목이 〈뷰티풀 마인드〉인데 '누구'의 마음이 아름답다는 뜻일까요? 내시의 곁을 지켜준 알리시아 아닐까요?

1994년에 내시는 노벨상을 받았고, 2001년에 두 사람은 재결합했습니다. 영화는 그해에 나왔고 내시가 촬영장을 찾기도 했습니다. 이후로도 해로했던 두 사람은 2015년 5월에 교통사고로 세상을 떠납니다.

〈뷰티풀 마인드〉는 수학자의 삶이나 수학 자체에 관심이 없어도 수학의 아름다움을 맛볼 수 있는 영화입니다. 지금은 사용하지 않는 정신병 치료법이 등장하는 흥미로운 영화이기도 하지요. 장애를 이겨낸 어느 부부의 아름다운 이야기도 놓치지 마시길 바랍니다.

참고 문헌

1. 『정신의학의 역사』, 에드워드 쇼터 지음, 최보문 옮김, 바다출판사, 2009.
2. 『현대 정신의학 잔혹사』, 앤드류 스컬 지음, 전대호 옮김, 강신익 감수, 모티브북, 2007.
3. 『우리는 우리 뇌다』, 디크 스왑 지음, 신순림 옮김, 열린책들, 2015.
4. 『뇌가 지어낸 모든 세계』, 엘리에저 스턴버그 지음, 조성숙 옮김, 다산사이언스, 2019.
5. Origins of neuroscience: A history of explorations into brain function, Stanley Finger, Oxford University Press, 1994.
6. "MIT facts meet fiction in 'A Beautiful Mind'", Deborah Halber, *News Office*, February 13, 2002.
7. "Psychiatrists Invited to Peer Inside 'A Beautiful Mind'", Ken Hausman, *Psychiatric News*, Vol. 37, No. 9.

전기로
정신을 치료하다

뻐꾸기 둥지 위로
날아간 새One Flew Over
the Cuckoo's Nest

1975년, 미국

전기경련치료ECT, electroconvulsive therapy 전기충격치료EST, electroshock therapy라고도 한다. 환자의 뇌에 전기 충격을 주어 경련을 일으키는 시술이다. 1930년대에 처음 시작했고 조현병이나 우울증 같은 정신질환의 치료에 널리 쓰였다. 약물치료법이 등장하자 비인간적인 시술법이라는 오명을 쓰고 퇴출되었다. 최근에는 약물치료법이 한계를 보이자 다시 선택지의 하나로 관심을 받고 있다. 지금은 전신마취 상태에서 30초 정도 경련을 일으킨다. 전 세계에서 매년 100만 명의 환자가 이 시술을 받고 있다. 효과가 있는 것으로 보는데 정작 왜 효과가 있는지는 모른다.

병동의 지배자와 반역을 꿈꾸는 환자

정신병원 폐쇄 병동의 아침, 한 여인이 문을 쾅 닫고 들어옵니다. 수간호사인 래치드, 병동의 지배자께서 출근하는 장면입니다. 환자들도 그녀 앞에서는 제정신을 차리려 노력하고, 직원들은 그녀의 명령에 일사불란하게 움직입니다. 심지어 의사들도 그녀의 의견에 토를 달지 못합니다. 존재감이 보통이 아닙니다.

명실상부한 여제女帝가 다스리는 평화스러운 병동에 맥머피[29]가 입원합니다. 반사회성, 폭력, 성범죄 이력으로 수감 생활을 하던 이 남자는 꾀를 내어 환자 행세를 하다가 정신 감정을 받기 위해 입원합니다. 일단 교도소를 빠져나오는 데 성공한 맥머피, 그 역시 카리스마를 내뿜으며 병동을 지배하려 합니다. 그런데 래치드 수간호사가 가만 있을까요? 결국 누구 하나는 치명타를 입어야 끝날 싸움이 슬슬 벌어집니다.

맥머피가 먼저 짧은 잽을 여러 번 날려봅니다. 사사건건 규율을 어기고, 래치드에게 반항하며 이죽거립니다. 음악을 줄여달라, 야구 중계를 보게 해달라, 담배를 자유롭게 나눠달라 하고 말이지요. 하지만 이에 물러설 래치드가 아닙니다. 눈 하나 깜짝하지 않습니다. 그런데 반항심도 전염성이 있는지 고분고분했던 환자들이 하나둘 볼멘소리를 냅니다. 그리고 마침내 올 것이 오고 말았습니다. 폭

---

29 원작 소설에서는 6·25전쟁 참전 용사이고 중공군에 잡혀 포로가 되었지만 용감하게 탈출해 훈장까지 받은 인물로 나온다.

력 사태가 터진 것이지요. 맥머피를 포함한 환자 셋은 '징벌'의 성격이 강한 전기경련치료ECT를 받습니다. 카메라는 치료의 전 과정을 보여줍니다. 영화 역사상 가장 인상적인 장면입니다.

하지만 맥머피에게는 ECT도 아무 소용이 없습니다. 마침내 병원을 탈옥할 계획을 세우고 실행에 옮기는데, 조용히 꽁무니를 뺄 맥머피가 아닙니다. 래치드의 왕국을 산산조각 내고 떠나려는 야심 찬 계획을 마침내 실행에 옮깁니다. 과연 최후의 승자는 누가 될까요?

물리가 정신을 이기다

20세기 초의 정신병 치료는 환자를 가두어 놓거나 그나마 말이 통할 정도라면 최면이나 정신분석을 하는 것이 고작이었습니다. 프로이트가 정신분석으로 환자를 치료하던 시절, 빈대학교 정신의학과 교수인 바그너야우레크는 발열치료pyrotherapy를 개발합니다(〈뷰티풀 마인드〉 참고). 바그너야우레크의 1927년 노벨 생리·의학상 수상은 정신에 대한 물리의 찬란한 승리의 기념비가 됩니다.

1930년대에 부다페스트에서 정신과 의사로 신경병리학도 연구하던 라디슬라스 메두나Ladislas J. Meduna, 1896~1964는 조현병 환자가 경련을 일으킨 뒤 정신병 증상이 많이 나은 것을 경험합니다. 그는 이를 바탕으로 경련을 이용한 조현병 치료 방법을 연구합니다.

인슐린 혼수요법이 도입[30]되고 1934년에 메두나는 조현병 환자에게 캠퍼camphor[31]를 주사해 경련을 일으킵니다. 환자의 절반이 나앗습니다. 메두나는 곧 캠퍼를 대신해 메트라졸metrazol을 씁니다. 캠퍼는 근육 주사 뒤 15~45분이 지나자 경련을 일으키는데, 메트라졸은 정맥 주사 뒤 바로 경련을 일으킵니다. 이렇게 경련을 일으키는 것 자체가 목적인 치료가 정신의학에 도입됩니다.

전기경련요법의 등장

1938년이 되면 로마의 신경·정신의학자인 우고 체를레티Ugo Cerletti, 1877~1963가 전기경련요법ECT을 개발합니다. 캠퍼나 메트라졸을 주사하는 대신에 환자의 머리에 전극을 대어 100볼트/200밀리암페어의 전기를 흘려주는 방식이었습니다. 신속하고 효과적이고 안전하게 경련을 일으키는 방법입니다. 1940년대에 접어들면 전기가 경련치료의 주류로 자리 잡습니다.

특이하게도 전기경련치료는 환자에게 일시적인 기억상실증을 유발합니다. 환자는 자신이 전기경련요법을 받았다는 사실도 몰랐기에 치료에 대한 거부감도 없었다 합니다. 급성 조현병, 양극성장애, 우울증 환자가 전기경련요법으로 치료받았습니다.

---

30 1920년대 말에 도입되었다.

31 장뇌樟腦로도 번역하는 캠퍼는 녹나무camphor에서 얻는 끈끈한 액체(수지樹脂)로 만든다. 자극적인 향기가 나서 향신료나 방부제로 써왔다. 서양에서는 기절한 사람들에게 자극적인 캠퍼 향을 맡게 해 정신을 차리게 했다. 캠퍼는 물파스에도 넣어 톡 쏘는 향을 낸다.

반정신의학 운동의 아이콘이 되다

이제 영화로 돌아가 볼까요? 영화는 전기경련요법의 모든 과정을 보여줍니다. 환자의 관자놀이에 전기를 잘 통하게 하는 전도성電導性 젤리를 바른 뒤 혀를 깨물지 않도록 입에는 마우스피스를 끼웁니다. 그리고 전원 스위치를 켜자 경련이 바로 시작됩니다. 30초 남짓한 이 장면은 경련에 대한 교과서라고 불러도 될 만큼 대大발작[32]을 정확히 보여줍니다.

이 장면을 보노라면 어쩔 수 없이 소름이 돋고 몸서리가 쳐집니다. 이 장면 때문에라도 이 영화는 반反정신의학anti-psychiatry 운동의 상징이 되었을지 모릅니다. 치료가 쉽지 않은 병이라 해도 이런 야만적인 방법을 써도 되는가, 고분고분하지 않다는 이유로 의학의 이름을 빌려 사실상 징벌을 한 것은 아닌가 하는 항의를 하는 것 같습니다. 의사들도 맥머피가 정상이고 꾀병을 앓는다고 진단한 것을 생각해 보면, 정신병은 낙인이요 환자는 수형자와 다름없는 대접을 받은 것입니다.

하지만 전기도 맥머피에게 충격을 주지 못합니다. 결국에는 백질단절수술leucotomy까지 받습니다. 부작용 관점에서 본다면 수술이 전기충격보다 더 가혹합니다. 하지만 감독은 맥머피를 영혼 없는 존재로 만든 뇌수술보다는 ECT를 훨씬 더 자세히 보여줘 우리에게 더 큰 공포와 충격을 줍니다. 뇌수술에 대한 거부감이 더 컸다면 참혹한 뇌수술 장면을 넣을 수도 있었을 텐데, 그러질 않았거든요.

21세기의 ECT

ECT의 전성기는 짧았습니다. 1950년대 중반이 되자 효과 좋은 정신병 치료제들이 나와 널리 보급됩니다. 더불어 인권 의식이 신장하면서 백질단절수술과 ECT는 인권 유린의 상징이 됩니다.

1960년대가 되면 ECT는 정신과 병동에서도 자취를 감춥니다. 요란한 전기는 꺼지고 조용한 화학의 시대로 되돌아갑니다. 하지만 제약산업의 총아인 정신병 치료 약물들도 한계를 드러내자 다시 ECT의 효용성이 재조명을 받습니다. 그리고 1980년대 후반이 되면 ECT가 부활합니다.

21세기의 ECT는 이전과 많이 다릅니다. 환자는 마취과 의사의 주도 아래 전신마취제와 근육이완(마비)제를 먼저 씁니다. 전신마취는 환자의 불편감을 없애고, 근육이완(마비)제는 눈에 보이는 경련마저 없앱니다. 경련 여부는 환자의 뇌에 연결된 뇌파EEG로만 확인할 수 있습니다. 겉으로 보기에는 경련 없는, 깔끔한 경련치료법으로 탈바꿈한 것이지요. 일반적으로는 양측 관자놀이에 전류를 흘려 양측 뇌 반구를 동시에 자극하지만 지금은 한쪽 전두부(이마)와 후두부(뒷골)에 전류를 흘려줘 한쪽 뇌 반구만 자극할 수도 있습니다.

시술로 인한 치사율은 1만 명당 1명 미만일 정도로 안전합니다.

---

32 경련은 정신을 잃고 온몸을 떠는 대발작과 정신만 잠깐 잃는 소小발작으로 나뉜다.

매년 전 세계에서 100만 건 정도 시행된다고 합니다.

이렇게 정신병 치료를 위해 말라리아, 인슐린, 약물, 전기를 썼습니다. 최근에는 치료 목적은 물론이고 뇌의 기능에 영향을 주기 위해 자기장을 이용한 TMSTranscranial Magnetic Stimulation, 직류전기를 이용한 TDCSTranscranial Direct Current Stimulation, 뇌의 깊숙한 부위를 자극하는 DBSDeep Brain Stimulation, 미주신경을 자극하는 VNSVagal Nerve Stimulation 같은 기술이 나왔습니다. 전기, 자기, 약물, AI 등을 결합시키면 가능성은 무궁무진해 보입니다. 하지만 인간의 뇌 조작, 그 미래가 유토피아가 될지 디스토피아가 될지는 아무도 모릅니다. 물론 그 결정권이 우리의 손에 달려 있지만요.

참고 문헌

1. 『뇌 과학의 모든 역사』, 매튜 코브 지음, 이한나 옮김, 심심, 2021.

2. 『뇌가 지어낸 모든 세계』, 엘리에저 스턴버그 지음, 조성숙 옮김, 다산사이언스, 2019.

3. 『텐 드럭스』, 토머스 헤이거 지음, 양병찬 옮김, 동아시아, 2020.

4. 『현대 정신의학 잔혹사』, 앤드류 스컬 지음, 전대호 옮김, 강신익 감수, 모티브북, 2007.

5. 『정신의학의 역사』, 에드워드 쇼터 지음, 최보문 옮김, 바다출판사, 2009.

6. 「전기 경련 치료Electroconvulsive Therapy: ECT 표준 진료 지침 개발 및 적용」, 이선구, 이정석, 《일산병원학술지》, 2018, 17(1):71-75.

7. 「한국형 전기경련치료 가이드라인」, 보건복지부 국립정신건강센터, 2021.

메멘토 Memento

2000년, 미국

메멘토memento
라틴어로 '기억하라'는 뜻이다.

해마Hippocampus

1. 그리스·로마 신화에서 바다의 신 포세이돈·넵투누스의 마차를 끄는 신화 속 동물이다. 전前반신은 말馬, 후後반신은 물고기漁다. 인어人魚의 말 버전인 마어馬漁로 볼 수 있다.

2. 어류의 일종으로 머리가 말을 닮았다. 1570년에 발견되어 신화 속 동물의 이름을 따 '히포캄푸스(hippo말＋campus바다 괴물)'라는 학명을 붙였다. 영어로 seahorse로 부른 것을 우리말에서 해마海馬로 번역했다.

3. 뇌 측두엽의 일부의 명칭으로, 기억에 관여한다. 뇌의 앞부분을 가로로 자르면 보이는 측두엽의 안쪽으로 감긴 뇌피질이 바다 동물 해마처럼 보인다고 히포캄푸스로 불렀다. 해부학 용어도 해마다.

기억과 기록 사이에서

기억에 대한 영화는 꽤 많습니다. 〈토탈 리콜〉(2012), 〈내 머리 속의 지우개〉(2004), 〈내일의 기억〉(2021), 〈스틸 앨리스〉(2015), 〈어웨이 프롬 허〉(2008), 〈노트북〉(2004), 〈이터널 선샤인〉(2005), 〈본〉 시리즈(2002~2012), 〈살인자의 기억〉(2021), 〈더 파더〉(2021), 〈교토에서 온 편지〉(2023)……. 그중에서 내용이 가장 '기억 안 나는' 영화를 꼽으라면 단연 〈메멘토〉입니다.

왜 그럴까요? 아마 영화의 전개가 기억의 법칙을 거스르는 탓으로 보이는데, 그럼에도 그 영화를 몇 번이나 보았다는 사실은 분명히 기억하니 불행 중 다행인지 모르겠습니다. 사실 그런 사실조차 기억하지 못하는 경우도 많습니다. 이 영화의 주인공 레니처럼 말입니다.

전직 보험 조사관인 레니는 집 안에 침입한 괴한의 습격을 받아 정신을 잃고 쓰러집니다. 깨어보니 아내는 살해되었고 자신은 후유증으로 심한 '기억상실증'에 걸립니다. 새로운 기억은 10분이 지나면 깨끗이 사라지니 정상적인 생활이 불가능할 지경입니다. 하지만 레니는 아내의 복수를 결심하고 범인을 찾아 나섭니다. 몇 가지 단서를 발견하지만 엉망진창인 기억력 때문에 도무지 어찌된 상황인지 갈피를 잡을 수 없습니다. 그나마 오래된 기억은 멀쩡하지만 새로 알게 된 사실은 전혀 기억할 수 없으니까요.

궁여지책으로 즉석 카메라로 사진을 찍어 사실을 기록하고, 사진에 사람 이름을 써놓고, 자신의 '해석'도 덧붙입니다. 빈약한 '기억memory'을 대신해 '기록document'을 이용하는 것이지요. 이렇게 희미한 기억의 파편과 해석만을 가진 레니가 진실을 찾고 올바른 복수에도 성공할 수 있을까요?

영화에는 두 가지 시간의 흐름이 있습니다. 컬러로 나오는 장면은 시간을 거슬러 올라갑니다(역방향). 흑백 장면은 우리가 일상적으로 경험하는 정상적인 시간의 흐름을 탑니다(순방향). 흑백의 장면은 사고 이전의 시간이고, 컬러는 사고 이후입니다. 정리하면 흑백은 과거의 순방향 시간 흐름이고, 컬러는 최근의 역방향 시간의 흐름입니다. 레니에게 흑백의 시간은 사고 이전이라서 '정확하다고 믿고 있는' 기억입니다. 하지만 그마저 왜곡될 수 있다면 기억은 우리에게 도대체 무슨 쓸모가 있는 걸까요? 언제나 우리를 놀라게 하는 크리스토퍼 '놀란' 감독의 숨겨둔 반전은 바로 이 지점에 있습니다.

기억상실증

영화의 주인공인 레니가 앓고 있는 기억장애는 '순방향anterograde(앞에서 뒤로)' 기억상실증이라고 부릅니다. 특정 사고 '이후로 새로 생긴' 기억이 저장되지 못하는 것입니다. '역방향retrograde(뒤에서 앞으로)' 기억상실증은 특정 시점 '이전에 있던 기억'이 사라지는 것입니다. 말이 어려운데 순방향은 '이후 기억상실증'으로 새 기억이 안 생기고, 역방향은 '이전 기억상실증'으로 오랫동안 저장되었던 옛 기억이 사라지는 것입니다.

기억은 시간의 흐름에 대한 뇌의 저항 방식입니다. 시간을 되돌릴 수 없지만 기억 때문에 우리는 시간의 효과(망각)에 조금은 버틸 수 있습니다. 그런데 기억이 사라지면 우리 삶은 시간에 압도당하고 맙니다. 기억이 남았다 해도 '오염된' 상태라면 우리는 전혀 다른 판단을 하게 됩니다.

사실 우리는 기억이 온전하다고 철석같이 믿지만 기억은 불완전함 그 자체입니다. 우리는 모든 것을 기억할 수 없기 때문에 기억은 저장되는 순간에 편집이 됩니다. 편집이란 뺄 것은 빼고 필요하면 덧붙이는 과정인데, 이 과정에서 벌써 기억은 왜곡됩니다. 시간이 흐르면서 새로운 기억이 더해지기도 하고, 희미해지기도 하니 기억만큼 덧없는 것도 없습니다.

영화는 불완전한 기억조차 가질 수 없는 기억상실증 환자의 지난한 삶을 아주 잘 보여줍니다. 하지만 이것이 영화 밖에서도 실제로 가능한 일일까요? 답부터 말하자면, 그렇습니다.

H.M. 이야기

지금으로부터 70여 년 전인 1953년, 미국 코네티컷주의 하트퍼드에서 있던 일입니다. 신경외과 의사인 윌리엄 스코빌William B. Scoville, 1906~1984은 뇌전증(간질)으로 고생하는 H.M.이라는 환자를 수술합니다. H.M.은 7세에 자전거를 타다가 머리를 다쳤고, 9세부터 경련이 나타났으며, 16세부터는 아주 심해졌습니다.

스코빌은 조현병 환자를 치료하기 위해 정신 외과 수술(싸이코 서저리)을 해온 의사였습니다(《셔터 아일랜드》 참고). 이번 수술에서는 양쪽 측두엽의 앞쪽 3분의 2를 잘라냅니다. 수술은 잘 되었고 경련도 줄어들었습니다. H.M.은 겉보기에 별문제가 없어 보였습니다. 하지만 실상은 그렇지 않았습니다. H.M.의 기억력이 측두엽과 함께 잘려 나간 것입니다.

H.M.은 날마다 만나는 의료진의 얼굴을 도통 기억하지 못합니다. 담당 의사를 볼 때마다 누구인지 되묻습니다. 대화 중에도 잠깐 딴 생각을 하면 무슨 말을 했는지 잊어버렸습니다(영화의 주인공 레니처럼요). 노래를 새로 배울 수도 없었고, 자신이 나이를 먹어간다는 사실도 기억 못합니다. 정리하면, H.M.은 수술 이전의 몇 년 동안의 기억을 통째로 잃어버렸고(역방향 기억상실증), 동시에 수술 이후의 새 기억은 생기지 않았습니다(순방향 기억상실증).

문제가 생긴 것을 알고 스코빌은 해마 손상과 기억상실증의 관계를 연구하는 몬트리올의 신경외과 의사 와일더 펜필드Wilder Penfield, 1891~1976와 상의합니다. 펜필드는 어떻게 그런 무모한 수술을 할 수 있냐고 버럭 화를 냈지만 박사 과정 대학원생 브렌다 밀너 Brenda Milner, 1918~를 하트퍼드에 보내 H.M.의 사례를 면밀히 조사합니다.

사실 측두엽과 기억력의 관련성을 이때 처음 알게 된 것은 아닙니다. 연관성이 알려져 오던 중이었지만 동물실험도 아니고 인간의 해마 등을 포함하는 측두엽, 그것도 양쪽을 없애는 일은 일어나지 않았기에 이보다 더 해마의 기능을 확실하게 밝혀줄 연구는 없었습니다(이런 수술은 H.M.이 처음이자 마지막이 되었습니다). 이 연구를 통해 '해마가 다른 뇌 부위보다 기억을 생성하고 저장하는 데 더 중요한 일을 한다'는 확실한 증거를 얻습니다.

기억의 과학

밀너의 H.M. 연구는 한 걸음 더 나아갑니다. H.M.이 말로 표현하는 기억에는 문제가 있지만 특정 과제를 수행하는 능력은 점점 나아져 '몸의 기억'은 여전하다는 것을 밝혀낸 것이지요. 이 연구를 통해 우리의 기억은 하나가 아니라 둘로 나뉜다는 것을 알게 됩니다. 말로 표현되는 '서술' 기억knowing what과 몸이 알아서 어떤 일을 하는 '절차' 기억knowing how입니다. 노왓know-what과 노하우know-how로 이해하면 됩니다. 노하우는 말로 설명은 못 해도 몸이 알아서 다하는 것이죠.

서술적 기억은 사람, 장소, 대상, 사실, 사건에 대한 의식적 기억이자 말로 정확히 표현할 수 있는 기억입니다. 반면에 절차적 기억은 무의식적이며 말로 표현하기 힘든 기억입니다. 습관화, 민감화, 고전적 조건화와 관련된 기억으로 감정 기억, 습관 기억, 운동 스킬 기억으로 나눌 수 있습니다. 쉽게 말하면 사람이나 사건에 대한 안 좋은 기억, 자전거 타는 법, 악기 연주법, 운동 기술 같은 것이 몸의 기억입니다. 자동적이고 반사적인 기억으로, 말로 정확히 설명하기는 어렵습니다.

우리가 무엇인가를 배우고 익히기 위해서는 두 기억 모두 중요합니다. 처음에는 말로 배우고, 그 말을 따라 하고 기억하며 실천함으로써 다시 배우게 됩니다. 이 과정을 지속적이고 반복적으로 학습하게 되면 이것이 암묵적 기억으로 바뀌어 저장됩니다. 자전거나 악기를 배우는 방법을 생각해 보면 알 수 있습니다. 처음에는 말로 배웠지만 나중에는 자동으로 자전거를 타게 됩니다. 그리고 아주 오랜 시간이 지나더라도 자전거 타는 법을 잊지 않습니다.

영화 속 기억상실증 환자 세미가 전류가 흐르는 물체를 학습하지 못하는 것을 두고 레니는 세미가 거짓말을 한다고 판단합니다. 바로 이런 이론적 근거 때문이지요.

지금 우리는 '해마가 기억의 기록과 저장 과정 모두를 진두지휘한다'는 사실을 압니다. 해마가 없다면 정보들이 단단한 기억으로 굳어지는 일은 불가능합니다. 그렇다고 해서 해마가 기억의 창고라는 말은 아닙니다. 장기 기억들은 뇌 피질 여러 곳에 흩어져 저장되어 있습니다.

해마가 기억에만 중요한 것은 아닙니다. 공감각적인 방향 감각에도 중요하고, 미래를 상상하는 데도 필요합니다. 아프리카 속담 중에 '어느 길로 가야 할지 모른다면 걸어온 길을 되돌아보라'는 말이 있는데, 해마의 역할에 딱 맞는 말이라 생각합니다.

기억의 뇌과학에서 가장 유명한 환자

밀너 외에도 많은 신경과학자와 심리학자가 H.M.의 사례를 연구했습니다. 약 1만 2,000편의 논문에 그의 이야기가 실렸고, 그의 이야기를 다룬 책도 많습니다. 기억에 관한 많은 연구가 H.M.의 사례에서 힌트를 받아 이루어졌지만 사생활 보호를 위해 그의 이름은 H.M.으로만 알려졌습니다.

H.M.의 집에서 가까웠던 보스턴의 MIT에서 그에 대한 연구를 거의 도맡았습니다. 그는 일반인들은 견디기 어려운 인지 기능 검사도 지치지 않고 잘 해내었습니다. 다른 사람이라면 지겨워서 못 했을 텐데, 그에겐 '언제나 처음' 하는 검사였으니까요. 검사 없이 기다리는 시간에도 그는 십자말풀이를 하며 시간을 보냈습니다. 한번 쓴 것도 깨끗이 지우면 그에겐 언제나 새것이나 다름없었습니다. 또한 그에게 대통령은 언제나 트루먼(1945~1953 재임)이었고, 이사를 몇 번이나 다녔지만 언제나 어릴 적 살던 집으로 찾아갔습니다. 나이가 들면서 찍은 사진 속의 자신을 알아보지 못했고, 이미 돌아가신 부모님도 언제나 살아 있다고 생각했습니다. 언제나 행복했고, 현재 시제에서만 살았고, 다정다감한 사람으로 살았습니다.

한 가지 더 밝혀진 사실은 그의 기억이 정확히 수술 11년 전인 16세에 고정되었다는 것입니다. 경련을 하면 '직전'의 기억도 손상되는 '역방향' 기억상실증도 생깁니다. 그는 11년 동안 심한 경련에 시달렸고, 치료를 위해 먹었던 약들도 그의 기억에 악영향을 미쳤습니다. 그래서 그는 엄밀히 말하면 '순방향·역방향 기억상실증'을 앓았습니다. 덕분에 평생 16세 소년으로 살았던 것은 그나마 위안이 될까요?

2008년에 82세로 세상을 떠나자 H.M.으로만 알려졌던 그의 실명이 헨리 몰레이슨Henry Gustav Molaison, 1926~2008으로 밝혀집니다. 그가 남긴 특별한 뇌는 캘리포니아 주립 샌디에이고대학교 UCSD로 옮겨져 2,000개의 조각으로 잘린 뒤 디지털 정보로 전환되어 3차원 뇌 지도로 만들어졌습니다.

H.M.은 20년 가까이 경련으로 고생을 했고, 50년 이상 뇌 연구에 도움을 주었으며, 죽어서도 신경과학의 발전에 이바지하는 중입니다. 그리고 지금도 게이지[33]와 더불어 인지(뇌)과학 역사상 가장 유명한 환자로 기억되고 있습니다(《셔터 아일랜드》 참고).

참고 문헌

1. 『뇌 과학의 모든 역사』, 매튜 코브 지음, 이한나 옮김, 심심, 2021.

2. 『뇌과학자들』, 샘 킨 지음, 이충호 옮김, 해나무, 2016.

3. 『우리는 우리 뇌다』, 디크 스왑 지음, 신순림 옮김, 열린책들, 2015.

4. 『기억을 찾아서』, 에릭 캔델 지음, 전대호 옮김, 랜덤하우스코리아, 2009.

5. Origins of neuroscience: A history of explorations into brain function, Stanley Finger, Oxford University Press, 1994.

---

33 전전두엽 손상 환자였다.

자폐 스펙트럼 장애

어카운턴트The Accountant

2016년, 미국

자폐증

외부 세계의 자극을 최대한 외면하고 무시하고 차단하는 정신적 고립과 동일한 것을 집요하게 추구하는 성향이 특징인 질병이다.

아스퍼거 증후군Asperger's syndrome

자폐증의 특징을 보이지만 언어 능력이나 지능은 아무 문제가 없고, 일부는 비범한 재능이나 관심사를 보여주기도 한다.

서번트 증후군savant syndrome

지능은 낮지만 특출한 재능을 가진 경우를 일컫는다. 자폐증, 뇌질환 등으로 생긴다.

자폐 스펙트럼 장애ASD, Autism Spectrum Disorder

어린이의 행동과 사회적 기술, 의사소통 능력에 영향을 미치는 신경발달장애로, 생물학적 원인으로 생긴다. 과거에 자폐증으로 불렸던 병이다.

세무회계사의 비밀

자폐증을 앓는 주인공의 고군분투를 다룬 영화로는 〈카드로 만든 집〉(1993), 〈말아톤〉(2005) 등이 있습니다. 자폐증을 앓는 환자들의 특출한 재능을 다룬 영화들은 〈포레스트 검프〉(1994), 〈레인 맨〉(1998), 〈내 이름은 칸〉(2010), 〈그것만이 내 세상〉(2018)이 있습니다. 우리에게 잘 알려진 드라마 〈굿 닥터〉(2013), 〈이상한 변호사 우영우〉(2022)도 가세했습니다. 여기에 〈어카운턴트〉를 더하고 싶습니다.

'어카운턴트'란 세무회계사란 뜻으로 영화의 주인공인 크리스 울프의 직업입니다. 시골에서 동네 사람들의 연말정산을 도와주는 평범한 회계사로 살아가는 크리스. 사실 그에게 진짜 실속 있는 돈벌이는 국제적인 범죄 조직의 탈세와 자금 세탁을 도와주는 위험하고도 비밀스러운 일입니다. 하지만 크리스는 그 일이 그렇게 무섭지는 않습니다. 그도 그럴 것이 특수부대 출신의 킬러니까요. 그리고 크리스는 자폐증 환자이기도 합니다. 영화를 통해 한 인간에게 펼쳐진 비범한 삶, 자폐증과 킬러, 회계사의 삼중 삶을 살펴볼까요?

재무부 소속 금융범죄수사 국장인 킹은 은퇴를 앞두고 수십 년간 자신에게 비밀스러운 정보를 알려준 익명의 제보자가 누구인지 밝히려 합니다. 정보를 종합해 보면 제보자는 여러 가명을 사용하는 회계사입니다. 킹의 지시를 받은 정보 분석가는 가명들이 모두 수학자이면서 '아스퍼거 증후군' 환자라는 공통점을 발견합니다.

짐작하듯 킹이 찾고 싶은 사람이 바로 크리스입니다. 크리스는 군 복무 중에 우발적인 폭행 사건에 연루되어 특수한 시설에 수감

되는데, 그곳에서 '마피아의 회계사'를 만나 암흑세계에 눈을 뜹니다. 자폐와 동시에 숫자에 대한 천재적인 감각을 타고난 크리스는 어렵지 않게 회계사가 됩니다.

하지만 크리스의 '사부'는 출감하자마자 마피아에게 살해됩니다. 그 소식을 들은 크리스는 탈옥하고 킬러의 본색을 발휘해 마피아에게 보복합니다. 이 현장에 있던 킹은 크리스를 만났고, 이후로 크리스는 범죄 조직의 비밀스러운 정보를 킹에게 하나씩 넘겨줍니다. 덕분에 킹은 '촉이 좋은' 수사관으로 승승장구해 조직의 수장이 되었습니다. 하지만 이제 은퇴를 앞두고 제보자가 누구인지 궁금해진 것입니다.

자폐증, 아스퍼거 증후군, 서번트 증후군

굳이 영화 속 주인공은 아니라 해도 놀라운 계산 능력, 동물과의 교감 능력, 그림 실력 등으로 유명한 자폐증 환자들이 적지 않습니다. 이런 특출한 재능을 가진 이들은 서번트 증후군이나 아스퍼거 증후군으로도 불립니다. 같은 이를 두고도 매체에 따라 서번트 증후군이나 아스퍼거 증후군으로 달리 부르기도 하니 헷갈립니다.

영화에서 주인공 크리스 울프는 자신을 '고기능성 자폐증high functioning autism' 환자로 소개합니다. '아스퍼거 증후군'으로도 불리지요. 하지만 이 영화를 소개하는 많은 기사와 글은 그를 '서번트 증후군'으로 소개하고 있습니다. 자폐증, 아스퍼거 증후군, 서번트 증후군의 차이는 무엇일까요? 사실 의사들조차도 헷갈립니다.

자폐증은 오래전부터 여러 시대, 여러 문화권에 있었습니다. 지금도 1,000명당 1명의 비율로, 미국에서는 어린이 60명 중 1명꼴(1.7%)로 생깁니다. 문화권이 다르다 해도 그들의 특징은 놀라울 정도로 일치하는데 그것이 바로 '외톨이'입니다.

18세기가 되면 아주 '비범한 재능'을 뽐내면서도 인간미는 부족한 특별한 존재들이 사람들의 관심을 모읍니다. 그들은 음악, 미술, 암기, 암산의 천재들이기도 했습니다. 사람들은 그들의 비범한 재능에 놀라고, 그들이 일반인과 소통하지 못한다는 사실에 두 번 놀랍니다.

1943년, 미국 볼티모어에 있는 존스홉킨스대학병원의 소아과 의사인 레오 카너Leo Kanner, 1894~1981는 신체적인 기형이나 장애 없이 정신적인 문제를 겪는 아이들을 만납니다. 이런 아이들은 주변 상황에 무관심하고, 말도 잘 안 하며, 엄마에 대한 애정이나 친밀감도 없어 보였습니다. 카너는 이 아이들이 "외부 세계의 자극을 최대한 외면하고 무시하고 차단하는 정신적 고립이 특징"인 병에 걸린 것으로 봅니다.

카너는 이 아이들에게 '자신의 세계에 갇혀 있다'는 의미로 'autism(auto자신＋ism증상)'이라는 병명을 붙였습니다. 우리말로는 자폐증自閉症으로 번역합니다. 카너는 '동일한 것을 집요하게 추구하는 성향'도 특징으로 추가하는데, 이것은 자폐증 때 보이는 집착이나 편집 성향입니다. 5세 이전에 걸리는 그 어떤 질병에서도 이와 같은 성향은 보이지 않기 때문에 자폐증의 중요한 특징이 됩니다. 물론 우리의 주인공에게도 잘 나타납니다.

카너가 '깬 눈'으로 주변을 살펴보니 의외로 환자가 많이 보입니다. 아이들은 자신의 병원에도, 정신질환자 보호시설에도 있었습니다. 카너가 몇몇 사례를 연구해 지능이 낮고(통상적인 검사로는 지능이 낮은 것으로 측정되므로), 사회적 접촉이나 소통이 불가능하고, 틀에 박힌 행동을 하며, 변화를 싫어하고, 강박적인 생각에 사로잡혔으며, 자신만의 관심거리에만 집중하는 아이들에게 '전형적인 자폐아' 환자라는 진단을 붙입니다.

아스퍼거 증후군

한편 이듬해인 1944년, 오스트리아 빈의 아동(재활)병원에서 일하던 한스 아스퍼거Hans Asperger, 1906~1980는 주위와 동떨어져 지내며 외부 사회와 접촉이 차단되어 자신만의 세계에 갇혀 있는 아이들을 발견합니다. 카너가 규정한 자폐증의 범주에는 속하지만 언어 능력이나 지능은 아무 문제가 없는 아이들이었습니다. 이들은 발견자의 이름을 따 '아스퍼거 증후군'으로 불립니다. 아스퍼거 증후군의 아이들은 일반적인 자폐 아이들과 달리 주변과 의사소통을 할 수 있습니다. 다만 정서적으로는 교감하지 못하므로 외톨이로 삽니다.

처음에는 카너와 아스퍼거가 '같은' 질병을 각각 발견한 것으로 여겼습니다. 하지만 카너의 아이들은 정신지체에 가까워 보였고,

아스퍼거의 사례들은 오히려 정상인에 더 가까워 보이는 차이점이 있었습니다. 카너의 아이들은 남이 없는 듯 행동하지만, 아스퍼거의 아이들은 남을 의식하고 피하려는 듯 보입니다. 아스퍼거의 아이들은 자신의 과거나 경험을 우리에게 들려줄 수 있지만, 카너의 아이들에겐 기대하기 어렵습니다. 카너의 아이들은 '자신만의 세상'에서 살지만, 아스퍼거의 아이들은 '우리의 세상에서 자신만의 방식으로' 살아갑니다.

아스퍼거의 아이들 중에는 비범한 천재들도 있습니다. 천재까지는 아니더라도 특별한 재능이나 관심사를 가진 경우가 많았습니다. 이 때문에 세상의 주목을 받는 경우도 있습니다. 어떤 아이는 열차 시간표를 통째로 외울 수 있었고, 어떤 아이는 달력을 훤히 꿰기도 했습니다. 특출한 재능은 없다고 해도 아스퍼거 증후군 환자들은 보통 수준의 지능과 언어능력을 바탕으로 정상적인 직장 생활을 하는 경우가 많고(괴짜라는 소리는 들을지언정), 일부는 자신이 가진 '비범한 재능' 때문에 특정 분야의 권위자가 되는 경우도 많습니다. 이 영화의 주인공 크리스 역시 비범한 재능 덕분에 먹고사는 데는 전혀 지장이 없습니다.

연구자들은 물리학자 알베르트 아인슈타인Albert Einstein, 헝가리 음악가 벨러 버르토크Béla Viktor János Bartók, 오스트리아 철학자 루트비히 비트겐슈타인Ludwig Josef Johann Wittgenstein, 영국의 물리학자 헨리 캐번디시Henry Cavendish와 폴 디랙Paul Dirac, 미국의 물리학자 니콜라 테슬라Nikola Tesla를 아스퍼거 증후군 환자로 추정합니다. 그 외에도 시각 예술가 앤디 워홀Andy Warhol, 피아니스트 글렌 굴드Glenn Gould, 작가 한스 안데르센Hans Christian Andersen도 가능성이 있어 보입니다.

서번트 증후군

자, 그런데 서번트 증후군은 또 뭘까요? 서번트 증후군은 신경발달 장애인임에도 특정 분야에 비범한 재능이 있는 경우를 말합니다. 다운 증후군으로 우리가 그 이름을 기억하는 영국 의사 존 다운John Langdon Down, 1828~1896이 '지능은 낮지만 특출한 재능을 가진' 경우를 1887년에 처음으로 보고하면서 'idiot savant(바보 천재)'라는 이름으로 불렀습니다.

idiot은 백치, savant는 천재나 석학을 말합니다. 환자들은 대부분 사내아이였고 예술, 음악, 언어, 날짜 계산, 암산 같은 분야에서 뛰어난 재능을 보였습니다. 그들의 재능은 사람으로 향하지는 않고 사물이나 특정한 테마에 집중하는 경향이 많습니다. 또한 모든 것을 잊는 법이 없는 놀라운 수준의 기억력을 보이기도 합니다.

하지만 이 증례들이 모두 백치는 아니었기 때문에 부적절한 이름 대신 나중에는 'autistic savant(자폐 천재)'로도 불렸습니다. 사실 서번트 증후군 환자들 중 자폐증은 절반 정도이고 나머지는 뇌질환이나 뇌손상이 있습니다. 자폐증 환자들 중에 서번트 증후군이 되는 경우는 전체의 10%에 불과하므로 지금은 자폐라는 느낌이 나지 않는 서번트 증후군으로 불립니다.

그런데 이런 병들은 왜 걸릴까요? 아니, 어떻게 해서 이런 병을 앓는 것일까요? 과거에는 이른바 '냉장고 어머니' 이론이 있었습니다. 자폐아에게는 냉장고처럼 차가운 어머니가 있었고, 너무나도 냉정한 어머니가 아이를 자폐로 몰아간다는 이론이었지요. 자폐아의 부모에게 깊은 상처와 죄책감까지 주는 나쁜 이론이었습니다. 1960년대가 되어서야 뇌의 기질적인(생물학적인) 병으로 이해가 되면서 어머니들은 억울한 누명을 벗게 됩니다.

하지만 지금도 정확한 원인은 모릅니다. 다만 선천적이거나 발달 단계에 생긴 뇌의 문제 때문으로 봅니다. 특히 고립되는 경향은 인간의 사회성을 담당하는 뇌 영역의 결함 때문으로 봅니다.

서번트 증후군 환자들의 놀라운 재능은 어떻게 생기는 걸까요? 어려서 뇌(특히 좌뇌)에 손상을 입고 회복기 중에 뉴런들 사이에 비정상적이면서도 강력한 결합이 생기고, 그 결과 특정 뇌 기능이 비정상적으로 강해진 것으로 봅니다. 그들의 재능은 성숙 기간을 거치며 서서히 발달하기보다는 갑자기 드러났다가 그만큼 빨리 홀연히 사라지기도 합니다.

살펴보았듯 자폐증, 아스퍼거 증후군, 서번트 증후군은 너무나도 다양한 증상을 가지고 있기에 어느 범주에 넣어야 할지 애매한 경우가 많습니다. 그래서 지금은 자폐 스펙트럼 장애ASD라는 범주에 넣습니다. 어린이의 행동과 사회적 기술과 의사소통 능력에 영향을 미치는 신경발달장애로, 생물학적 원인으로 생긴 것은 모두 여기에 해당합니다.

이 영화의 미덕은 사소한 장면이나 단서들조차 버릴 것이 없이 모두 하나의 결론으로 정렬된다는 점입니다. 모든 이야기가 빈틈없이 딱 들어맞는 마지막 장면. 아하! 하고 뒤통수를 탁 치는 느낌은 퍼즐의 마지막 조각이 맞춰져 큰 그림이 완성되는 순간에 만나는 통쾌한 느낌과 아주 비슷합니다. 퍼즐광狂이라면 이 영화에도 꼭 한번 도전해 보시길 바랍니다.

참고 문헌

1. 『뉴로트라이브』, 스티브 실버만 지음, 강병철 옮김, 알마, 2018.

2. 『패턴 시커』, 사이먼 배런코언 지음, 강병철 옮김, 디플롯, 2024.

3. 『자폐의 거의 모든 역사』, 존 돈반, 캐런 주커 지음, 강병철 옮김, 꿈꿀자유, 2021.

4. 『사회적 뇌 인류 성공이 비밀』, 매튜 D. 리버먼 지음, 최호영 옮김, 시공사, 2015.

5. 『화성의 인류학자』, 올리버 색스 지음, 이은선 옮김, 바다출판사, 2015.

6. 『통찰의 시대』, 에릭 캔델 지음, 이한음 옮김, 알에이치코리아, 2014.

7. 『우리는 우리 뇌다』, 디크 스왑 지음, 신순림 옮김, 열린책들, 2015.

8. 『마음의 혼란』, 다우어 드라이스마 지음, 조미현 옮김, 에코리브르, 2015.

9. 『자폐 완벽 지침서』, 앨런 로젠블라트, 폴 카보네 지음, 대한아동병원협회, 강병철 옮김, 서울의학서적, 2022.

대통령 후보를 저격한 전쟁 영웅

맨츄리안 캔디데이트
The Manchurian Candidate

1962년, 미국

세뇌

심리적 기술을 이용해 인간의 마음을 바꾸거나 조종할 수 있다는 개념으로 마인드 컨트롤mind control, 심리 조종으로도 부른다.

최면

타인의 명령에 아무런 저항이나 통찰 없이 행동에 옮길 수 있는 의식 상태로, 사실은 극도의 집중 상태라 한다.

맨츄리안 캔디데이트

Manchuria는 지명 만주滿洲, candidate는 후보자를 뜻한다. 만주로 끌려가 세뇌를 받고 적의 꼭두각시가 된 것처럼 적을 위해 일하는 선거 입후보자를 뜻한다.

심리 조종에 빠진 명사수

1952년, 한창 전쟁 중인 우리나라에서 영화는 시작합니다. 베넷 마르코 대위, 레이몬드 쇼 하사 등이 포함된 미 육군 소대는 정찰을 나갔다가 길라잡이 한국인 전진의 배신으로 소련군 특수부대에 생포됩니다.[34] 포로 신세가 되어 만주로 끌려간 소대원들은 '파블로프 연구소'의 소장이 이끄는 특수 공작 팀의 손에 넘어갑니다. 이들은 명사수 레이몬드를 세뇌해 언제든 자신들이 명령만 내리면 최면 상태에서 냉혹한 킬러가 될 비밀 병기로 만듭니다. 효과를 검증하기 위해 관계자들이 모인 자리에서 레이몬드는 명령에 따라 소대원들이 보는 앞에서 아무렇지도 않게 전우를 살해합니다. 이 장면을 목격한 소대원들의 기억은 깨끗이 삭제됩니다.

부대원들은 수용소를 탈출해(사실은 소련의 묵인하에) 미국으로 귀환합니다. 군 정보부에 자리를 얻은 소대장 베넷은 이유 없이 같은 꿈을 반복해서 꿉니다. 소련인과 중국인들이 지켜보는 가운데 레이몬드가 전우를 아무런 거리낌 없이 총으로 쏴 죽이는 악몽이었습니다. 내용이 허무맹랑해서 애써 무시하려 했지만 놀랍게도 다른 부대원들도 같은 꿈을 꾼다고 합니다.

이를 이상하게 여긴 베넷은 레이몬드를 만나기 위해 그의 집을 찾아갑니다. 그런데 문을 열어준 사람이 배신자 전진입니다. 어떻게 자신들을 소련군에게 넘긴 한국인이 레이몬드의 집에서 아무 일 없었다는 듯 함께 살고 있을까요?

레이몬드는 유력한 정치가의 아들입니다. 생부는 세상을 떠났고 모친은 다른 상원의원과 재혼했습니다. 모친은 새 남편을 정치적인 거물로 키우기 위해 물불을 가리지 않습니다. 남편이 언론의 주목을 받게 하려고 '매카시즘'의 광풍을 불러오는 당사자로 만듭니다. 권력에 눈 먼 어머니는 전쟁 영웅으로 유명해진 아들 레이몬드를 새 남편의 선거 운동에 이용하더니 이것도 부족해 아들을 반대 정파의 유력 인사의 딸과 약혼까지 시킵니다. 그리고 레이몬드는 심리 조종을 받아 약혼녀와 장인이 될 상원의원을 살해하고 맙니다.

한편 레이몬드의 새 아버지는 대통령 선거의 부통령 후보로 지명됩니다. 전당대회가 열리는 날, 대회장에 심리 조종을 받은 명사수 레이몬드가 저격용 소총을 들고 대회장으로 숨어듭니다.

1959년 발표한 리차드 콘돈Richard Condon의 소설을 바탕으로 만든 이 영화는 6·25전쟁이 끝난 지 10년도 안 된 1962년에 나왔습니다. 물론 허구의 이야기였지만 전쟁 중 공산군 측이 세뇌 공작을 벌였다는 소문도 있었고, 이에 대한 미국인들의 공포심도 분명히 있었습니다. 그리고 (당시에는 비밀이었지만) 심각성을 인식한 미국 정보당국이 맞대응 공작을 한 사실도 있습니다.

---

34 공식적으로는, 소련군이 6·25전쟁에 참전하지는 않았다.

세뇌 공작

'세뇌洗腦'라는 말이 처음 등장한 곳은 중국입니다. '뇌를 깨끗이 씻어낸다'는 뜻입니다. 그렇다고 뇌를 물로 씻는 것은 아니고, 낡은 생각을 버리고 새로운 생각을 하게 만드는 것입니다. 좀 더 구체적으로 말하면 사상, 이데올로기, 신념을 머릿속에 주입하거나 받아들이도록 설득해 원래 가진 생각이나 행동을 교정하는 것입니다.

처음에는 중국 국민당과 공산당이 격돌했던 국공國共 내전 때 포로가 된 국민당 장병을 교화하는 데 썼습니다. 이것이 점차로 공산당의 지배하에 편입한 중국인들의 사상 개조 작업으로 확대되었습니다. 이러한 중국의 대대적인 사상 재교육 작업을 1950년에 미국의 한 저널리스트가 영어로 옮겨 'brainwashing'으로 불렀습니다. 우리는 '세뇌'로 부릅니다.

그런데 왜 미국이 중국의 내부 문제인 세뇌에 관심을 가졌을까요? 6·25전쟁 동안 생긴 포로 때문입니다. 중국군에 생포된 미군 포로가 미국을 비난하는 기자 회견을 하고, 미군이 생물 무기를 사용했다고 주장한 데다, 급기야 미국으로 송환되길 거부한 포로들까지 있었기 때문입니다(미군 21명, 영국군 1명, 대한민국 국군 325명). 미국은 이들이 제정신이 아니게 되었고, 그렇게 만든 건 중국이 세뇌 공작을 했기 때문이라 믿었습니다. 중국은 이미 세뇌를 실용화한 나라이기도 했으니 포로들에게도 당연히 그렇게 했으리라 생각한 것이지요.

그렇다면 영화에 나오는 것처럼 미군 포로들이 만주로 끌려가 소련 과학자들의 심리 조종을 받는 세뇌 공작을 당했을까요? 6·25 전쟁 중에 북한 지역에서 실종된 미군은 대략 5,300명입니다(포로는 7,433명). 여기서 말하는 '실종자'란 유해가 발견되지도 않고, 행방을 알 수도 없는 장병들이거나 신원 미상의 전사자들을 일컫습니다. 실종 미군의 가족들은 소련으로 끌려간 미군이 있을 것으로 믿습니다. 실제로 소련의 노동수용소에서 실종된 미군이 목격되었다는 증언도 있었습니다. 하지만 냉전 종식 뒤 러시아와 공동 조사한 미국 국방부는 2016년에 '소련에 억류된 미군 포로' 이야기를 근거 없는 소문이라고 결론 지었습니다.

조종사를 생포하라!

소련의 미군 포로 소문의 진위 여부를 떠나 미군 당국은 6·25전쟁 중 적진에 불시착하거나 비상 탈출해 살아남은 조종사들의 안위에 신경을 많이 썼습니다. 전쟁 동안 공산군 측 공군이 남쪽을 공격한 경우는 개전 뒤 며칠뿐이었고, 나머지 기간 동안 UN 공군이 압도적인 공중전력을 북한 상공에 전개했으니 공중전은 대부분 북한 하늘에서 벌어졌습니다.

　당시의 미 극동 공군 작전 상황을 살펴볼까요? 폭탄을 가득 실은 미 공군의 B-29 폭격기들이 오키나와에서 출격합니다. 주요 공습 목표는 군사, 군수, 병참, 교통 시설입니다. 특히 중국으로부터 병력과 물자가 넘어오는 평안북도와 압록강 이남 지역이 주요 공습 목표였으니 적진 가장 깊숙한 곳입니다.

하지만 공산군 측 공군도 두 손을 놓고 있지는 않았습니다. 1950년 겨울이 되자 소련제 최신예 전투기인 미그MiG-15기가 나타나 미군 폭격기와 전투기를 상대로 공중전을 벌입니다. 지상에서는 대공포도 불을 내뿜습니다. 전쟁 중 미 공군의 군용기 손실은 2,700대를 넘고, 전사자만 해도 1,890명에 이르렀습니다. 전투가 벌어지는 현장이 북한 상공인지라 피격된 비행기에서 탈출한 조종사와 항공병은 자연히 적진 한가운데로 떨어질 수밖에 없습니다.

조종사들은 특히 고급 군사 정보를 많이 가지고 있기 때문에 미군은 그들을 반드시 구출하려 했고, 공산군에서는 같은 이유로 반드시 생포하려 했습니다. 그래서 미 공군은 조종사 탐색구조부대를, 공산군은 조종사 생포부대를 운용할 정도였지요. 하지만 각고의 노력에도, 실종된 것으로 알려진 조종사와 항공병 중 37명이 소련으로 넘어갔다는 주장이 있습니다.

최신예 전투기를 몰다가 피격된 뒤 생포되어 중국으로 넘어간 조종사들은 당연히 '급이 다른' 심문을 받을 것으로 미 정보당국은 판단합니다. 조종사들의 입을 열기 위해 정신에 작용하는 약물, 이른바 '자백제truth serum drug'의 사용 가능성이 점쳐졌지요. 그런 약을 쓴다면 아무리 의지가 굳건한 사람도 버텨낼 수 없으니까요.

MK울트라 프로젝트: 심리 조종 작전

CIA미국중앙정보부는 적의 심문 방식을 알아내어 이에 대응하는 것만큼 그들의 심문 기술에 뒤처지지 않으려는 노력을 합니다. 정보당국은 소련이 스위스의 제약회사로부터 무려 5,000만 명에게 쓸 수 있는 양의 환각제 LSD를 구입한 사실에 주목합니다(하지만 1만 배나 부풀려진 잘못된 정보였습니다).

LSD를 심문에 쓰는 것으로 판단한 미국은 소련이나 중국과 비슷한 심문 기술을 개발하고 포로들을 심문하기 시작합니다. 이것이 1953년 4월부터 CIA가 '공식적'으로 시작한 MK울트라 프로젝트Project MK-Ultra입니다. 다양한 환각제를 이용해 포로들을 심문하는 것은 물론이고 외국 지도자들을 교묘하게 '세뇌'해 '심리 조종'하려는 시도로 확장되었습니다.

그렇다면 영화 속 이야기처럼 포로로 잡혀 세뇌를 당한 뒤 '좀비'가 되어 심리 조종을 받은 미군이 있었을까요? 영화 제작자나 소설을 쓴 작가에겐 안타깝겠지만 미군 당국은 세뇌의 '증거'는 단 한 건도 없다고 밝혔습니다(1956). 세뇌당한 미군도 없고 소련으로 넘어간 포로도 없다는 것이 미국 정부의 공식적인 입장입니다.

하지만 그 사실과 별개로 우리는 해외 언론을 통해 '최면 살인'이 벌어졌다는 기사를 보곤 합니다. 1951년 코펜하겐에서는 감옥에 있는 동료 수감자가 자신을 심리 조종해 은행 강도 짓을 벌이게 했다고 주장한 피의자가 있었습니다(알고 보니 핑계였습니다). 1990년에는 노랫말 속에 심리 조종 메시지를 숨겼다는 혐의로 록 밴드 주다스 프리스트가 재판을 받기도 했습니다(무죄 판결을 받았습니다). 전문가들은 최면과 심리 조종이 그렇게 정교할 수 없다고 봅니다.

영화가 예언했던 암살

영화 제목 〈맨츄리안 캔디데이트〉는 무슨 뜻일까요? 냉전시대에 사용된 용어로, 만주Manchuria에 끌려간 뒤 공산주의자의 꼭두각시가 된 입후보자를 말합니다. 그런데 이 용어가 냉전시대의 낡은 용어는 아닌가 봅니다. 요즘도 외신에서 심심찮게 등장하니까요. 최근에는 적국에 협조하는 정치인, 적국이 몰래 지원해 집권을 돕는 정치인을 말합니다. 트럼프 대통령도 2016년에 당선되었을 때 러시아의 개입이 있었다며 맨츄리안 캔디데이트로 불렸다 합니다.

공교롭게도 영화가 개봉하고 이듬해(1963)에 케네디 대통령이 저격을 당하는 충격적인 사건이 있었습니다. 비극을 예견하기라도 한 걸까요? 사건 이후로 유명해진 영화는 어찌된 일인지 출연자 중 한 사람인 프랭크 시나트라가 영화의 판권을 사서 재상영을 막았습니다. 그렇게 24년 동안 세상의 빛을 못 보다가 1988년에야 다시 상영됩니다. 시나트라가 재상영을 막은 정확한 이유는 알려지지 않았습니다. 다만 그의 딸은 2004년 판 〈맨츄리안 캔디데이트〉에 제작진으로 참여합니다.

6·25전쟁을 배경으로 만들어진 이 영화는 소련이나 중국의 심리 조종술에 대한 두려움, 냉전 초기 공산주의 확산에 대한 두려움,

매카시즘의 광풍 등을 잘 보여줍니다. 《타임스》 선정 100대 영화이자 미국의회도서관 영구 보존 영화이고, 2004년에는 배경을 걸프전으로 바꾼 리메이크판도 나왔습니다. 고전 영화를 좋아하는 팬들은 챙겨볼 만한 영화이고, 6·25전쟁을 배경으로 만든 몇 안 되는 수작입니다. 〈컨스피러시〉(1997)와 〈제이슨 본〉(2016)보다 먼저 나온 '심리 조종' 영화이기도 합니다.

참고 문헌

1. 『닥터 프랑켄슈타인』, 조슈아 퍼퍼, 스티븐 시나 지음, 신예경 옮김, 텍스트, 2013.

2. 『오퍼레이션 페이퍼클립』, 애니 제이컵슨 지음, 이동훈 옮김, 인벤션, 2016.

3. 『뇌가 지어낸 모든 세계』, 엘리에저 스턴버그 지음, 조성숙 옮김, 다산사이언스, 2019.

4. 『폭격』, 김태우 지음, 창비, 2013.

5. 「미국사회의 어두움을 건드리는 〈맨츄리안 켄디데이트〉」, 《씨네21》, 2005.3.8.

6. "That Others May Live: USAF Air Rescue in Korea", Forrest L. Marion, Air Force History and Museum Program, The Korean War fiftieth anniversary commemorative ed, 2004.

뉴기니와 CJD

해저 2만 리
20,000 Leagues Under the Sea

1954년, 미국

프리온prion

감염병 단백질 입자. 단백질protein과
감염infection의 합성어로 1982년에
발견했다.

크로이츠펠트-야콥병CJD,

Creutzfeldt-Jakob disease

사람에게서 발생하는 프리온
질환으로 치명률이 100%인
신경퇴행성 질환이다. 전파성 해면양
뇌변증TSE, transmissible spongiform

encephalopathy 또는 프리온 질환prion
disease으로 부른다.

변종 크로이츠펠트-야콥병vCJD, variant

Creutzfeldt-Jakob disease

1980~1996년에 영국, 서유럽, 미국,
캐나다, 사우디아라비아, 일본
등에서 유행한 병. 전 세계적으로
환자 수는 최소 230명에 이른다.
그중 영국에서만 165명의 사망자가
발생했다.

국적 불명의 잠수함을 타고

때는 1868년, 전 세계 6대주를 연결하는 5대양에는 열강들의 식민지와 본국을 이어주는 기선汽船들의 고속도로가 펼쳐져 있습니다. 하지만 정체를 알 수 없는 괴물체가 대양에 나타나 기선들을 마구잡이로 공격합니다. 괴물체의 정체에 대한 이런저런 논란이 많지만 해양생물학 권위자인 프랑스의 아로낙스 박사는 '미확인 거대 생명체'로 확신합니다. 박사와 비서인 콩세이유는 미 해군의 초청을 받아 괴물체를 탐색하는 전함에 승선해 남태평양 일대를 샅샅이 뒤집니다. 그러다가 마침내 괴물체의 공격을 받습니다.

전함은 대파되었고 박사와 콩세이유, 괴물을 잡을 요량으로 태운 포경선의 작살잡이 네드는 바다에 빠집니다. 그런데 어찌 된 일인지, 괴물체가 그들을 구해줍니다! 알고 보니 괴물체는 심해 생명체가 아니라 최신 기술로 만들어진 잠수함 '노틸러스'입니다. 일행은 '네모Nemo' 함장의 손님이자 억류자로 승선합니다. 이후로 전 세계의 바닷속을 탐험하며 상상조차 할 수 없었던 모험을 펼칩니다.

쥘 베른Jules Verne, 1828~1905이 1869년에 쓴 이 소설은 미래가 아닌 동시대를 배경으로 삼은 과학소설SF입니다. 영화로 몇 번이나 만들어졌지만 오늘 소개하는 1954년작이 원작에 가장 충실하다고 합니다. 다만 이 영화의 결말은 원작과 많이 다르며 주인공도 아로낙스 박사보다는 네드입니다.

뉴기니 원주민은 식인종?

노틸러스호에 승선한 지 반년이 지난 1868년 1월, 뉴기니섬과 오스트레일리아 사이의 토레스Torres 해협에서 잠수함은 좌초됩니다. 이때 일행은 뉴기니섬에 상륙했다가 식인종인 원주민의 공격을 받습니다. 물론 네모 선장은 별일 아니라는 듯 원주민을 물리칩니다.

1868년이면 네덜란드, 영국, 독일이 이 섬을 분할 점령했던 때입니다(소설이 꼭 사실일 필요는 없지만 시기적으로 그렇다는 말입니다). 이후로 전쟁을 거치며 이 섬의 주인은 여러 번 바뀌었고, 지금 서부는 인도네시아, 동부는 파푸아뉴기니가 되었습니다. 파푸아뉴기니가 독립(1975)하기 전에는 오스트레일리아의 식민지였습니다.

오스트레일리아가 이 지역의 실질적인 주인 노릇을 한 것은 제2차 세계대전이 끝난 뒤의 일입니다. 그 전에는 행정력이 미치지 못했습니다. 너무나도 넓은 면적에, 열대 정글로 뒤덮인 땅이라 그랬겠지요. 1947년에 이르러 동부 고원지대에 사는 포레이Fore 부족이 발견되었고, 1950년 8월에는 그들이 앓는 아주 특이한 병을 알게 됩니다. 바로 쿠루kuru입니다.

원주민의 괴질

포레이 말로 '떤다'는 뜻의 쿠루에 걸리면 몸을 떠는 증상으로 시작해 점점 나빠져 몸을 가누지도 못하게 되면서 죽음에 이릅니다.

증상이 나타나면 몇 달을 넘기지 못하는 무서운 병입니다. 정부 차원의 조사가 필요했고 의사 빈센트 지가스Vincent Zigas, 1920~1983가 자원해 현지로 갑니다.

지가스는 쿠루를 신종 바이러스성 '뇌염'으로 생각했고, 환자가 죽으면 부검해 뇌를 본국인 오스트레일리아로 보냈습니다. 하지만 병리 검사에서는 염증의 소견이 없어 뇌염은 아니라는 판정이 납니다. 이 즈음에 오스트레일리아에 머물던 미국인 미생물학자인 대니얼 가이듀섹Daniel Carleton Gajdusek, 1923~2008이 쿠루에 흥미를 느껴 지가스가 있는 포레이 마을을 찾아갑니다.

특이하게도 환자의 대부분은 여성과 여자 아이였습니다. 일단 발병하면 어떠한 방법으로도 진행을 멈출 수 없었습니다. 두 사람은 아주 열심히 환자들을 부검해 뇌를 오스트레일리아로 보냅니다.

그러다가 희생자들의 뇌 소견이 크로이츠펠트-야콥병CJD 환자의 뇌와 비슷하다는 사실을 알게 됩니다. 당시까지 CJD는 전 세계적으로 20명 남짓만 보고된 희귀병인데, 이 마을에만 수백 명의 환자가 있다면 깜짝 놀랄 일이겠지요? 더하여 스크래피scrapie라는 병에 걸린 양≠의 뇌 역시 비슷한 소견을 보인다는 사실도 알려집니다.

수의학자들이 스크래피로 죽은 양의 조직을 건강한 양에게 접종시켜 병을 옮긴 경우가 있었기에 스크래피는 감염병으로 확인되었습니다. 그렇다면 비슷한 뇌 소견을 보이는 이 병들은 혹시 감염병으로 볼 수 있을까요? 당장 쿠루도 같은 방법으로 옮길 수 있는지 시험해 보는 수밖에 없겠지요.

이번에는 뇌가 미국으로 갑니다. 미국 국립보건연구원NIH의 연구 팀은 뉴기니에서 공수된 쿠루 환자의 신경 조직을 건강한 침팬지에게 접종합니다(사람에겐 할 수 없고 그나마 사람과 가까운 영장류에게 실험한 것입니다). 그리고 2년을 기다려 침팬지에게 쿠루 증상이 나타난 것을 확인합니다. 쿠루 역시 스크래피처럼 전염병이었지만 잠복기가 아주 긴 전염병이었던 셈이지요. 그렇다면 자연에서는 어떤 방식으로 전염될까요?

스크래피는 신경질환에 걸린 동물의 사체로 만든 사료를 먹은 양이 걸렸습니다. 그렇다면 쿠루에 걸린 환자를 다른 사람이 먹어, 다시 말해 '식인食人'을 해서 전염된 걸까요? 하지만 가이듀섹이나 지가스는 포레이 마을 사람들이 식인하는 것을 본 적이 없었습니다. 그런데 1959년에 이 마을에서 부족민들의 생활사를 연구했던 인류학자 부부는 식인 행위가 있었다는 사실을 밝혀냈습니다.

식인으로 옮긴 병

포레이 부족은 소설 속 노틸러스호가 다녀간 19세기 말부터 식인을 했고, 1900~1920년 사이에 쿠루가 처음 등장합니다. 엄청나게 긴 잠복기입니다. 식인 행위는 살아 있는 사람을 죽여서 하는 것이 아니라 죽은 친족의 몸이 대상이었고, 주로 여성과 아이가 사람의 몸을 먹었습니다.

왜 남성은 빼고 여성과 아이가 식인을 했을까요? 답부터 말하자면 만성적인 '단백질 부족' 때문입니다. 가축을 기르지 않는 경우라면 단백질 공급원은 사냥이나 낚시로 얻습니다. 하지만 사냥이라는 것은 건장한 남성들이 여러 날을 쏘다녀야 하는 일인 데다 매번 성공하는 것도 아니고, 부상의 위험도 큰 모험이었습니다. 어렵게 사냥에 성공하면 고기는 현장에서 다 먹었습니다. 이기적이라서 그런 것이 아니라 더운 날씨 때문에 집으로 가져가기 전에 고기가 상하기 때문입니다. 하는 수 없이 마을에 남겨진 여성들과 아이들은 만성적인 단백질 부족에 시달릴 수밖에요.

어쩔 수 없는 생존 방식

〈해저 2만 리〉에 등장하는 뉴기니 해안가 원주민들은 그나마 상황이 나은 편입니다. 어패류가 있으니까요. 하지만 내륙의 고원지대에 고립되어 사는 포레이 부족의 사정은 달랐습니다. 돼지를 기르기는 했지만 아주 귀한 단백질 공급원이었고, 마을에 출몰하는 생쥐나 거미, 개구리를 잡아먹었지만 이마저도 부족합니다. 그래서 마을 사람들 중 세상을 뜨는 사람이 생기면 친척 여성들이 그 몸을 나눠 먹었습니다. 단백질원으로 섭취한 것이지요. 그러다 운이 나쁘게 쿠루에 걸린 사람의 몸, 특히 신경조직(뇌)을 먹은 결과 쿠루에 걸린 것뿐입니다. 이런 어려운 상황과 불운을 고려한다면 포레이 부족을 사람 잡아먹는 식인종으로 멸시하는 것은 온당하지 않습니다.

식인 풍습이 알려지자 정부는 이를 금지합니다. 덕분에 1950년

대부터는 식인 행위를 찾아보기 힘들어집니다. 1960년대 중반이 되면 식인 풍습은 완전히 사라지고 이 무렵부터는 쿠루로 죽은 아이들도 없습니다. 그래서 1950년, 지가스가 이 환자를 만나게 된 건 대단한 행운이라 생각합니다. 그가 발견하지 못했다면 우리는 이후에 닥칠 엄청난 유행에서 한동안 헤맸을 테니까요.

식인 대신 의사의 손으로 옮기다

쿠루의 전염성이 확인되자, 그다음으로 CJD로 죽은 사람의 신경 조직을 침팬지에게 접종해 봅니다. 역시 같은 결과를 얻습니다. 이렇게 스크래피, 쿠루, CJD 모두 아주 긴 잠복기를 거쳐 발현하는 감염병으로 확정됩니다. 이 병을 일으키는 병원체를 처음에는 '슬로우slow 바이러스'라 불렀다가 지금은 '프리온prion'으로 부릅니다. '감염성 단백질'이란 뜻입니다. 그때까지만 해도 광우병MCD, mad cow disease사태와 vCJD파동에 이르는 험난한 여정이 기다리고 있을 줄은 꿈에도 몰랐습니다.

파푸아뉴기니에서 쿠루가 조용히 사라지던 1960년대가 지나고, 태평양 건너 미국에서 각막(눈) 이식 뒤 CJD에 걸린 환자가 발견되어(1970) 관련 논문이 의학 학술지에 발표됩니다(1974). 1976년에는 가이듀섹이 '쿠루와 식인 풍습의 관련성을 밝힌 공로'로 노벨 생리·의학상 수상자가 됩니다.

같은 해에 뇌 시술을 받은 젊은이도 CJD에 걸립니다. 1985년에는 영국에서 처음으로 인간의 사체에서 얻은 성장호르몬 주사를 맞은 청년이 CJD에 걸립니다. 2006년까지 196명이 같은 이유로 세상을 떠났습니다. 모두 사체의 '각막'을 이식했거나 '뇌하수체'에서 추출한 호르몬 주사를 맞았거나, 환자(인 줄 모르고)의 뇌에 부착했던 '전극'을 재사용했던 경우입니다.

성장호르몬이 문제가 된 바로 그해(1985)에 영국에서 광우병 MCD이 처음 발견되었고, 1993년에는 사람에게서 변종variant CJD가 발견됩니다. 이후로의 상황은 우리도 잘 아는 이야기지요?

얼마 전에 『해저 2만 리』를 읽는 초등학생을 보았습니다. 저 역시 그 나이 때 처음 그 책을 읽었습니다. 너무나도 재미있어 손에서 놓을 수가 없었던 책입니다. 거대한 오징어와 싸우던 장면, 해저의 산책, 홍해 바다의 해저 터널…… 하지만 가장 기억에 생생한 장면은 뉴기니섬에서 만난 식인종과의 한바탕 난리였지요. 그 식인종은 공교롭게도 뉴기니섬에 살았고, 그 섬에서 처음 발견된 쿠루 역시 식인 풍습과 관련이 있습니다. 존경하는 베른 선생께서 어떻게 식인 이야기를 알았을까요? 섬의 식인 풍습은 이후의 일인데 말입니다. 대단한 통찰력, 아니 예언 능력이라고 해야 할까요? 베른이 『해저 2만 리』를 쓰면서 뉴기니 원주민들이 의학 역사의 한 장을 새로 쓸 줄은 미처 상상하지 못했겠지요?

참고 문헌

1. 『의료인류학』, 조지 M. 포스터, 바바라 G. 앤더슨 지음, 구본인 옮김, 한울, 1994.

2. 『죽음의 향연』, 리처드 로즈 지음, 안정희 옮김, 사이언스북스, 2006.

3. 『프리온』, D. T. 맥스 지음, 강병철 옮김, 꿈꿀자유, 2022.

4. 『당신에게 노벨상을 수여합니다: 노벨 생리의학상』, 노벨 재단 엮음, 유영숙, 권오승, 한선규 옮김, 바다출판사, 2007.

5. 「크로이츠펠트-야콥병의 실험실 진단과 검사법 소개」, 노수권 외, 《주간 건강과 질병》, 2023, 16(2): 19-35.

6. 「국내 크로이츠펠트-야콥병Creutzfeldt-Jakob Disease 발생 현황, 2017-2021년」, 신인숙 외, 《주간 건강과 질병》, 2023, 16(6): 155-170.

7. 「크로이츠펠트-야콥병과 변종 크로이츠펠트-야콥병」, 질병관리본부 전염병대응센터 전염병관리팀 전염병감시팀, 질병관리청, 《주간 건강과 질병》, 2008, 1(6): 88-89.

첼리스트

마지막 4중주
A Late Quartet

2012년, 미국

현악4중주string quartet
두 대의 바이올린과 비올라, 첼로가
합주하는 실내악의 하나. 연주자들의
호흡이 정말 중요하다.

파킨슨병Parkinson's disease
뇌 속의 도파민 분비 세포가
줄어들면서 도파민이 부족해지는
질환으로 떨림, 느린 동작, 근육 강직
등의 운동 장애를 겪는다.

도파민dopamine
중뇌에서 분비되는 신경전달물질로
운동, 보상, 학습에 관여한다.
조현병은 도파민 체계 활성이 강해진
상태이고 파킨슨병은 도파민 분비가
줄어든 상태다.

불협화음을 빚게 된 4중주단

대니얼(제1바이올린), 로버트(제2바이올린), 줄리엣(비올라), 피터(첼로)가 하모니를 펼치는 '푸가 현악 4중주단'은 결성 25주년을 앞두고 있습니다. 하지만 악단의 정신적 지주인 피터는 연주 기량에 이상을 느꼈고, 파킨슨병 진단을 받습니다. 파킨슨병은 점점 더 나빠지는 병이기에 피터는 멤버들에게 자신의 처지를 설명하고 은퇴를 선언합니다. 멤버들은 충격을 받습니다.

이 와중에 로버트가 이제부터는 자신이 제1바이올린을 맡겠다고 나서 분란이 일어납니다. 그러면서 서로 묵혀왔던 감정의 앙금이 표면 위로 스멀스멀 올라옵니다. 25년 전 대니얼과 줄리엣은 연인이었지만 로버트가 그 사이에 끼어들었고, 로버트의 아이를 가진 줄리엣은 로버트와 억지로 결혼합니다. 이 사실을 모를 리 없는 로버트는 대니얼에 대한 열등감이 있었지요.

한편 피터는 대니얼의 스승이기도 하지만 줄리엣의 양아버지입니다. 동시에 줄리엣의 모친인 프랑수아즈와 피터는 같은 현악 4중주단의 멤버였지요. 프랑수아즈의 죽음으로 악단은 해체되고 피터는 줄리엣을 자신의 딸로 입양해 비올리스트로 키웠습니다. 이처럼 이 악단은 아주 복잡한 인간관계로 얽혀 있습니다.

피터는 1년 전에 성악가인 아내를 여의었습니다. 이제 자신마저 병까지 얻어 여간 실망스럽지 않습니다. 하지만 자신 때문에 악단이 해체되는 것을 원하지 않기에 젊고 유능한 첼리스트를 영입하기 위해 안간힘을 씁니다. 그런데 자신의 속도 모르고 단원들이 불협화음을 내기 시작하네요.

세 사람의 갈등은 결국 폭발합니다. 로버트는 아내에게 무시당했다며 일탈을 하고, 이 사실을 안 줄리엣은 별거를 선언합니다. 게다가 대니얼은 로버트와 줄리엣의 딸인 알렉산드라와 사랑에 빠집니다. 로버트는 딸까지 빼앗은 대니얼과 최악의 상황까지 갑니다.

한편 딸보다 음악을 더 소중히 여겼던 부모 때문에 알렉산드라역시 어린 시절 상처가 많았습니다. 잘 키우지도 못할 거면서 왜 낳았냐며 줄리엣을 원망합니다. 어떻게 이 모든 인간관계가 삽시간에 엉망진창이 될 수 있었을까요? 이제 '푸가 현악 4중주단'은 물론이고 단란했던 한 가족도 공중분해될 수밖에 없는 파국만을 기다리고 있습니다.

파킨슨병

피터가 앓는 파킨슨병은 대부분 60세 전후로 발병하는 퇴행성 신경질환입니다. 60세 이상의 인구에서 1% 정도의 발병률을 보입니다. 우리나라에만 대략 5만 명, 전 세계적으로는 1,000만 명 정도의 환자가 있을 것으로 보입니다.

원인은 잘 모릅니다. 흔한 증상은 떨림과 경직입니다. 한 손이조금씩 떨리기 시작합니다. 힘을 주거나 움직이면 사라지지만 가만히 있으면 다시 손이 떨리고 흔들립니다. 그러면서 몸이 굳습니다. 동작이 부자연스럽고 둔해집니다. 그러니 손을 아주 정밀하고 민첩하게 움직여야 하는 연주자에게 파킨슨병은 음악적 사형 선고나 다름없습니다. 이에 더해 표정이 굳어져 마치 화난 사람처럼 보이기 때문에 본의 아니게 오해를 받기도 합니다. 증상은 몸의 반대편으로 퍼져 나가고, 자세는 구부정해지고, 점점 느려지고, 몸은 굳어지고, 그러다가 몸을 제대로 쓸 수 없게 됩니다.

안타까운 약효

일단 약을 쓰면 증상은 금세 나아집니다. 연주를 포기했던 피터가 이제 괜찮다며 멤버들을 불러 모아 다시 연습을 할 수 있던 것도 그 때문입니다. 이렇게 약효가 좋은 시기를 의사들은 '허니문'이라 부릅니다(〈사랑의 기적〉 참고). 하지만 허니문은 달콤해도 오래가지 않습니다. 효과가 좋았던 약들은 위력을 잃고 증상은 다시 나빠집니다. 하는 수 없이 의사는 약효에 기대려고 용량을 더 올립니다. 하지만 이제부터는 약효보다 부작용이 더 크게 나타납니다. 파킨슨병 치료제의 흔한 부작용은 정신착란과 환각입니다.

피터는 아내와 공동 연주한 음반을 들으며 아내를 추억합니다. 노래의 가사는 죽은 아내를 찾아다니는 가련한 남편 이야기입니다. 아직도 아내를 잊지 못하는 피터 자신의 처지가 그렇습니다. 그런데 저 앞에서 노래를 부르는 아내의 모습이 너무나도 생생하게 보입니다. 피터는 반갑기도 하지만 곧 뭔가 잘못된 것을 깨닫습니다. 이 장면은 치료의 부작용으로 나타나는 '생생한 환각'을 잘 보여줌니다. 이제 악단의 미래를 위해 더 이상 자신의 용퇴를 미룰 수 없다는 결심을 합니다.

아슬아슬한 외줄타기

피터의 환각은 도파민 때문에 생겼습니다. 도파민은 1957년에 발견된 신경전달물질로 정신병 증상, 환각, 보상 체계와 밀접한 관련이 있습니다. 사실 도파민을 건드리는 가장 유명한 약은 조현병 치료제입니다. 1950년대에 나온 레세르핀reserpine, 클로르프로마진chlorpromazine, 할로페리돌haloperidol이 대표적입니다.

이 약들은 모두 뇌에서 도파민의 작용을 차단해 정신병 증상을 줄입니다. 하지만 그 부작용으로 표정과 온몸이 굳어지거나 손발을 떨게 됩니다. 파킨슨병의 증상과 매우 닮아서 '약물유발성 파킨슨병'이라 부릅니다.

반면에 피터와 같은 파킨슨병 환자들은 도파민이 부족한 상태이므로 도파민 효과를 높이는 약을 씁니다. 효과가 좋아 파킨슨병 증상이 완화되지만 약의 효능이 너무 과하게 되면 '정신착란'이 옵니다. '약물유발성 정신병'이 생기는 것이지요.

그러므로 도파민의 입장에서 보면 파킨슨병과 조현병은 양극단에 있는 병으로 볼 수 있습니다. 부족하면 파킨슨병, 과하면 조현병 증상을 보이는 것이지요. 어쩌면 인간은 이 두 질병 사이에서 외줄을 타며 도파민이라는 평행봉으로 간신히 균형을 맞추며 사는 위태로운 존재가 아닐까요?

특별한 음악, 베토벤 현악 4중주 제14번

연주회가 열립니다. 서로 치고받고 미워하는 세 사람과 피터가 〈베토벤의 현악 4중주 제14번〉을 연주합니다. 사실 연주가 무척 힘든 곡입니다. 일반적으로 현악 4중주는 4개의 악장으로 이루어지며 한 악장이 끝나면 잠깐 쉬면서 악기를 '조율'합니다. 그런데 베토벤은 이 곡을 7개 악장으로 작곡하면서 중간 휴식 없이 연주하라고 지시를 해두었습니다.

40분이나 되는 연주 시간도 문제지만 중간 조율 없이 연주를 하게 되면 나중에 음악 자체가 엉망이 될 수 있습니다. 연주회장에서 연주가 시작되기 전이나 휴식 시간에 현악기 연주자들이 소리를 맞춰보는 것은 다 조율이 필요하기 때문인데 그것을 금지하다니요!

음악가는 악보 위에 지고하고 완벽한 음악의 세계를 구축해 두었지만 그것을 현실에 구현하는 연주자들은 악보처럼 완벽할 수 없습니다. 이 악단만 해도 오욕칠정五慾七情에 번민하고 인간관계도 파탄 난 상황입니다. 이렇게 한자리에 앉아 연주를 하는 것조차 불가능할 지경이겠지만, 그래도 마지막 연주회가 될지도 모를 피터를 위해 모여 앉았겠지요.

그들의 삶도 그렇듯, 연주하는 이 곡도 시간이 갈수록 서로 불협화음이 생길 수밖에 없는 운명입니다. 하지만 연주를 끝낼 때까지 그들은 하모니를 이루기 위해 최선을 다해 서로의 음에 귀를 기울여야 합니다. 특히 이전만 못한 피터의 연주는 현실적인 문제입니다. 첼로가 느려지면 같이 느리게, 음이 처지면 그 음에 맞춰 좀 더 낮은 톤을 내야 하겠지요. 그러다 보면 '내 소리'만 내려 했던 연주자들도 동료의 소리와 전체 템포에 나를 조율하는 수밖에 없습니다. 그것이 현악 4중주를 연주하는 가장 큰 묘미이기도 합니다.

오랜 세월 동안 현악 4중주는 고전음악 최고의 정수로 불렸습니다. 듣기 쉬운 편은 아니지만 흔히 지기 4명이 둘러앉아 대화를 나누는 모습에 비유됩니다. 제1바이올린은 대화의 주제를 이끌어 가는 재기 발랄한 친구, 제2바이올린은 그 이야기에 맞장구쳐 주는 친구, 비올라는 약간 딴청을 피우는 듯해도 잘 어울리는 친구, 첼로는 모임의 중심을 잡아주는 묵직한 친구 같달까요.

이제 스승이자 아버지, 그리고 정신적인 지주를 잃게 될 '푸가 현악 4중주단'의 미래는 어떻게 될까요? 불협화음의 위기에도 위태롭지만 아름답고 정교한 화음을 만들어야 하는 이 곡을 성공적으로 연주해 낸다면, 이 악단의 미래도 희망적이지 않을까요?

음악, 삶 그리고 영화

영화에는 진짜 연주자가 두 사람 나옵니다. 피터가 열과 성을 다해 영입하려는 니나 리Nina Lee는 극중 이름과 실제 이름이 동일한 한

국계 첼리스트입니다. 피터가 환상으로 보는 죽은 아내는 유명한 메조 소프라노 안네 소피 폰 오터Anne Sofie von Otter입니다. 깜짝 출연을 해주었네요.

원제는 〈A Late Quartet〉으로, 직역하면 〈베토벤의 후기 현악 4중주〉를 뜻합니다. 하지만 번역은 〈마지막 4중주〉가 되었네요. Quartet는 '4중주' 또는 '4중주단'으로 번역됩니다. 비록 피터에겐 '마지막' 4중주가 되었지만, '후기' 현악 4중주를 통해 푸가 현악 4중주단이 새로 태어났기를 간절히 빌어봅니다.

참고 문헌

1.『우리는 우리 뇌다』, 디크 스왑 지음, 신순림 옮김, 열린책들, 2015.

2.『뇌 과학의 모든 역사』, 매튜 코브 지음, 이한나 옮김, 심심, 2021.

3.『통찰의 시대』, 에릭 캔델 지음, 이한음 옮김, 알에이치코리아, 2014.

4.『브레인 케미스트리』, 지니 스미스 지음, 양병찬 옮김, 위즈덤하우스, 2023.

체액이론humoral theory

몸속 4가지 액체의 과부족이나
불균형 때문에 병에 걸린다는 고대의
병리학 이론.

멜랑콜리아

울적함, 침울함, 우울증을 뜻한다.
영어의 멜랑콜리melancholy와
프랑스어 멜랑꼴리melancolie의
어원은 그리스어
멜랑콜리아melankholia인데, 이는
'검은 쓸개즙'이라는 뜻이다.

세로토닌

혈청 속에서 처음 발견된 물질로
혈관 수축serotonic은 물론이고
창자도 수축시킨다. 나중에 뇌에서도
발견되었는데, 기분을 조절하는
중요한 작용을 해 행복호르몬으로도
불린다.

SSRI Selective Serotonin Reuptake Inhibitor, 선택적 세로토닌 재흡수 억제제

신경 말단에서 세로토닌의 재흡수를
막아 세로토닌의 작용이 오래가도록
하는 약물이다. 우울증 치료제로 쓰이며
대표적인 약물이 푸로작Prozac이다.

종말을 기다리며

영화의 1부는 저스틴의 결혼식 이야기입니다. 행복해야 할 결혼식의 주인공 저스틴. 하지만 심한 우울증으로 성대한 피로연을 망치고, 남편마저 떠나버립니다. 이 비극의 시간을 감독은 아주 꼼꼼하게 보여줍니다.

2부는 저스틴의 언니 클레어의 이야기입니다. 결혼식 뒤 심한 우울증에 빠져 손가락 하나 까딱하기도 힘든 저스틴을 집으로 불러와 극진히 보살핍니다. 다행히 저스틴은 서서히 기운을 차려갑니다. 그런데 느닷없이 거대한 행성 '멜랑콜리아'가 지구 쪽으로 다가온다는 소식을 듣습니다.

과학자들이 지구와 절대로 충돌하지 않는다고 공언했기에 클레어의 남편과 아들은 황홀한 우주쇼를 즐길 준비를 합니다. 하지만 클레어는 본능적으로 불안합니다. 반면 저스틴은 이참에 모두 다 함께 죽는 것이 훨씬 잘된 일이라며 차분히 종말을 기다립니다. 인간 군상들의 희로애락에 아랑곳하지 않고 멜랑콜리아는 예정대로 지구 충돌 궤도 위를 굴러옵니다. 어떤 종말이 기다리고 있을까요? 아니면 다행히 벗어나게 될까요?

청중을 압도하는 영화

제목만 봐서는 심리극인가 했습니다. 러닝타임도 2시간이 넘습니다. 몇 번을 망설이다가 봤는데, 보고 나니 입이 딱 벌어집니다. 만드는 영화마다 그냥 지나가는 법이 없는 라스 폰 트리에Lars von Trier, 1956~ 감독이 만들었습니다.

트리에는 수년 전에 우울증을 앓아 치료를 받았는데 그때의 경험이 이 영화의 중요한 모티프가 되었다고 합니다. 영화 제목인 〈멜랑콜리아〉는 주인공 저스틴이 앓는 병이면서, 지구 궤도를 침범해오는 거대한 행성의 이름입니다. 1부만 보면 심리극이고, 2부만 보면 종말론적인 SF 영화입니다. 하지만 '멜랑콜리아'가 이 두 이야기를 한 코에 꿰어줍니다.

영화는 특이한 장면으로 열리기 때문에 그 시작을 놓치면 안 됩니다. 상징적인 장면, 그림, 특이한 풍경, 우주…… 고정된 듯한 그림이지만 자세히 보면 미세한 움직임이 있고, 초현실적인 장면은 이해하기 어렵지만 신비한 힘으로 관객을 매료시킵니다. 미리 말씀드리자면 이 모두 이 영화의 내용과 관련되어 있습니다. 영화가 끝난 뒤 다시 이 도입부를 보면, 아 그렇구나! 하고 무릎을 탁 치게 됩니다.

영화가 그려내는 풍경도 아름답지만, 소품 그림도 좋습니다. 피터르 브뤼헐의 〈눈 속의 사냥꾼〉과 〈게으른 자들의 천국〉, 존 에버렛 밀레이의 〈오펠리아〉가 눈에 띕니다. 그리고 조르조 데 키리코의 눈부신 밤들을 연상시키는 화면들도 신비스럽습니다. 그리고 빼놓을 수 없는 것은 화면을 신비롭게 감싸고 도는 바그너의 오페라, 〈트리스탄과 이졸데〉의 선율입니다.

트리에 감독의 〈킹덤〉(1997)을 처음 보고 충격을 받았고, 〈도그빌〉(2003)을 보고는 아연실색해서 정나미가 뚝 떨어졌는데, 이번 영화를 보고 다시 그의 팬이 되기로 했습니다.

멜랑콜리아는 '검은 답즙'

멜랑콜리아는 보통 '우울(증)'로 번역하지만 울적함, 침울함, 아니면 그냥 멜랑콜리아라고 하는 편이 더 좋습니다. 14세기 영어에 처음으로 멜랑콜리melancholy라는 단어가 등장하는데, 이는 프랑스어의 멜랑꼴리melancolie에서 온 것입니다. 어원을 거슬러 올라가면 그리스어 멜란콜리아melankholia에 이르는데, 그 뜻은 '검은 쓸개즙(담즙)'이지요. 쓸개와 울적한 기분에 무슨 관계가 있을까요?

오늘날 의과대학에 다니는 학생이 병리학 교수에게 묻는다고 가정해 보겠습니다. "교수님, 어떻게 병에 걸립니까?" 교수는 이렇게 답합니다. "그것을 설명하는 것이 바로 병리학病理學이지. 병은 외부의 미생물, 유전자 이상, 세포의 퇴행, 조직의 변성 등으로 생기네." 이렇게 현대 병리학은 질병의 다양한 이유를 설명합니다.

하지만 2500년 전의 히포크라테스에게 같은 질문을 던진다면 그는 분명 이렇게 대답했을 것입니다. "우리 몸에는 4가지 체액, 즉 피haima, 쓸개즙chole, 점액phlegma, 검은 쓸개즙melaina chole이 있는데 각각 심장, 간, 뇌, 비장에서 만들어지지. 그 비율이나 양은 사람마다 조금씩 다른데 성격을 보면 그 사람에게 어떤 체액이 많은지 알 수 있다네. 피가 많은 다혈질sanguine은 공기처럼 가볍고, 담즙질choleric은 불같이 급하고, 점액질phlegmatic은 물처럼 차갑고, 검은 쓸개즙질melancholic은 흙처럼 차분한 성격의 소유자라네. 하지만 체액의 양이나 비율이 균형을 잃고 넘치게 되면 병이 된다네.”라고 말입니다. 질병이 몸속 4가지 액체의 과부족이나 불균형 때문에 생긴다는 이론, 바로 체액이론humoral theory입니다.

고대의 체액 병리론

히포크라테스의 체액이론 바탕에는 고대 그리스 철학이 깔려 있습니다. 철학자 엠페도클레스는 우주를 이루는 기본 원소가 공기, 불, 물, 흙, 이렇게 4개라고 정의했는데, 이것이 이른바 '4원소론'입니다 (영화 〈제5원소〉(1997)는 그다음 원소를 찾는 이야기지요). 히포크라테스는 4원소론을 인체에 그대로 적용해 상응하는 4체액 이론을 주장합니다.

체액이론에 따르면 치료는 체액의 균형을 회복시켜 주는 방법인데, 대개는 특정 체액을 배출해 주는 기술입니다. 사혈, 흡혈, 배설, 관장, 설사, 구토, 재채기, 발한, 이뇨 등 2,000년 넘게 널리 쓰인 치료법이 그 예입니다. 하지만 현대 의학에서는 폐기한 지 오랩니다. 우울증과 검은 쓸개즙 같은 체액 사이에 아무런 관련도 없다는 것은 이제 삼척동자도 다 아는 사실입니다. 검은 쓸개즙 문제가 아니라면 무엇 때문에 우울증이 생길까요? 곧 검은 쓸개즙을 대신할 '체액'이 발견됩니다. 이 체액은 생각지도 못한 곳에서 발견됩니다. 그 시작은 '결핵'입니다.

결핵과 조현병 치료제가 우울증 치료제로

1940년대 말에서 1950년대 초 사이, 이소니아지드isoniazid, 파스PAS, 스트렙토마이신streptomycin 같은 결핵 치료제가 등장합니다. 이 중에서 가장 유명한 결핵약은 이소니아지드입니다. 연구자들은 이 약을 개량해 치료 효과를 높인 이프로니아지드iproniazid를 합성합니다.

이프로니아지드는 기대만큼 효과가 강했습니다. 하지만 약을 먹은 환자들이 흥분하게 되는 부작용이 있었습니다. 안정해야 할 환자들이 흥분하면 안 되겠지요? 결핵약으로는 부적합 판정을 내리고 퇴출시키려 했는데, 뉴욕에 사는 의사의 반대로 퇴출 결정이 없던 일이 됩니다.

이 의사는 이 약으로 환자들의 결핵을 치료해 보니 결핵 환자들의 우울감이 사라져 의욕적으로 치료를 받고 결핵에서 치유되는 경우가 더 많다는 논문을 발표합니다. 한마디로 일석이조라는 것이지요. 1957년부터는 아예 우울증 치료제로 임상 시험을 했는데 결과도 좋았습니다. 그런데 또다시 간과 신장의 부작용이 확인되어 결국 영구 퇴출되고 맙니다.

그 무렵 유럽에서는 조현병 치료를 위해 이미프라민imipramine을 개발했습니다. 하지만 조현병 치료에는 효과가 없고 외려 우울증에 효과가 있었습니다. 이번에는 실망할 필요 없이 1958년에 우울증 치료제로 시판합니다. 효과가 좋아서 이후로 비슷한 기전을 가진 데시프라민desipramine, 아미트리프틸린amitriptyline, 노트리프틸린

notriptyline 등이 뒤를 따릅니다.

세로토닌이 우울증 해결사?

이렇게 치료제가 나왔음에도 왜 우울증에 치료 효과가 있는지는 몰랐습니다. 약리학자들은 나중에서야 그 원리를 알게 되는데, 바로 세로토닌serotonin 때문이었습니다.

세로토닌은 소화관, 혈액, 뇌에서 발견되는 신경전달물질입니다. 90%는 소화관에서 분비되어 장 운동을 조절하지만 뇌에서도 분비되어 우리의 기분, 식욕, 잠을 조절하며 행복감을 일으킵니다. 행복하면 동시에 기분도, 잠도, 밥맛도 모두 좋아지지요. 모두 세로토닌 때문입니다.

신경전달물질은 뉴런의 끝에서 분비되어 신경 신호를 다음 뉴런으로 전해주는 물질입니다. 아주 조금만 분비되는데, 신호 전달과 동시에 효소 작용으로 파괴되어 버립니다. 빨리 파괴되어야 신경 신호 전달의 정확성이 높아지기 때문입니다. 약리학자들은 신경 말단에서 분비되어 세로토닌을 분해하는 모노아민 산화효소MAO, monoamine oxidase가 이미프라민 때문에 기능을 하지 못하고, 그 결과 세로토닌의 농도가 높게 유지되면서 우울증이 치료되는 원리를 밝혀냈습니다.

하지만 이 과정에서 다른 신경 전달 물질들도 영향을 받아 부작용이 나타나게 됩니다. 그래서 세로토닌만 '콕' 집어서 농도를 올려주는 약(이런 종류의 약을 SSRI라 부릅니다)을 개발합니다. 1972년에 나온 플루옥세틴fluoxetine이 그 첫 주자이고, 1988년에 푸로작이라는 이름으로 판매됩니다. 푸로작은 우울증 치료제의 새로운 시대를 열었습니다.

오늘날, '검은 쓸개즙이 넘쳐서' 우울증에 걸린다고 말하면 누구나 피식 웃고 말겠지요. 하지만 100년 뒤에는 어떻게 될까요? '세로토닌의 부족'만으로 우울증을 설명한 이 시대의 의사들을 비웃을지도 모를 일입니다. 고차원적인 인간 정신 과정을 한두 가지 물질의 관점으로 해석하는 것은 지금 봐도 엉성하기 그지없으니 말입니다. 하지만 지금으로서는 멜랑콜리아에 버금가는 '세로토니아serotonia'의 시대로 우울증의 역사에 기록되지 않을까요? 세로토닌에 관련된 약물이 쏟아져 나오는 데다가 남용의 우려도 있으니까요. 미국에서는 기분 좋으라고 이런 약을 먹는 경우도 있다고 합니다. 심지에 반려견에게도 플루옥세틴을 먹인다고 합니다. 사람과 동물이 모두 먹을 정도이니, 소변으로 배출되는 대사 물질이 강으로 스며들면서 물고기의 뇌 활동에 영향을 미친다는 보고가 미국에서 나올 정도입니다. 이러한 현실을 볼 때 감정과 정서의 문제를 세로토닌만의 문제로 여기고 약물로만 해결하려는 이 시대를 세로토니아의 시대라고 불러도 전혀 어색하지 않은 것 같습니다.

참고 문헌

1. 『브레인 케미스트리』, 지니 스미스 지음, 양병찬 옮김, 위즈덤하우스, 2023.

2. 『이야기 현대약 발견사』, 강건일 지음, 까치, 1997.

3. 『정신의학의 역사』, 에드워드 쇼터 지음, 최보문 옮김, 바다출판사, 2009.

4. 『인류에게 필요한 11가지 약 이야기』, 정승규 지음, 반니, 2020.

5. "Fish on Prozac: Antidepressants end up in fish after flowing from sewer to stream", Noreen Parks, Science, 2023.11.04.

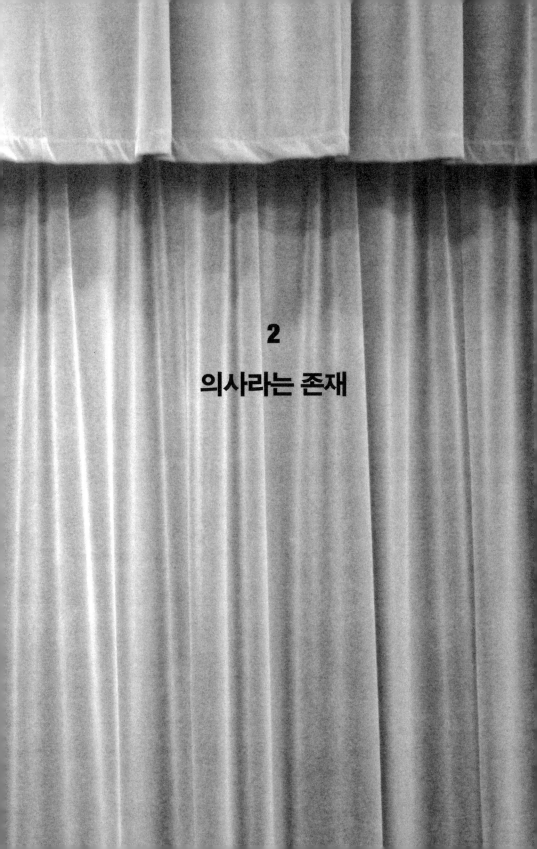

2

의사라는 존재

무조건 간염이야!

간장선생 カンゾー先生

1998년, 일본

황달黃疸

눈과 피부가 노랗게 되는 증상이다.
영어로는 jaundice라 부르는데,
어원은 노랗다는 뜻의 프랑스어
jaune이다. 의학 용어로는 '익테루스
icterus'라 하는데, 그 어원은 노란색
꾀꼬리를 뜻하는 그리스어 ἵκτερος다.
신생아의 60%는 생후 1~2주 안에
일시적인 황달을 겪기 때문에 꽤
오래전부터 사람들에게 친숙한
증상이었다. 하지만 황달이 성인에게
나타나면 문제가 되었다. 병적인
황달은 오래전부터 기록에 남았고
콜레라와 페스트만큼 흔했는데,
대부분 간염에 의한 것으로 본다.

간염이 전염된다는 사실은 비교적
최근에 알려졌다.

간염 hepatitis

간질환의 가장 많은 원인은 간염이다.
간의 염증을 일으키는 대표적 원인은
바이러스와 술이다. 간염을 일으키는
다양한 바이러스 중 가장 대표적인
것이 간염바이러스 hepatitis virus이다.
현재까지 A, B, C, D, E형으로
불리는 다섯 종류가 알려져 있다.
1970년에 B형 간염바이러스 HBV가
처음 발견되었고, 1973년에 A형
감염바이러스 HAV, 1989년에 C형
간염바이러스 HCV가 발견되었다.

무조건 '간염'이라는 의사

'간장肝臟 선생'은 간장을 잘 쓰는 유명한 셰프의 이야기가 아니라, 2차 세계대전 막바지에 히로시마 근처 항구 도시에서 열성적으로 환자를 보살피는 의사 아카기의 별명입니다.

명문대를 졸업하고 독일 유학까지 다녀왔지만 시골 의사로 일하는 그는 15년 전부터 점점 늘어나는 '간염' 환자들 때문에 고민이 많습니다. 하지만 당시 일본에서는 간염이란 병의 존재 자체를 몰랐기 때문에 그의 진단은 번번이 무시당합니다. 사람들은 간염을 입에 달고 다닌다며 그에게 '간장 선생'이라는 별명을 붙였는데 사실상 돌팔이라고 놀리는 말입니다.

하지만 아카기는 아랑곳 않습니다. 쉴 새 없이 간염 환자를 찾아냅니다. 문제는 아직 치료법이 없다는 것인데 그래도 포도당 주사를 놓고 '잘 먹고 쉬라'는 처방을 내립니다. 그런데 이 포도당은 당시에 아주 귀한 주사였습니다. 1945년 여름의 일본은 연합군의 반격으로 수세에 몰려 힘겨운 총력전을 펴고 있었습니다. 당시 포도당은 귀한 배급 물자였습니다. 결국 아카기는 지역 군사령부의 군의관에게 불려가 배급 물자인 포도당 주사를 아껴 쓰고 허무맹랑한 간염 진단을 하지 말라는 따끔한 질책까지 받습니다.

그렇다고 기죽을 아카기가 아닙니다. 간염은 이미 유럽에서 검증된 병이었고 전쟁 중에 더 퍼지기 마련인데, 이 사실을 받아들이지 않으려는 군부가 영 못마땅합니다. 그리고 간염 환자에게 장티푸스라는 엉터리 진단을 붙이는 군부의 꿍꿍이속도 알 수가 없습니다.

그러던 중 만주에서 군의관으로 복무하는 아들로부터 '편지'와 '전보'가 동시에 도착합니다. '편지'는 아들이 복무하는 '731부대'에서 비밀리에 간염을 연구한다는 사실을, '전보'는 아들의 전사를 알렸습니다. 상심한 아카기, 하지만 아들을 위해서라도 간염 연구를 꼭 하겠다는 굳은 결의를 다집니다.

감염병 연구에 꼭 필요한 현미경도 생겼고, 때맞춰 수용소를 탈출한 네덜란드인 포로는 현미경의 해상도를 높이는 작업을 도와줍니다. 연구를 위해 필요한 신선한 간염 조직은 자신이 보살피던 환자의 몸에서 얻습니다. 드디어 간염의 병원체를 현미경으로 확인하려는 순간, 군인들이 들이닥칩니다.

아카기와 그 일당은 적국의 스파이를 숨겨주었다는 죄목으로 심한 고문을 당한 뒤 풀려납니다. 하지만 석방 뒤에도 아카기는 진료도 뒷전으로 미룬 채 연구에 매진합니다. 그러다가 자신의 잘못으로 환자가 죽자 심한 죄책감에 빠져 방황합니다. 결국 자신이 할 일은 연구보다 진료라며 마음을 다잡고 다시 환자를 보러 갑니다.

간염의 역사

간염은 오래된 병입니다. 환자들은 피곤하고 열이 나는데 특이하게도 '황달'이 나타나기 때문에 쉽게 진단을 내릴 수 있었습니다. 2500년 전에 활동한 히포크라테스도 '황달 돌림병'을 기록했고 '꿀물'이 치료 효과가 있다고 주장합니다. 아카기가 환자에게 '포도당'

을 주사한 것도 같은 맥락입니다.

중세에는 콜레라, 페스트 다음으로 흔한 병이었고 특히 전쟁터의 군인들이 많이 걸렸습니다. 나폴레옹전쟁, 미국 내전(남북전쟁), 프로이센-프랑스전쟁(보불전쟁), 1·2차 세계대전 동안 맹위를 떨쳤는데, 비위생적인 환경이나 밀접 접촉과 관련이 있습니다. 군인은 물론이고 민간인도 예외가 아니었습니다.

의사들이 황달(간염)의 전염성을 알게 된 건 한참 뒤의 일입니다. 19세기 말부터 백신을 단체 접종하며 간염이 집단 감염되었고, 20세기 중반이 되면서 수혈을 통한 간염 집단 감염을 확인합니다. 특히 20세기 중반 이 땅에서 6·25전쟁이 벌어지는 동안 혈장[35] 수혈을 받은 병사들, 콜레라와 장티푸스 예방 접종을 받은 병사들 중 많은 이가 간염에 걸립니다.[36]

1950년대가 되면 의사들은 두 가지 간염을 구분해 A, B형으로 나눕니다. '전염성 간염'으로 불렀던 A형 간염은 가볍게 앓고 지나가는 것으로, 오래전부터 기록에 남았던 '전염성 황달'입니다. 주로 불결한 위생 환경에서 환자의 손과 오염된 음식으로 옮습니다.

문제는 B형 간염입니다. B형 간염은 잠복기가 지나면 간이 붓고(오른쪽 갈빗대 아래가 단단하고 아픕니다), 황달이 오고, 피로하고,

---

35 혈액 속의 투명한 담황색 중성 액체로 노랗게 보인다. 혈구 성분을 제거한 것으로 수혈이 필요할 때 전혈 대신 혈장을 수혈한다.

36 감염병을 막으려 예방접종을 했지만 간염에 오염된 주삿바늘을 돌려 쓴 탓에 간염 감염이 더 확산되었다.

입맛이 없으며, 열이 납니다. 환자의 90%는 스스로 항체를 만들어 자연 회복되지만 10%는 '만성' B형 간염으로 진행하고 일부는 간경화, 간암으로 진행할 수 있는 무서운 병입니다.

A형 간염이 '손'이라면, B형 간염은 '피'로 옮기에 '혈청 간염'으로도 불렸습니다. 환자의 몸을 찔렀던 주삿바늘의 재사용(과거 집단 접종 때는 주삿바늘 하나로 여러 명이 맞았습니다), 환자의 피, 성性 접촉, 출생 시 모친으로부터의 수직 감염 등으로 옮았습니다.

의사들도 이런 식으로 간염이 전파된다는 걸 눈치챘지만 증상이 없는 감염자를 알 길이 없었습니다. 황달이 있는 환자의 피를 수혈할 정신없는 의사는 없을 것입니다. 그렇다고 간염이 무서워서 수혈을, 단체 예방접종 자체를 포기할 수는 없지 않습니까? 그냥 운에 맡기는 수밖에 없었습니다.

1964년, 미국 의사이자 유전학자인 바루크 블럼버그Baruch Blumberg, 1925~2011[37]는 오스트레일리아 원주민의 핏속에서 신종 단백질을 발견했는데, 후속 연구에서 이 혈액 단백질이 B형 간염 바이러스의 껍질 성분으로 밝혀집니다.[38] 이제 핏속에 이것이 있으면 증상이 없더라도 '간염바이러스에 감염된 사람'이라는 증거로 쓸 수 있게 됩니다. 이것이 'B형 간염 표면 항원HBsAg'[39]입니다. 수혈하기 전에 HBsAg 유무를 검사해서 이것이 검출되면 폐기해 버립니다. 이후로 수혈로 생기는 간염은 많이 줄어듭니다.

1970년에는 영국의 병리학자이자 바이러스학자인 데이비드 데인David Dane, 1923~1998이 'B형 간염 바이러스HBV'를 처음으로 분리해 간염의 병원체를 눈으로 처음 확인합니다. 이제껏 알려지지 않은 신종 바이러스였습니다.

영화 속의 아카기가 1945년에 자신의 현미경으로 바이러스를 확인했다면 데인보다 무려 25년이나 앞선 발견이 되었을 것입니다. 하지만 바이러스는 2,000배 광학현미경으로는 볼 수 없으니 불가능했을 겁니다. 만약 보였다고 해도 작은 먼지처럼 보였을 테니 바이러스라 생각하기 어려웠을 테고요.

왜 간염이었을까?

다시 영화로 되돌아옵니다. 표면적으로는 열혈 괴짜 의사의 고군분투기처럼 보이지만, 조금 달리 생각해 볼 수 있습니다. 하고많은 병 중에 왜 간염이었을까요?

간은 우리 몸의 대표적인 해독解毒 장기입니다. 간이 망가지면 노란 빌리루빈bilirubin이 넘쳐 온몸을 노랗게 물들이고(황달), 유독한 암모니아는 머리로 가서 사람을 실성하게 만듭니다(암모니아성 뇌증).

---

37 7월 28일은 '세계 간염의 날'의 날로, 블럼버그의 생일이기도 하다.

38 바이러스는 단백질 외피protein coat로 둘러싸인 핵산 분자(DNA 또는 RNA)로 구성된 감염성 물질(생명체가 아니다)로, 너무 작아서 광학현미경으로 볼 수 없으며 살아 있는 숙주 세포 내에서만 증식할 수 있다.

39 HBsAg에 들러붙는 항체, 즉 HBsAb가 바로 간염에 대한 항체가 된다. 간염 예방 백신은 이 항체를 만들어 준다.

몸에 건강한 간이 있어야 하는 것처럼 사회에도 건강한 자정自淨 기구, 해독解毒 기구가 필요합니다. 하지만 1945년 여름의 일본을 보면 국민은 간염으로 신음하고, 국가와 사회는 자정 기능을 잃고, 곳곳에 군국주의라는 독이 퍼진 상태입니다.

아카기는 국민들은 물론이고 일본이라는 나라도 지독한 간염에 걸렸고, 치료받아야 한다고 주장하는 것 같습니다. 그러니 나라를 손아귀에 쥐고 흔드는 군부는 간염이 애초부터 없는 것이고, 치료도 필요하지 않다고 아카기를 윽박지를 수밖에요.

치료의 시기를 놓치면 병이 깊어지는 것처럼, 이 나라의 병도 점점 더 깊어집니다. 마침내 독이 머리에 퍼진 말기 증상이 나타나는데, 젊은이들을 가미카제神風로 내모는 것도 부족해 병들고 힘없는 노인들까지 '본토 옥쇄 결전'의 생지옥으로 내몰려 합니다. 염증이나 암으로 간의 해독 능력, 자정 능력이 사라지면 이차적으로 뇌도 망가져 제정신이 아니게 되는 것과 같은 상황입니다.

이 지경에 이르면 스스로의 힘으로는 나아지지 못합니다. 의학의 힘을 빌려 치료를 받아야 합니다. 날카로운 메스로 암덩이를 잘라내거나, 강력한 방사선으로 암덩이를 태우거나, 독한 항암제로 암세포를 죽여야 합니다. 아프고 힘들겠지만 어쩔 수 없습니다. 그래야 목숨을 건지니까요.

영화의 마지막 장면에는 난데없이 고래가 나타나고, 어부의 딸은 그 고래를 잡겠다고 바다에 뛰어들고, 뒤이어 눈부신 섬광과 거대한 구름(히로시마 원폭)이 등장합니다. 이런 비현실적인 엔딩을 '강력한 치료'의 개념으로 설명할 수도 있겠습니다. 다시 말하면 스스로 치유될 수 없던 군국주의 일본은 결국 외부의 힘, 그것도 '방사능'으로 치료될 수밖에 없었다고 말입니다.

아카기의 눈에 보이는 구름은 일반적인 버섯구름이 아닙니다. 빨갛게 타오르는 간을 지닌 거인입니다. 거인의 간은 염증 때문에 아주 빨갛게 달아올랐습니다. 결국 그 간을 안고 거대한 연기가 되어 사라집니다. 아카기는 그렇게 군국주의의 마지막을 봅니다. 이마무라 쇼헤이 감독은 비현실적인 엔딩을 통해 그 이야기를 하고 싶었던 것은 아닐까요?

참고 문헌

1. 『전염병의 문화사』, 아노 카렌 지음, 권복규 옮김, 사이언스북스, 2001.

2. 『두 얼굴의 백신』, 스튜어트 블룸 지음, 추선영 옮김, 박하, 2018.

3. 『당신에게 노벨상을 수여합니다: 노벨 생리의학상』, 노벨 재단 엮음, 유영숙, 권오승, 한선규 옮김, 바다출판사, 2007.

4. 『바이러스』, 메릴린 루싱크 지음, 강영옥 옮김, 최강석 감수, 더숲, 2019.

5. 『피의 역사』, 더글러스 스타 지음, 박범수 옮김, 이룸, 2004.

낙원에는
의사가 없다

엘리시움Elysium

2013년, 미국

엘리시움Elysium
그리스 신화에서 제우스의 아버지인
크로노스가 다스리는 들판으로,
낙원樂園의 대명사다. 파리에 있는
샹젤리제Champs-Élysées는 '엘리시움
들판'이라는 뜻이다.

파나세아panacea
아폴론의 아들이자 의술의 신이
된 아스클레피오스Asclepios의 딸

파나케이아Panakeia의 이름에서
유래된 것으로, 만병통치약을 뜻한다.

**병원감염HAIs, Healthcare Associated
Infections**
병을 낫기 위해 입원한 병원에서
새로 얻는 감염병을 말한다. 과거에도
그랬지만 현재도 입원 환자의 5~10%
사이로 발생하는 심각한 문제다.

지구를 탈출한 부자들

서기 2154년, 지구 궤도 위에 거대한 인공 정착지가 떠 있습니다. 인구 폭증과 환경오염으로 만신창이가 된 지구를 떠나 온 부자들의 특별 위성衛星(!) 도시, '엘리시움'입니다.

지중해변의 어느 휴양 도시를 그대로 옮겨놓은 것 같은 이 정착지에는 중세의 귀족처럼 특별히 하는 일도 없이 놀고먹는 시민들이 삽니다. 그들은 돈을 벌기 위해 일할 필요도, 더 좋은 직업을 얻기 위해 밤새워 공부할 필요도 없습니다. 이미 부자니까요. 그리고 이들에게만 엘리시움의 시민권이 주어집니다.

하지만 제아무리 특별 시민이라 해도 인간인지라 당연히 아프거나 다칠 수 있습니다. 그러니 이곳의 수준에 걸맞은 6성급 병원이 있지 않을까요? 하지만 놀랍게도 이곳에 병원은 없습니다. 위성 도시에 의료 인프라가 얼마나 중요한데, 병원이 없다니요. 아프면 지구까지 가야 하는 걸까요? 천만에요! 놀라지 마세요. 이들은 병원에 갈 필요가 없습니다. 집집마다 가전제품처럼 갖추고 있는 '만능 치료기'가 다 알아서 해주니까요.

이탈리아의 명품 브랜드를 연상시키는 메두사 로고의 캡슐 안에 들어가 눕기만 하면 순식간에 진단이 내려지고 치료가 진행됩니다. 가벼운 병은 물론이고 백혈병 같은 심각한 병도 문제없습니다. 심지어 잘려 나간 팔다리나 망가진 얼굴도 원래의 모습으로 완벽하게 재건해 주는 '성형' 기능까지 갖추고 있습니다.

굳이 병이 없어도 캡슐 안에 들어가기만 하면 얼굴의 주름을 펴

주고 피부의 잡티도 지워줍니다. 그래서 보톡스, 필러, 리프팅도 필요 없습니다. 이곳에 사는 시민들은 모두 미남 미녀에다 피부도 탱탱하고 젊어 보입니다. 엘리시움이라는 이름에 딱 맞는 낙원이지요.

한편 부자들이 쓰다 버린(!) 지구는 어떨까요? 한마디로 '지옥 hell'이나 다름없습니다. 영화 속 로스앤젤레스의 풍경은 지금 우리가 매스컴에서 접하는 서아시아의 전쟁터와 다르지 않습니다. 무너진 건물, 치솟는 연기, 먼지 날리는 도로, 천진난만하게 뛰어노는 아이들이 보입니다. 100년 뒤에도 일반인들의 삶은 지금과 크게 다르지 않다니, 감독님 너무하네요!

이 '헬에이hell LA'에 청년 맥스가 삽니다. 고아로 자랐고 절도 전과자가 되었지만 마음을 다잡고 공장에서 열심히 일하려 합니다. 하지만 로봇 경찰의 불심검문에 걸려 뼈가 부러지게 얻어맞고, 공장에서 일하다 몸까지 다쳐 시한부 인생을 선고받습니다. 그래도 산재 처리는 되겠지요? 아닙니다. 공장에서 그냥 쫓겨납니다. 이제 맥스에겐 두 갈래의 길이 있습니다. 5일 뒤 비참하게 죽든지, 아니면 밀항(우주)선을 타고 엘리시움으로 올라가 만능 치료기에 목숨을 맡기는 것입니다. 여러분이라면 어떤 선택을 하겠습니까?

병원病院이 병원病原이었던 시대

의사로서 이 영화를 보다가 느닷없이 등장한 'MED-Bays'[40]라는 이름의 만능 치료기를 보고 가슴이 쿵 내려앉았습니다. 드디어 올

것이 왔구나. 낙원에는 의사가 필요 없을 뿐만 아니라 의사를 위한 티켓도 없겠구나 하는 생각이 들어 괴로웠습니다. 하지만 지구의 병원 풍경을 보고는 가슴을 쓸어내렸습니다. 여전히 헬hell 지구는 의사가 필요하겠구나, 만세!

100년 뒤의 미래에도 병원 풍경은 지금과 크게 다르지 않습니다. 넘치는 환자, 친절과는 거리가 먼 인간 의사와 간호사, 무질서까지……. 엘리시움의 특별시민들이 지구 병원의 풍경을 보면 '병 고치러 갔다가 병 걸리겠다'라고 말할 것 같습니다. 사실 맞는 말입니다. 부끄러운 고백이지만 병원은 오랫동안 병의 근원이었으니까요.

인간은 언제나 병자였습니다. 그래서 의사는 언제나 있었지요. 하지만 병원은 훨씬 나중에 등장합니다. 그전의 의사는 자신의 집에 찾아온 환자나 왕진을 요청한 환자를 진료했습니다. 하지만 의사를 집으로 부르는 데는 돈이 많이 들었습니다. 가난한 이들은 약방에서 약을 사거나 이발사–외과 의사barber-surgeon[41]에게 수술을 받았습니다.

하지만 병이 깊으면 그것으로 해결할 수 없겠지요. 하는 수 없이 집에 누워 끙끙 앓으며 죽을 날을 기다리거나 운이 좋으면 수도원, 교회, 국왕, 이도 아니면 자선사업가가 세운 공공병원(사실상 수

---

40   여기서 bay는 '별도의 공간'을 뜻한다. 미 해군에서는 선내 입원실을 sick bay 또는 med bay라고 부른다.

41   이발도 하고 간단한 외과 처치도 하던 직업인으로, 바버–서전으로 불렸다. 후에 이발사, 외과 의사, 치과 의사로 분화되었다.

용시설)에 입원할 수 있었습니다.

입원하면 이제 살았다! 하고 안도했을까요? 아닙니다. 입원해도 병은 나아지지 않고, 심지어 입원 뒤에 '새로운 병'을 얻어 죽는 환자가 많았습니다. 이런 병이 어찌나 많던지 '병원병病院病, hospitalism'이라 부를 정도였습니다. 의사들은 병원병의 원인을 '나쁜 공기miasma'로 지목합니다. 병든 환자들의 몸, 썩은 상처, 토사물과 분변, 이들 사이로 뛰어다니는 벌레와 쥐에서 나오는 악취와 나쁜 기운이 병원을 가득 채우고, 더 나아가 환자들을 죽인다고 생각했습니다.

공기가 아니라 의사의 손

19세기 중반에 산부인과 의사로 일하던 이그나즈 필리프 제멜바이스Ignaz Philipp Semmelweis, 1818~1865는 병원의 '나쁜 공기'가 아니라 '의사의 손'이 환자들을 죽인다는 과격한 주장을 합니다.

제멜바이스가 일하던 오스트리아 빈의 종합병원에서는 두 개의 분만실에서 매년 7,000~8,000명의 신생아가 태어났습니다. 이곳의 산모 사망률은 대략 15%였습니다. 매일 20명의 아기가 세상에 태어나는 대가로 산모 3명이 세상을 떠난 셈입니다. 그런데 두 분만실의 사망률에 큰 차이가 났습니다. 각 분만실이 한 해에 3,500명의 신생아를 받아내는데 제1분만실에서는 600~800명의 산모가 출산 뒤 산욕열産褥熱[42]에 걸려 사망하는 데 반해, 제2분만실의 사망률은 60명 정도에 불과했습니다. 도대체 무슨 이유로 이런 차이가 발생한 걸까요?

제멜바이스는 궁금해서 연구를 해봅니다. 시설이 좀 더 나은 제1분만실은 의대생이 실습 교육을 받았고, 낙후한 제2분만실은 산파(조산사)가 교육을 받는다는 차이가 있었습니다. 그렇다면 제1분만실의 사망률이 10배나 높은 이유는 혹시 의대생 때문일까요? 그러고 보니 의대생들은 산파들과 달리 부검실을 들락거립니다!

그 무렵 빈 의대의 병리학자가 부검 중에 칼에 베이면서, 상처 감염으로 사망한 사건이 있었습니다. 당시 병원의 교수들은 자신이 돌보던 환자가 죽으면 부검을 해서 병을 연구했습니다. 물론 학생들도 참관했지요. 그렇다면 부검 과정 중 '시체에서 옮겨진, 눈에 안 보이는 무언가'[43]가 의사나 학생의 손을 통해 산모의 몸속으로 들어가 산욕열을 일으킨 건 아닐까요? 그렇다면 부검실에서 분만실로 넘어오는 '그것'이 산모들의 몸에 들어가지 못하도록 막아야 할 테지요.

제멜바이스는 즉시 분만실에 출입하는 의사와 학생의 손을 '소독약'으로 깨끗이 씻게 합니다. 손을 소독해야만 산모를 진찰할 수 있도록 했더니 제1분만실의 사망률이 18%에서 1.3%로 수직 낙하

---

42 산욕열은 출산 후 감염이다. 출산은 자궁 속에 있던 아기와 태반이 밖으로 나오는 과정이다. 태반은 아기와 산모를 이어주는 인터페이스(접점)로 자궁 벽에 붙어 있다가 떨어져 나가고, 그 결과로 자궁 내벽이 상하면서 일시적으로 무른 상태가 되는데, 이때 병원균이 들어오면 쉽게 감염이 되어 목숨까지 잃게 된다.

43 당시에는 몰랐지만 병균이다. 산욕열을 일으키는 병원균은 연쇄상구균streptococcus이다.

합니다. 의사와 학생의 '더러운 손'이 진짜 문제였던 것입니다.

그럼에도 제멜바이스의 주장에는 통계적인 데이터만 있을 뿐, 이를 실증할 생물학적 근거가 없었습니다. 그도 그럴 것이 파스퇴르와 코흐가 이끌어 나갈 '미생물의 시대'가 열리기 전이었기 때문에, '병을 옮기는 나쁜 무엇(병균)'이라는 개념조차 없었으니까요. 아울러 제멜바이스가 자신의 미완성 이론으로 동료들을 이해시키고 설득하기보다는 '의사가 살인자'라는 논리로 거칠게 공격하자 대다수 의사가 고개를 젓고 귀를 닫아버립니다. 매우 안타까울 따름입니다.

제멜바이스의 주장이 받아들여지는 데는 무려 20년이나 걸립니다. 영국의 외과 의사 조지프 리스터Joseph Lister, 1827~1912가 수술 후의 감염을 연구하던 중 의사들의 손은 물론이고 의료 기구와 붕대, 거즈도 모두 소독하면 감염을 막을 수 있다는 사실을 발견해 내면서 비로소 소독도 의료 현장의 필수 요건으로 자리 잡게 됩니다. 그리고 결정적으로는 프랑스의 미생물학자 루이 파스퇴르Louis Pasture, 1822~1895가 감염의 원인이 되는 미생물체를 발견해 냄으로써 '미생물의 시대'가 열리게 됩니다. '미생물의 선사先史시대'에 이러한 감염병의 전염을 예측한 제멜바이스는 당연히 선각자로 인정받습니다.

병원 내 감염HAIs

미국 질병예방통제센터CDC의 보고에 의하면 2015년 미국의 병원 내 감염HAIs은 무려 69만 건에 이르고, 사망자는 7,000명이나 됩니다. 입원 환자 중 대략 4%가 병원에서 감염병을 얻습니다. 이러한 사태가 남의 이야기만은 아닌 것이 우리나라에서도 입원 환자의 5~10%에서 병원 내 감염이 발생하기 때문입니다.

과거의 병원 내 감염이 의료진의 손으로 옮는 것이라면 지금은 장시간 의료 기구를 몸 안에 넣어두어서 많이 생깁니다. 이를테면 주사줄, 소변줄, 코줄, 목줄(기관 내 삽관) 같은 것입니다. 수술 부위 감염 발생률은 0.1% 정도입니다. 의료 기구를 몸 안에 넣어둔다면 1,000일당 인공호흡기(기관 내 삽관) 관련 폐렴은 1.1건, 소변줄은 0.76건, 중심정맥줄은 0.26건이 발생합니다.

이렇게 입원 환자들이 감염병에 취약한 이유는 병약자로 면역 저항성이 약하고, 다양한 수술이나 시술을 통해 병균이 침입하기 쉽기 때문입니다. 병원에서 살아남은 병원균들이 이런저런 약에 내성을 지니고 있는 데다 중환자실의 과밀화와 간호 인력 부족도 원인이 됩니다. 그리고 믿고 싶지 않지만 손 위생을 소홀히 하는 의료진도 있었습니다.

과거보다는 훨씬 나아졌지만 의료 기술의 발전으로 다양한 시술과 장치가 생겨나면서 병원 내 감염 위험이 더 높아지는 것도 사실입니다. 병원을 지옥으로 만들지 않기 위해서, 항생제의 선사시대로 되돌아가지 않기 위해 우리는 더 많이 노력해야 합니다.

참고 문헌

1. 『산파일기』, 로렐 대처 울리히 지음, 윤길순 옮김, 동녘, 2008.

2. 『닥터스: 의학의 일대기』, 셔윈 놀랜드 지음, 안혜원 옮김, 살림, 2009.

3. 『진료실에 숨은 의학의 역사』, 박지욱 지음, 휴머니스트, 2022.

4. 『의사들의 전쟁』, 핼 헬먼 지음, 이충 옮김, 바다출판사, 2003.

5. 『의학사의 이단자들』, 줄리 M. 펜스터 지음, 이경식 옮김, 휴먼앤북스, 2006.

6. "Hospital-Acquired Infection", Alberto F. Monegro et al., StatPearls, February 12, 2023.

7. "Epidemiology of Healthcare-Associated Infections and Adherence to the HAI Prevention Strategies", Saleh A. Alrebish et al., Healthcare, January 2023, 11(1): 63.

찾아라

언피니시드The Debt

2010년, 미국, 영국

우생학優生學, eugenics

열성 유전자들의 번식에 맞서 우수한 유전자를 가진 '바람직한 계층'의 출산을 장려하고, 바람직하지 않은 계층의 출산을 억제하자는 개념이다. 동식물의 육종에 실제로 적용되고 있다.

인종 청소

열성 인자를 적극적으로 제거해 '인종(민족)'의 우수성을 유지하려는 극단적인 개념이다. 나치 정권이 장애인, 정신병 환자, 범죄자 들을 강제로 단종斷種하거나 안락사시킨 목적이었다.

뉘른베르크 인종법

1938년 독일에서 제정된 반유대주의 법이다. 순수 독일인 혈통을 가진 사람에게만 독일 시민권을 부여하면서, 자동적으로 시민권을 상실한 유대인은 보호 대상에서 제외될 뿐 아니라 박해 대상이 되었다.

뉘른베르크 강령Nuremberg Code

현대 의료 윤리의 출발점으로, 의학 실험이나 연구의 윤리성에 대한 국제적인 윤리 규범을 담은 최초의 의학 연구 지침이다. 나치 의사들의 비인도적인 행위가 제정의 계기가 되었다.

3인조 공작 팀의 임무

1965년, 이스라엘의 첩보기관 모사드Mossad는 동베를린에서 산부인과 의사로 일하는 나치 전범 디터 포겔을 찾아냅니다. 그는 유대인 강제 수용소에서 '비르케나우의 외과 의사'로 악명을 떨쳤는데, 잔인한 생체 실험으로 어린이를 포함한 유대인 수천 명을 죽인 인물입니다. 아돌프 아이히만Adolf Eichmann, 1906~1962[44]의 압송 작전에 성공한 지 5년 만에 모사드는 포겔을 예루살렘 법정에 세우기 위한 비밀 공작 팀을 동베를린으로 보냅니다.

레이첼, 데이비드, 슈테판으로 짜인 3인조 공작 팀은 별다른 어려움 없이 포겔을 납치했습니다. 그러나 국외로 빼돌리는 데는 실패하고, 포겔은 감시가 소홀한 틈을 타 달아나 버립니다. 하지만 공작원 세 사람은 포겔을 사살해 암매장했다고 상부에 거짓 보고를 합니다. 이스라엘로 귀환한 세 사람은 국가적 영웅이 되었고, 레이첼과 슈테판은 결혼합니다. 반면에 데이비드는 양심의 가책 때문에 이스라엘을 떠나 종적을 감춥니다.

30년이 지나 데이비드는 두 사람 앞에 나타나 포겔이 우크라이나의 한 정신병원에 살아 있고, 자신의 정체를 떠벌리고 있다는 사실을 알려줍니다. 그런 포겔을 지역 신문사의 기자가 취재하고 있어 자신들의 거짓이 들통나는 것은 이제 시간문제였습니다.

데이비드는 늦기 전에 자신들이 먼저 진실을 밝히고 지금이라도 포겔을 잡아 법정에 세우도록 돕자고 제안합니다. 하지만 레이첼은 지나간 세월, 이루어 놓은 일들을 모두 물거품으로 만들 고백

에 반대합니다. 슈테판은 한술 더 떠 포겔을 살해하고 그의 입을
영원히 막아버리라고 데이비드를 윽박지릅니다. 30년이 지나도 마
무리 짓지 못한unfinished 3인조의 비밀 임무는 어떻게 끝이 날까요?

팩트fact와 픽트fict[45]의 절묘한 조화

이 영화는 이스라엘 영화 〈부채Ha-Hov〉(2007)를 리메이크한 작품입
니다. 원작과 리메이크 작품의 제목 모두 부채, 빚을 뜻하는 단어인
데, 한국에서는 슈베르트의 미완성 교향곡과 이름이 같은 〈언피니
시드Unfinished〉입니다. 영화에서 말하는 빚은 진실을 감춘 모사드
요원의 마음의 빚도 되고, 나치가 인류에게 진 빚일 수도 있습니다.
하지만 '언피니시드'라면 미완성 공작이라는 의미가 강해지니, 원
작의 의도가 충분히 드러나지 않는 점은 아쉽습니다.

　영화의 내용은 허구fiction입니다. 하지만 두 가지 역사적 사실,
곧 '아이히만 작전'의 성공과 '멩겔레 작전'의 실패가 이야기의 중심
기둥이 됩니다. 3인조 공작 팀의 목표였던 '비르케나우의 외과 의
사'는 실존 인물이었던 아우슈비츠-비르케나우 수용소의 '죽음의
천사' 요제프 멩겔레Josef Mengele, 1911~1979와 여러 면에서 많이 닮았

44　나치 친위대 장교였던 아이히만은 유대인 절멸 작전의 책임이 큰 전범이다. 전후에 아
르헨티나에 숨어 있다가 이스라엘 첩보기관에 체포되었다.

45　fiction으로 허구를 뜻한다.

으니까요.

아이히만은 나치 홀로코스트의 책임자로 패전 뒤에 독일을 탈출했습니다. 하지만 15년 뒤 모사드가 아르헨티나에서 그를 체포하는 데 성공합니다. 아이히만은 이스라엘로 압송되어 재판을 받습니다. 공개재판을 통해 나치의 반인륜적인 죄상이 전 세계에 낱낱이 공개되었고, 아이히만은 사형선고를 받습니다. 이 재판은 나치 전범을 이스라엘로 압송해 법정에 세운 '유일무이'한 사건이 되었지요. 하지만 멩겔레는 모사드가 그토록 찾으려 했음에도 간발의 차이로 놓치고 맙니다. 이를 반영하기라도 한 듯, 영화는 이룬 것과 이루지 못한 소망이 혼재된 꿈 같습니다.

멩겔레의 이야기는 다음에 다루도록 하는 대신, 나치 집권기에 반인륜적 잔학 행위에 가담한 나치 의사들의 이야기를 살펴보겠습니다.

우생학의 광풍

20세기 초에 우생학의 광풍이 지구촌을 휩씁니다. 우생학은 프랜시스 골턴Francis Galton, 1822~1911[46]이 찰스 다윈의 진화론을 응용해 만든 이론입니다. 우생학은 한마디로 우수한 유전자를 가진 '바람직한 계층'의 출산을 장려하고 바람직하지 않은 계층의 출산을 억제하자는 주장입니다. 출산 억제는 강제 불임 시술로 가능했고, 1909년에 미국은 처음으로 관련 법을 제정합니다.

우생학이 열광적으로 환대받은 곳은 독일입니다. 제1차 세계대전을 통해 수백만 명의 '명석하고 건장한 청년들'을 잃어버린 독일은 민족의 미래를 위해서도 우생학이 필요했습니다. 히틀러가 집권한 1933년, '유전질환자 출생방지법'이 발효되면서 유전병, 정신병, 선천성 장애인, 알코올 중독자 들을 시작으로 기결수, 매춘부, 문제아로 찍힌 고아 들까지 나치 치하에서 최소 40만 명이 강제로 단종, 즉 불임시술을 받습니다.

1939년 9월, 독일이 제2차 세계대전을 시작하자 '부적격자'의 단종 수술에 머물던 인종 청소는 한발 더 나아갑니다. 정상인들도 국가를 위해 목숨을 바치는 비상 상황이 왔으니 더 이상 '열등 인간Untermensch'을 국가가 부담할 수 없다고 생각합니다. 그래서 인종, 민족, 유전자의 '미래'까지 생각할 것도 없이 '지금' 바로 그 유전자를 '삭제'하기로 합니다. 이른바 '최종 해결책Final Solution'이라 불리는 안락사 프로그램 'T-4' 조치입니다.

'열등 인간'은 모두 가스실로 보내지거나 독극물 주사로 살해되는데, 장애아와 성인 20만 명 이상이 희생됩니다. 그런데 처음에는 '열등 인간'만을 대상으로 했던 것이 점차 그 범위를 넓혀 반정부 인사도 포함시키고 더 나아가서는 독일 민족에게 암적 존재로 낙인찍힌 유대인과 집시까지도 가스실로 끌고 갑니다. 원래는 인도-유럽어족에 속하는 '아리안Arian 인종'을 나치 정권이 순수 혈통의 게

---

46 독일 우생학에 큰 영향을 끼친 영국의 인류학자로 찰스 다윈의 사촌이다.

르만 민족을 구분하는 범주로 사용하면서, 비非 아리아인은 차별의
대상으로 전락합니다. 이것이 우리가 아는 홀로코스트Holocaust[47]의
시작입니다.

나치를 지지한 의사

의사들은 살해 대상자를 선정할 때 큰 역할을 맡았습니다. 장애
아동, 정신병이나 뇌전증을 앓는 환자, 선천적 장애인, 알코올 중독
자는 이미 자신의 환자들이었으니 정부가 등록을 요청할 때 명단
만 제출하면 되었으니까요. 그뿐만 아니라 T-4 조치가 시행된 뒤
의사들은 진단이 곧 죽음이라는 것을 알면서도 기꺼이 심판관 노
릇을 맡았습니다. 제3제국과 게르만 민족에게 이익이 된다고 믿었
기 때문입니다.

　나치 치하에서 의사들은 그 어느 전문직 집단보다도 더 열성적
으로 나치에 동조하고 협조했습니다. 너무나도 자연스럽게 말이지
요. 자기도 모르는 사이에 스스로 역사상 가장 큰 규모의 반인류
적 잔학 행위에 적극 가담하게 된 독일의 의사들. 그들은 왜 그랬
을까요?

　제1차 세계대전에서 패전한 독일은 살인적인 경제난을 겪습니
다. 의사들도 예외가 아니었습니다. 하지만 히틀러가 집권하면서
6,000~7,000명에 이르는 유대인 의사(전체 의사들 중 16%)를 탄압하
고 의료계에서 내쫓아 버리자 나머지 의사들의 수입이 늘어납니다.

의사들은 자연스럽게 히틀러의 열혈 지지층이 되고 히틀러 역시 의료계를 우대합니다.

마음으로만 주고받는 이심전심의 우호관계가 아니었습니다. 독일 의사의 45%는 나치 당원이 되었고 동시에 친위대 장교로 복무할 정도로 열성적인 지지층이 됩니다. 친위대에 소속된 의사들은 친위대 장교복을 입고 강제 수용소에서 근무합니다.

수용소에서 친위대 의사들은 의료 전문가로서 해야 할 진료나 치료가 아니라 인종 청소의 부역자로서 '선별' 작업을 합니다. 먹이고 입히고 재워주는 만큼 노역을 할 수 있는 건강한 이는 강제 노역장으로 보내고, 밥값도 못할 노인과 병자, 아이와 임산부는 가스실로 직행시킨 것이지요.

1차 선별을 무사히 통과해도 수시로 병자들을 솎아내 가스실로 보내는 식별가들이 바로 친위대의 군의관들입니다. 수용소를 소재로 한 영화들을 보면 수용인들을 한 줄로 세워놓고 선별하는 장면이 많이 나오는데, 해골 마크를 단 장교들이 바로 나치의 열혈 지지자가 된 독일 의사들입니다.

47 '전체'를 뜻하는 holo와 '태움'을 뜻하는 kaustos의 합성어로 제물을 통째로 태워 바치는 번제燔祭를 뜻한다.

뉘른베르크 의사 전범 재판

독일의 패전 뒤 나치 의사들도 처벌을 피할 수 없었습니다. 1946년 12월 9일부터 1947년 8월 20일까지 뉘른베르크에서 의사 20명이 재판을 받습니다. '뉘른베르크 의사 전범 재판'에서 법정은 나치 치하에서 이루어진 생체 실험, 안락사의 명목으로 자행된 학살에 대한 책임을 물었습니다. 하지만 가장 유명하고 상징적인 인물인 멩겔레는 국외로 탈출해 법정에 세울 수 없었습니다. 7명은 무죄, 7명은 사형, 나머지는 10년에 이르는 징역형을 선고받았습니다.

'뉘른베르크 의사 전범 재판'은 의사들이 과학과 애국심의 이름 아래 저지른 사상 최악의 비윤리적인 시술, 생체 실험 그리고 살인의 전모를 밝혔습니다. 아울러 재판부는 의사 전범의 판결과는 별도로 '뉘른베르크 강령'을 채택했습니다. 10개 조항에 이르는 강령은 실험 대상자들이 먼저 충분한 설명을 듣고, 자유로운 상태에서 자발적으로 동의한 뒤에 의학 실험에 참여하도록 정했습니다. 그리고 의학 연구자들은 피실험자들이 인도적 환경을 제공받고 불필요한 고통을 피할 수 있도록 최대한 노력해야 한다고 규정했습니다. 나치 의사들이 그렇게 하지 않았기 때문입니다.

이렇게 탄생한 '뉘른베르크 강령'은 역사상 처음으로 채택된 의학 연구 윤리 강령이며, 이것을 수정 보완한 것이 1964년에 세계의사회가 채택한 '사람을 대상으로 한 의학 연구에 대한 윤리적 원칙'인 '헬싱키 선언The Declaration of Helsinki'입니다. 물론 오늘날에도 여전히 유효합니다.

참고 문헌

1. 『세계사 100장면 』, 김희보 지음, 가람기획, 1997.

2. 『제2차 세계대전』, 마틴 폴리 지음, 박일송, 이진성 옮김, 생각의 나무, 2008.

3. 『오퍼레이션 페이퍼클립』, 애니 제이컵슨 지음, 이동훈 옮김, 인벤션, 2016.

4. 『히틀러의 과학자들』, 존 콘웰 지음, 김형근 옮김, 크리에디트, 2008.

5. 『전쟁과 의학』, 서울대학교병원 의학역사문화원 편저, 허원미디어, 2013.

6. 『닥터 프랑켄슈타인』, 조슈아 퍼퍼, 스티븐 시나 지음, 신예경 옮김, 텍스트, 2013.

7. 『예루살렘의 아이히만』, 한나 아렌트 지음, 김선욱 옮김, 한길사, 2006.

8. 『의학 오디세이』, 황상익, 강신익 지음, 역사비평사, 2007.

9. 『뉴로트라이브』, 스티브 실버만 지음, 강병철 옮김, 알마, 2018.

10. 『헨리에타 랙스의 불멸의 삶』, 레베카 스클루트 지음, 김정한, 김정부 옮김, 문학동네, 2012.

11. Holocaust Museum(www.ushmm.org).

수술대의
보이지 않는 손

신의 손Something
the Lord Made

2004년, 미국

블루 베이비 증후군blue baby syndrome
심장병으로 온몸이 새파랗게 질린
아기들을 일컫는다.

팔로4징후TOF, Tetralogy of Fallot
프랑스 의사 아르튀르 팔로Arthur
Fallot, 1850~1911가 1888년에 정리한
선천성 심장병으로 심실 중격 결손,
우심실 출구 협착, 대동맥 변위變位,
우심실 비대라는 4가지 특징이 있다.

이 때문에 폐를 거치며 산소화되지
않은 피가 많아져 산소 부족 상태가
된다. 수술하지 않으면 대부분 열
살을 넘기기 어렵다.

블래록-토머스-타우시그 단락 수술BTT
shunt, Blalock–Thomas–Taussig shunt
팔로4징후의 수술 방법이다. 명칭은
공동 연구-개발자들의 이름에서
따왔다.

1930년, 미국 테니시주의 내슈빌

가난한 아프리카계 미국인 청년 비비엔 토머스Vivien Thomas, 1910~1985
는 의사의 꿈을 꾸며 힘들게 일해 학비를 모읍니다. 하지만 대공황
이 터지면서 은행에 모아두었던 돈은 모두 사라집니다.

졸지에 꿈을 잃은 토머스는 밴더빌트대학교의 외과 교수 앨프
리드 블래록Alfred Blalock, 1899~1964의 실험실에서 일자리를 얻습니
다. 허드렛일을 하는 청년이지만 뛰어난 눈썰미에 손재주가 좋고 머
리도 좋다는 것을 알아본 블래록은 토머스를 연구 조수로 삼습니다.

그렇게 12년이 지나, 블래록은 토머스와 함께 존스홉킨스병원
으로 옮깁니다. 블래록은 소아과 의사인 헬렌 타우시그Helen Taussig,
1898~1986의 제안으로 불치병으로 알려진 선천성 소아 심장병을 수
술해 보자는 제안을 받습니다. 어려운 수술이라 망설였던 블래록
이었지만 토머스와 함께한 동물실험을 통해 자신감을 얻고 마침내
수술에 성공합니다.

엄청난 성공이었기에 수술 팀과 타우시그는 일약 영웅 대접을
받습니다. 하지만 의사도 아니고 더구나 아프리카계 미국인인 토머
스에겐 남의 일이 됩니다. 부당한 대접에 분노한 토머스는 병원을
떠납니다. 하지만 의사를 꿈꾸었던 그가 단지 돈벌이나 명성을 얻
기 위해 연구를 한 것은 아니었습니다. 그는 자신의 손으로 많은 어
린이의 생명을 구한다는 보람과 즐거움 때문에 다시 연구실로 돌
아옵니다.

그 뒤로 20년이 흘러, 1964년 토머스는 실험실에서 젊은 의사들

에게 수술 기술을 가르칩니다. 암으로 죽음을 앞둔 블래록은 병원 명예의 전당에 걸린 자신의 초상화 앞에서 토머스에게 적절한 명예와 보답을 해주지 못해 미안하다는 사과를 합니다.

얼마 뒤 토머스의 초상화도 명예의 전당에 걸립니다. 늦었지만 병원을 빛낸 인물로 인정을 받았습니다. 그리고 7년 뒤에는 대학으로부터 명예박사 학위를 받습니다. 사회를 맡은 타우시그는 "의대에는 다닌 적이 없지만 훌륭한 스승으로 일해온" 그를 "닥터doctor 토머스"라고 부릅니다.

비비엔 토머스

토머스는 테네시주의 내슈빌에서 목수의 아들로 자랐습니다. 고등학교를 졸업하고는 대학에 취직해 학교 시설을 수리하는 일을 합니다. 그리고 의사가 되는 꿈을 키우며 부지런히 학비를 모았지만 1929년에 대공황이 터졌고 저축해 둔 돈은 모두 사라집니다. 19세 청년의 미래는 한 치 앞을 내다볼 수 없게 됩니다.

1930년 2월, 토머스는 친구의 소개로 밴더빌트대학교의 외과 교수 실험실에 자리를 얻어 사실상 블래록 교수의 '손' 노릇을 합니다. 블래록이 볼티모어에 있는 존스홉킨스병원의 영입 제안을 받았을 때 토머스도 함께 간다는 조건을 붙였습니다.

1941년 6월에는 볼티모어에서 토머스가 블래록 연구실 실무 책임자가 됩니다. 하지만 당시에는 인종차별이 심하던 때였기에 여기저기서 볼멘소리가 터져 나옵니다. 하지만 토머스의 능력은 이런 잡음을 압도하고도 남았습니다.

타우시그가 블래록에게 '블루 베이비' 수술을 제안하자 블래록은 동물실험부터 해봅니다. 개 수백 마리가 연구의 제단에 바쳐집니다. 물론 토머스의 손을 빌린 연구였습니다. 1년 넘게 걸린 실험이 성공하자 마침내 1944년 11월 29일 첫 환자를 수술합니다.

의사가 아닌 토머스는 수술에 참여할 자격이 없습니다. 하지만 블래록은 토머스를 수술장으로 불러 자신의 어깨너머로 참관하게 합니다. 그리고 결정적인 순간에 토머스에게 조언을 구합니다. 이후로도 100건이 넘는 수술에서 토머스는 블래록의 그림자가 됩니다. 아니 블래록이 토머스의 그림자 의사shadow doctor였을까요? 이렇게 20년 동안 두 사람은 수술을 같이 합니다.

토머스는 블래록의 전공의는 물론이었고 수술조수PA의 교육도 맡았습니다. 1964년에 블래록이 사망한 뒤에도 병원에 남아 제자들을 키웁니다. 1976년에는 의대 외과 강사로도 임용됩니다. 존스홉킨스병원에서 일한 지 35년이 지난 시점입니다. 그는 1985년, 75세가 되던 해에 췌장암으로 세상을 떠났습니다.

헬렌 타우시그

하버드대학교의 경제학 교수의 딸로 태어난 타우시그는 어릴 때 결핵으로 어머니를 잃은 것은 물론이고 자신도 결핵에 걸려 심하게 않습니다. 귀도 잘 안 들리고 읽기 능력에도 문제가 있었지만 부친의 도움으로 이겨냅니다.

레드클리프대학과 버클리대학을 다닌 뒤 하버드 의대에 입학하려 했지만 여자라는 이유로 입학하지 못합니다. 하는 수 없이 보스턴대학에서 공부를 하다가 여학생을 받아주는 존스홉킨스대학교로 옮겨 졸업합니다(1927). 내과 의사를 소망했지만 역시 '여성'에게는 문턱이 너무 높아 하는 수 없이 소아과 의사, 특히 소아심장학자의 길을 택합니다.

1930년대의 소아심장학은 이제 막 걸음마를 시작한 영역으로, 한창 '블루 베이비 증후군'과 씨름하고 있었습니다. 팔로4징후TOF는 이 문제의 가장 흔한 원인이었습니다. 타우시그는 10년 넘게 이 문제에 매달렸는데, 환자들의 폐동맥[48]이 훨씬 작고 약한 것을 발견합니다. 폐동맥을 통해 폐로 흘러가는 혈류가 줄어 산소화되는 피의 절대량이 줄고, 그 이유로 아이들은 늘 산소 부족에 허덕이다 목숨까지 잃는 것으로 생각합니다.

그런데 예외가 있었습니다. 4가지 기형이 있다고 해도 개방성 동맥관PDA, patent ductus arteries[49]이 남아 있으면 대동맥으로부터 직접 폐동맥으로 우회해 폐를 통한 산소화가 더 많아집니다. 그 결과 청색증도 줄고 생존에도 더 유리합니다. 그렇다면 이 두 혈관 사이를 다시 이어주면 될 것이라고 그녀는 생각합니다. 타우시그는 보스턴의 저명한 소아심장외과 의사를 찾아가 보지만 퇴짜를 맞습니다. 그러다 블래록을 만납니다. 그녀는 당장 수술해 보자고 제안합니다.

앨프리드 블래록

블래록은 남부 조지아주에서 상인의 아들로 태어납니다. 머리가 좋아 대학을 조기 졸업하고 19세에 존스홉킨스대학교 의과대학에 입학합니다. 1922년에 의대를 졸업하지만(22세) 본교 외과에 남지 못하고 3년 뒤에 밴더빌트대학병원의 외과 전공의가 됩니다(1925).

여기서 블래록은 많은 시간을 연구에 쏟아붓습니다. 물론 토머스의 도움을 많이 받았습니다. 쇼크의 치료법 연구에서 성과를 내어 명성도 얻습니다(《아버지의 깃발》 참고). 하지만 폐고혈압 연구는 실패합니다. 다만 이 연구를 통해 좌측 쇄골하동맥을 좌측 폐동맥에 연결하는 시술의 전문가가 됩니다. 바로 이 기술이 팔로4징후를 치료할 핵심 수술법이 될 줄을 그때는 몰랐겠지요?

쇼크 치료 전문가로 존스홉킨스병원의 과장 겸 부장으로 금의환향합니다. 1942년에 소아과 의사들에게 자신의 연구를 발표할 기회가 있었는데, 그때 타우시그가 찾아와 수술 아이디어를 냅니다. 그녀의 생각이 맞다면 두 동맥 사이에 샛길 하나를 만드는 수술로 환자를 구할 수 있습니다. 하지만 이론과 현실은 다르니 자신

---

48 심장에서 나와 폐로 가는 동맥 혈관이지만 그 속을 흐르는 피는 산소를 만나지 못한 정맥혈이다.

49 대동맥에서 폐동맥으로 이어지는 혈관으로 출생 때는 있다가 시간이 지나면서 자연스럽게 막힌다. 막히지 않으면 심장 기능에 지장을 초래한다. 하지만 팔로4징후 환자인 경우 이 관이 막히지 않아 생존에 유리해진다.

하긴 어렵습니다. 수백 마리의 개 실험을 했고 마침내 타우시그의
제안을 받아들였습니다.

위대한 수술

1944년 11월 29일, 첫 수술을 받은 아기는 팔로4징후를 앓는 25개
월 된 여자아이로 체중이 4.5킬로그램밖에 안 나갔습니다. 수술은
잘 되었고 퇴원도 했지만 반 년 만에 상태가 나빠져 세상을 떠났습
니다. 1945년 2월에 있었던 세 번째 수술은 한 편의 드라마 같았습
니다. 걷는 것도 힘들어하던 창백한 6세 소년이 수술 중에 혈관을
연결하자마자 얼굴이 발그레지며 혈색을 되찾았으니까요.

　1945년 4월에 병원 강당에서 수술 사례 보고를 하자 청중은 우
레와 같은 박수를 보내고 환호합니다. 사람들이 두 사람을 업고 다
녔다고 합니다. 논문도 학회지에 실렸고 전 세계에서 환자들이 몰
려옵니다. 이후로 2년 동안 무려 500건의 수술을 했습니다.

　'블루 베이비' 환자뿐만 아니었습니다. 진단법을 배우려는 의사
들이 타우시그에게, 수술법을 전수받으려는 의사들이 블래록에게
몰려왔습니다. 두 사람은 일약 세계적인 명의로 등극했고 그들이
개발한 수술법은 교과서에도 실리고 의대생들의 단골 시험 문제
로 나왔습니다. 그러니 토머스의 소외감이 충분히 이해가 됩니다.

신의 손

'신의 손'이란 말은 어떻게 나오게 된 걸까요? 두 사람이 밴더빌트 대학병원에 있던 시절, 블래록의 손을 대신해 토머스의 손이 아주 기가 막히게 개의 심장을 수술합니다. 그때 블래록이 묻습니다. "이게 자네가 한 일이라고 생각해? 이것은 신이 하신 일이야something the Lord made!" 토머스의 손놀림이 신의 경지에 이르렀다는 칭찬의 말로 생각합니다.

토머스는 블래록보다는 열 살 아래지만 자신의 의견을 거침없이 말하고 블래록도 그를 아랫사람 대하듯 하지 않습니다. 영화 장면 중에 두 사람이 연구실에서 술을 마시는 장면이 있습니다. 금주법의 서슬이 시퍼렇던 시절에 두 사람이 우정을 나누던 장면입니다.

영화는 남성 백인이 주류였던 시절, 사회적으로 소외받던 여성과 아프리카계 미국인이 자신에게 강제된 삶의 굴레를 끊어내고 힘을 모아 선천성 심장병 어린이들을 살려낸 사연을 잘 보여줍니다.

참고 문헌

1.『흥미 있는 심장병 치료의 역사: 생명의 불꽃』, 김원곤 지음, 고려의학, 1992.

2.『현대 의학의 거의 모든 역사』, 제임스 르 파누 지음, 강병철 옮김, 알마, 2016.

가짜 의사라도
괜찮아요?

우리 의사 선생님
ディア・ドクター

2009년, 일본

닥터

일반적으로는 '박사Ph.D.'를 칭할
때 사용되지만, 의학에서 사용될
경우에는 '의사M.D.'로 번역한다.
모든 의사가 박사 학위를 받는 것은
아니기 때문이다.

의사

면허를 얻어 의술과 약으로 병을
진찰하고 치료하는 사람이다.

의사 선생님

서양의학사상 최초의 의학교라
할 살레르노의학교Schola Medica
Salernitana를 졸업하고 임상 수련을
마치면 독토르doctor 또는
마지에스터magiester라 불렀는데
모두 '가르치는 사람'이라는 뜻이다.
그래서 의사들은 후배들을 가르칠
의무가 있는 선생이기도 하다.

만능 의사? 가짜 의사?

도쿄의 큰 종합병원에서 인턴으로 일하는 소마 케이스케는 벽촌 가미와다의 진료소로 두 달 동안 파견근무를 나가게 됩니다. 이곳 진료소에는 후덕한 인상의 이노 오사무 선생이 근무합니다.

전문과목이 없는 일반의 이노 선생은 남녀노소를 가리지 않고 모든 환자를 다 치료하고 보살펴 줍니다. 가벼운 복통부터 목숨이 위중한 중환자의 응급처치까지 못하는 치료가 없습니다. 게다가 거동이 불편한 환자들에게는 무보수 왕진까지 나가는 열성적인 의사이니 마을에 그의 손길이 닿지 않은 사람이 없을 정도입니다. 실력에 더해 격의 없고 따뜻한 인품까지 갖춘 이노 선생은 완벽한 의사의 모델입니다. 마을 사람들도 모두 선생을 무척 존경하고 따릅니다.

하지만 어느 날 이노 선생은 갑자기 사라졌습니다. 마을 사람들은 공황 상태에 빠졌고, 경찰을 불러 선생님을 찾아달라고 하소연을 합니다. 경찰은 변심한 의사의 단순한 가출 사건으로 여겼지만 마을 사람들의 성화에 사건 조사를 시작해 봅니다. 그런데 조사를 해보니 이노 선생의 신분이 수상합니다. 베일에 가려진 개인사부터, 신원 확인이 안 되는 문제, 그리고 결정적으로 위조된 의사 면허증까지……. 4년 동안 이 마을 사람들의 건강을 책임졌던 만능 의사인 이노 선생은 결국 가짜 의사로 밝혀집니다.

의사의 자격

의사의 자격은 어떻게 주어질까요? 의사면허증을 살펴보면 보건복지부 장관의 도장이 찍혀 있습니다. 주무부처 장관의 도장이 보여주듯, 국가에서 의사 면허를 내줍니다. 전문의 면허도 마찬가지입니다.

우리나라에서 의사와 전문의는 국가 공인 자격입니다. 이 자격을 얻기 위해 6년간의 의대 교육, 인턴 1년과 레지던트 3~4년의 병원 수련이 필요합니다. 물론 의사 면허 시험과 전문의 시험도 통과해야 합니다. 고된 수련을 마치고 국가고시를 통과해야만 국가에서 허락하는 의사 면허 제도는 그만큼 의사의 일이 엄중하다는 반증이 됩니다.

아주 오래전에는 의사의 면허가 어떻게 인정되었을까요? 서양 의학의 아버지로 추앙되는 히포크라테스는 우리가 생각하는 그런 종류의 의사 면허가 없었습니다. 당시에는 의사들에게 배우고, 의사들로부터 그 정도면 같이 일해도 되겠다고 인정받는 것으로 의사가 되었습니다.

주고받는 면허는 따로 없었으니 누구라도 의사가 되고 의사 노릇 하기가 쉬웠을까요? 그렇지는 않았을 것입니다. 언제라도 동료들로부터 '너 같은 의사와 같이 일 못하겠다'라는 말이 나오면, 다시 말해 동료들이나 환자들로부터 인정받지 못하게 되면 더 이상 의사 일을 하긴 어려웠을 것으로 보입니다. 의사 노릇의 근거는 아마도 '히포크라테스의 선서'였을 것입니다.

지금도 의대생들이 졸업을 앞두고 엄숙히 낭송하는 히포크라테스의 선서는 당시 의사들의 윤리 기준이었겠지요. 그 선서를 어기는 의사는 누구라도 동료들로부터 인정받을 수 없었을 것입니다. 그렇게 생각해 보면 히포크라테스의 선서는 어쩌면 의사 조합 입회 의식에서 무척 중요했을지도 모릅니다. 흔히 의사의 윤리에 관해서만 관심을 두지만, 그때에는 면허 유지의 조건과도 같았을 여러 덕목도 중요하지 않았을까요? 실제로 '지식을 동료들과 공유하고 다음 세대에 전하겠다'와 같은 조항은 잘 알려져 있지 않습니다. 이 조항을 본다면 의사는 곧 '선생'이었습니다.

의사는 곧 선생

로마제국도 그리스와 크게 다르지 않았습니다. 하지만 중세에 들어가면 많이 달라집니다. 치유의 권능은 신에게 속한 것이므로 함부로 자신이 치료자라고 목소리를 내기 어려워집니다. 특히 여성이 병을 치료한다는 사실이 알려지면 마녀로 몰려 화형당하던 시대입니다. 자연히 의술은 쇠퇴합니다.

이 시절에 의학이 전승되는 곳은 수도원이었습니다. 수도원의 수도사들은 그리스어(비잔틴제국의 공용어이기도 했다)와 라틴어(로마제국의 공용어)로 된 문헌들을 수집해 그대로 필사해 후대에 전승하는데, 그중에는 의학 서적도 있었습니다. 자연히 의학 지식은 수도사들이 독점했고 주변에 환자가 생기면 그 지식을 동원해 치료를 합니다.

사제가 아닌 일반인도 의술을 배울 수 있는 학교는 11~12세기에 이탈리아의 살레르노에 처음 생깁니다. '살레르노의학교'에서는 5년의 교육 과정을 마치고 졸업 뒤 1년 동안 선배 의사들의 감독을 받으며 수련을 받았으니 도합 6년 과정입니다. 모든 과정을 통과하면 독토르doctor 또는 마지에스터magiester라 불리게 되는데 모두 '선생先生'이란 뜻입니다. 의사들이 서로를 선생(님)으로 부르는 것도 모두 이러한 역사적인 연원이 있겠네요.

의학교육의 역사

살레르노의학교를 필두로 파리대학교(1110), 볼로냐대학교(1113), 옥스퍼드대학교(1167), 몽펠리에대학교(1181), 파도바대학교(1222) 등의 유럽 대학들도 의학 교육을 시작합니다. 특히 볼로냐, 파리, 몽펠리에가 의대 교육으로 유명했습니다. 이렇게 의학은 중세 대학에서 신학, 법학, 철학과 함께 4개의 학문적 기둥이 됩니다.

하지만 대학은 인문학 교육만 했습니다. 고대로부터 전해 내려온 라틴어 텍스트를 해석하고 익히게 했습니다. 의학 고문古文 수업이라 할까요? 학생들은 책만 봤지 환자를 본 경험은 없습니다. 다만 졸업과 동시에 의사가 되고 지체 높은 교양인으로 대접을 받으며 엘리트 계층으로 편입됩니다. 그들의 환자는 비싼 진료비를 지불할 수 있는 귀족이나 여유 있는 중산층이었습니다. 물론 치료도 고문 책에 있는 처방으로 합니다.

평민에게는 하층민의 의사라 할 바버-서전이나 약종상, 산파가 있었습니다. 이들 중에는 대학 교육은커녕 까막눈인 사람도 많았습니다. 이들은 책이 아닌 현장에서 선배, 아버지, 어머니로부터 의술을 배웠습니다. 다친 사람에게 붕대를 감아주고, 피를 빼고, 고름을 짜고, 아이를 받았습니다. 대학 교육을 받은 닥터나 피지션physician에 비해 계급적으로는 한참 낮았습니다.

근대기에 들어오면서 의학 교육은 복잡해집니다. 대학만 졸업한 유명무실한 의사 양산을 막기 위해 대학은 학생과 졸업생을 선배 의사나 병원에 보내 일정 기간 수련을 받게 합니다. 병원에서 아예 의학교를 만들어 자체적으로 의사를 양성하기도 했고, 의사가 많이 필요한 군대에 군의軍醫 학교를 세웠고, 개인이 만든 의학교도 많았습니다. 의학계도 사교육이 공교육을 위협할 만큼 성장한 때도 있었습니다. 한편 바버(이발사)와 결별한 서전들은 도제徒弟로 배우며 외과 의사로 양성됩니다.

의학 교육은 이제 대학에서

의학 교육은 교양 교육을 먼저 수료한 학생을 받아 교육시킨 뒤 실무 교육을 거쳐야 의사로 일할 수 있도록 제도적으로 정착됩니다. 이로써 교양 2년, 의학 4년, 실무 2년의 교육제도가 확립됩니다.

이것을 하나로 통합한 것이 현대 의학 교육 제도입니다. 대학은 학생을 받아 2년간 교양과목(의예과)을 가르치고, 4년간 의학교육(본과)을 마치게 한 다음, 부속병원에서 3~4년간 실무교육(수련의)을 받도록 합니다. 이것이 지금의 의과대학과 부속병원의 형태로 자리 잡습니다. 미국의 의대는 아예 4년제 대학을 졸업한 다양한 전공의 '교양인'을 입학시킵니다. 미국 의대는 일종의 대학원 과정이므로 학생 입장에서는 대학 교육만 8년을 받게 됩니다. 한국에서도 한때 '의학전문대학원(의전원)'을 도입했지만 지금은 거의 사라졌습니다.

우리나라의 큰 병원들은 대부분 대학 산하에 있습니다. 유명한 병원들은 대부분 대학 부속병원입니다. 하지만 자타가 공인하는 세계 최고의 의대, 하버드대학교에는 부속병원이라는 것이 아예 없습니다. 대신 보스턴 지역의 수준 높은 병원을 '협력-교육병원'으로 씁니다. 이 병원의 의사들은 하버드 의대의 교원을 겸해 학생들을 교육하고 수련의들을 감독합니다.

뉴욕에 있는 뉴욕장로교병원NYPH은 인근의 콜롬비아 의대 협력병원과 코넬 의대의 협력병원을 따로 두고 있습니다. 휴스턴의 메소디스트병원은 인근의 베일러 의대는 물론이고 코넬 의대의 협력병원이기도 합니다.

우리나라에도 의대 한 곳이 부속병원을 여럿 두는 경우가 있습니다. 반대로 하나의 병원이 여러 의대와 관계를 맺는 것은 보지 못했습니다. 그런 시스템이라면 자원 활용도 면에서 바람직해 보이는데 말이지요. 한 병원에 여러 의대생이 모여 공부한다면 은근히 경쟁심도 생길 것 같네요. 학생들은 힘들어할까요?

선생이라는 무거운 이름

다시 영화로 돌아갑니다. 이노 선생이 가짜라는 것을 아는 제약회사 직원은 이노 선생에게 '선세이先生'라고 부르지 않고 이노 '상さん'이라 부릅니다. 이노는 깜짝 놀라지만 아무 말도 하지 않습니다. 서양 영화에서도 '씨Mr.'라고 부르면 '선생님Dr.'이라고 부르라며 호통치는 의사들이 종종 나오는데, 이는 모두 호칭을 중시하는 사회인 탓입니다. 영화 속에서는 제약회사 직원이 실수를 한 것처럼 보이지만 사실은 '나는 당신이 가짜 의사라는 것을 알고 있다'는 뜻으로 보이기도 합니다. 그리고 묻지요. "이노 상, 의사 되어보니 좋습니까?"

이러한 섬세한 대사의 묘미는 영화 곳곳에서 맛볼 수 있습니다. 특히 하타노 형사가 툭 던지는 몇몇 대사는 그 의미가 매우 무겁습니다. 가짜인 줄 몰랐다며 시치미를 뚝 떼는 간호사에겐 "아무라도 의사만 있으면 되는 겁니까?"라고 묻습니다. 제약회사 직원에게는 "매상이 생명보다 더 중요합니까?"라고 다그치는데, 마치 환자를 돈으로 계산하는 의사와 관계자들에게 따끔한 일침을 날리는 것 같습니다.

진짜와 가짜 의사를 감별 못할 리 없는 인턴은 "가짜라고 고백했지만 아무도 진지하게 안 들어주었다. 가짜를 진짜 의사로 만든 건 바로 마을 사람들"이라고 넋두리합니다. 이 대목에선 사람을 살리는 의사가 되기 위해 수고를 마다않고 열심히 노력한 청년 의사들이 '진짜 의사'로 평생을 살아갈 기회를 빼앗아 버리는 사람들의 무신경을 몰아세웁니다. 얼굴이 화끈 달아오를 정도로요.

영화는 유명한 희극 배우를 주인공으로 내세워 일본의 어느 시골 무의촌에서 일어난 가짜 의사의 웃지 못할 사기 사건을 그리는 데 그치지 않습니다. 가짜 의사를 진짜로 둔갑시키는 사회, 진짜 의사들의 열정을 꺾어 몰락시키면서도 못 본 척하는 사회, 매상을 생명보다 더 중하게 여기는 유ㅡ면허의 가짜 의사들이 득세하도록 방치하는 일본의 의료 제도에 던지는 엄중한 경고장에 다름없습니다. 결코 가벼운 코미디가 아닌 것이지요. 부디 바다 건너 일본만의 문제이기를, 진심으로 바랍니다.

참고 문헌

1. 『의사 만들기』, 토마스 네빌 보너 지음, 권복규, 최은경, 윤현배, 정한나 옮김, 청년의사, 2024.
2. 『의학 : 놀라운 치유의 역사』, 로이 포터 지음, 여인석 옮김, 2010.
3. 『간추린 서양 의학사』, 에르빈 H. 아케크네히트 지음, 김주희 옮김, 모티브북, 2022.
4. "History of Medical Education", John F. Fulton, *British Medical Journal*, 1953.8.29.

역사

심장이 뛴다

2010년, 한국

심장사
전통적인 사망의 정의로, 심장이 뛰지 않고 숨을 쉬지 않으며 빛에 대한 동공 수축 반응이 없는 경우 사망한 것으로 판단한다.

뇌사
여러 원인으로 전체 뇌의 기능이 회복될 수 없을 만큼 손상되고, 자발적인 호흡이 불가능해 인공호흡기로 호흡을 유지하며, 일정 기간 심장이 기능을 지속하는 상태다. 뇌 기능이 정지할 경우 일반적으로 수일에서 2주 안에 심정지와 사망으로 이어진다. 정밀한 의학 검사를 통해 최종적으로 뇌사 판정을 받았을 때 장기를 기증할 수 있다.

인공심폐기Heart-Lung machine
심장수술을 하는 동안 체외순환을 담당하는 기계로 심장과 폐 기능을 대신한다.

삶과 죽음의 기로에서

영어유치원의 원장인 연희는 남편과 사별한 뒤 외동딸인 예은을 키우고 있습니다. 예은은 심장병을 앓고 있고 병세가 점점 나빠져 말기로 접어듭니다. 유일한 희망은 심장 이식을 받는 것인데, 적합한 공여자가 나타나지 않습니다. 하나밖에 없는 딸을 잃을지도 모른다는 생각에 연희는 장기 밀매 조직과도 접촉해 보지만, 멀쩡한 사람을 죽여 심장을 적출한다는 사실을 알고는 소스라치게 놀라며 거절합니다.

어느 날 딸이 있는 병원에 중태에 빠진 여인이 입원합니다. 회복이 불가능한 상태의 여인은 조만간 뇌사에 빠질 가능성이 높아 보입니다. 일단 뇌사로 진단되어야 장기 이식을 할 수 있는데, 가족들의 동의가 있어야 뇌사 판정을 받고 이식 수술도 할 수 있습니다. 연희는 환자의 남편에게 돈을 주어 환자를 다른 병원에 옮긴 후 숨을 거두게 한 다음 장기 이식을 받기로 합니다. 그런데 뜻하지 않게 그녀의 아들이 갑자기 나타납니다. 연희가 돈을 건넨 남자는 알고 보니 남편도 아니었습니다. 법적 보호자인 아들 희도는 모친이 뇌사가 아니라며 한사코 장기 공여를 거부합니다.

두 사람이 밀고 당기는 사이에 예은의 건강은 점점 나빠져 언제 심장이 멈출지 모르는 상태가 됩니다. 이성을 잃은 연희는 여인의 몸을 강탈해 심장을 꺼내려 하고, 이에 대응해 희도 역시 예은을 납치합니다. 희도는 모친이 살아날 수 있다고 믿으며 모친의 망가진 장기를 예은으로부터 얻어 이식까지 하려 합니다. 서로의 장기를 빼앗아야 생존할 수 있는 이들의 양보할 수 없는 팽팽한 싸움은 어떻게 끝날까요?

심장 이식의 어려움

〈존 큐〉(2002), 〈21그램〉(2003), 〈어웨이크〉(2007), 〈마돈나〉(2015) 같은 영화들도 심장 이식을 소재로 삼고 있습니다. 다른 장기 이식과 달리 심장 이식이 영화 감독들의 관심을 끄는 이유가 있습니다. 심장은 누군가에게 떼어줄 수 있는 장기가 아니기 때문입니다.

심장을 받기 위해서는 '건강한' 심장을 가진 누군가가 반드시 목숨을 잃어야 합니다. 그래서 대부분의 공여자는 뇌사에 빠진 경우가 많습니다. 뇌사 상태에서 가족의 '동의'를 얻으면 의료진은 장기를 적출하는 수술을 합니다. 심장이 적출되는 순간 뇌사자는 비로소 온전한 죽음에 이릅니다. 그런데 이 과정을 보호자가 오롯이 견디기 쉽지 않고, 죄책감마저 들기 마련입니다. 그래서 그 가슴 아픈 사연들이 영화와 문학 작품의 소재로 자주 등장하는 것 같습니다.

최초의 심장 이식

1967년 12월 3일, 남아프리카공화국의 케이프타운에 있는 그루트슈어병원Groote Schuur Hospital에서 크리스티안 바너드Christiaan

Barnard, 1922~2001의 집도로 인류 역사상 최초의 심장이식수술이 성공했습니다. 외과 역사상 혁명적인 사건이었고 이후로도 많은 논란을 불러오면서, 여러 작품에 소재를 제공해 줄 사건이 되었지요. 그 역사적인 사건은 당시 세계 최고의 의료 수준을 자랑하던 미국이 아니라 변방의 아프리카 대륙 끝에서 일어났습니다. 세상 사람들이 더욱 놀랄 수밖에 없었던 이유였습니다.

1950년대가 되면서 신장 이식이, 1960년대가 되면서 간 이식이 가능해집니다. 자연스럽게 다음 순서는 심장이 되어야 했습니다. 하지만 심장은 쉽지 않았습니다. 이식을 받는 환자들의 입장에서는 병든 간이나 신장을 떼어내고 새로운 간이나 신장을 붙이는 그 순간이 그렇게 위험하지는 않습니다. 간이나 신장이 잠깐 자리를 비운다고 해서 큰일이 벌어지지는 않으니까요.

하지만 심장은 다릅니다. 제기능을 하는 심장이 몸을 잠깐 비운 사이 가장 심하게 타격받는 것은 뇌입니다. 피를 통해 쉴 새 없이 산소와 당분을 공급받는 뇌의 입장에서 3~4분은 버틸 수 있어도, 그 이상으로 혈액 공급이 안 된다면 망가지기 시작합니다. 몸의 다른 부분은 멀쩡해도 뇌가 망가져 뇌사에 빠지면 심장 이식이 아무 소용 없게 됩니다.

그런데 제아무리 뛰어난 외과 의사라고 해도 심장을 떼어내고 새 심장을 이식해 정상적으로 작동시키는 일을 몇 분 만에 해치울 수는 없었습니다. 그래서 의욕이 넘친다고 해도, 심장 이식은 현실의 벽을 넘을 수 없는 수술이었습니다.

인공심폐기의 등장

1953년에 인공심폐기가 등장하고 1950년대 말이 되면 본격적으로 이를 이용한 '개심開心수술open heart surgery'의 시대가 열립니다. 피에 산소를 공급(폐 기능)하고 온몸으로 순환시키는(심장 기능) 이 기계 덕분에 이제 의사들은 고장 난 심장을 멈추게 한 다음, 칼로 갈라 그 안을 들여다보며 여유 있게 수술을 할 수 있게 됩니다. 그러자 이제 심장도 이식해 보려는 의욕들이 슬슬 꿈틀거립니다.

1960년대 초에 스탠퍼드대학교의 노먼 셤웨이Norman Shumway, 1923~2006와 리처드 로워Richard Lower, 1929~2008는 인공심폐기를 가동해 개에게 심장이식수술을 했습니다. 수술 뒤 21일을 살았던 개는 갑자기 죽어버립니다. 부검을 해보니 심장에 생긴 거부반응이 죽음의 원인이었습니다. 셤웨이는 기술적인 면에서 심장 이식 '수술'이 가능하더라도, 수술 뒤에 생기는 불가피한 거부반응을 해결해 줘야 비로소 심장 '이식' 수술이 성공할 수 있다고 판단합니다. 그는 당장 성급하게 수술을 시도하기보다는 거부반응을 줄일 방법을 연구합니다.

1964년에 미시시피주에서 제임스 하디James Hardy, 1918~2003는 죽음이 임박한 뇌사자의 심장으로 이식을 준비합니다. 하지만 뇌사자가 제때에 임종하지 않아 하는 수 없이 미리 준비해 둔 '침팬지'의 심장을 환자에게 이식합니다. 인류 최초로 침팬지 심장을 달았던 환자는 수술 뒤 몇 시간 만에 숨을 거둡니다.

버지니아대학교로 옮긴 로워는 1967년 가을에 개에게 심장이식수술을 한 다음 면역억제제를 투여했습니다. 개는 15개월을 더 살았고 건강하게 출산도 했습니다. 이 방식을 사람에게 적용하는 것은 이제 시간문제가 됩니다. 하지만 거부반응에 대한 확실한 대책이 없었고, 아직 살아 있는 사람의 심장을 떼어내는 것에 대한 법적인, 윤리적 논쟁도 부담이 될 수밖에 없어 선뜻 나설 수는 없었습니다. 하지만 불과 몇 달 뒤, 이러한 규제가 느슨한 아프리카 최남단에서 놀라운 소식이 날아온 것입니다.

심장이식수술의 시작

바너드는 네덜란드 이민자의 아들로 남아프리카공화국에서 태어나 자랐습니다. 외과 의사로 일하다 미국의 미니애폴리스에 있는 미네소타대학교로 가 개심수술의 대가인 클래런스 릴러하이 Clarence Lillehei, 1918~1999의 제자가 됩니다. 교육 능력도 탁월했던 릴러하이는 전 세계 수십 개 나라에서 온 제자 150명을 심장수술 전문가로 키워냈는데, 그중에는 섬웨이와 로워도 있었습니다. 이들과 합류한 바너드는 섬웨이의 수술 기법을 익혀 고국으로 돌아갑니다. 그리고 인류 역사상 처음으로 심장이식수술에 도전해 성공합니다.

바너드의 성공에 세상은 깜짝 놀랐고, 기다렸다는 듯 사흘 뒤에 미국 뉴욕에서 심장이식수술이 이루어졌습니다(수술 뒤 6시간 반 만에 목숨을 잃습니다). 바너드의 환자는 뉴욕의 환자보다 오래 삽니다. 바너드는 거부반응을 막기 위해 스테로이드와 면역억제제인 아자티오프린AZA, azathioprine을 투여하고 방사선도 씁니다. 하지만 환자는 수술 뒤 18일 만에 심장이 멎었습니다. 바너드가 부검으로 밝혀낸 사인은 폐렴이었습니다. 그리고 이로써 심장의 거부반응은 생각보다 미약하다는 사실을 확인합니다.

10일 뒤인 1968년 1월 2일에 바너드는 자신의 두 번째 심장이식수술을 합니다. 이 소식을 들은 셤웨이도 마침내 심장이식수술에 나섭니다. 셤웨이의 환자는 15일을 버텼지만, 바너드의 환자는 무려 19개월 동안 살았습니다. 바너드의 승리이자 셤웨이의 패배처럼 보였지만 이제 심장전문외과 의사들은 다른 메시지를 읽습니다. 셤웨이 같은 대가가 수술에 나섰다는 것 자체가 '이제 심장이식수술은 할 만한 수술이다'라는 메시지였던 것입니다. 이후로 봇물 터지듯 전 세계에서 심장이식수술 열풍이 일어납니다.

급격한 쇠락

당시 통계를 보면 15개월 동안 18개국에서 무려 118건의 심장이식수술이 있었습니다. 하지만 수술 뒤 환자들의 평균 생존 기간은 29일에 불과했습니다. 의사들은 아직 시기가 이르다는 회의감을 느낍니다. 그리고 윤리, 도덕, 종교, 사회적인 논란도 컸습니다.

의사들은 자신감을 잃고 하나둘 메스를 내려놓습니다. 그 결과 1968년에는 99건이나 있었던 수술이 1969년 48건, 1970년 17건, 1971년 9건으로 급락합니다. 전 세계에 있던 58개 수술 팀 중 동년

배인 바너드와 섐웨이 팀만 남고 모두 해체됩니다.

이후로도 바너드는 꾸준히 60건의 심장이식수술을 해나갑니다. 섐웨이도 포기하지 않고 난관들을 하나하나 헤쳐나갑니다. 섐웨이가 가장 걱정했던 거부반응 문제는 획기적인 면역억제제인 사이클로스포린cyclosporine이 1980년대에 도입되면서 해결이 됩니다.

어떻게 보면 심장이식수술의 판을 벌린 사람은 바너드였지만 뒷수습을 한 사람은 섐웨이로 볼 수 있습니다. 섐웨이 덕분에 1980년대에는 다시 심장이식수술이 할 만한 수술이 되었고, 점차 다른 의사들도 다시 섐웨이의 뒤를 따릅니다. 1981년에는 처음으로 심장이식수술이 100건을 넘어섰고, 1984년이 되면 미국에서만 연간 300건을 넘어섭니다. 부흥기에 들어선 것이지요.

아직은 멀고도 험한 길

2022년에는 인간에게 면역반응을 일으키지 않도록 유전자를 편집한 돼지의 심장을 사람에게 처음 이식했습니다. 환자는 2개월 밖에 살지 못했지만 거부반응 문제만 해결하면 이종異種 심장 이식[50]의 미래도 어둡지는 않습니다. 현재의 관점으로 보면 부족한 심장 공여자 문제를 해결할 방법은 이종 이식밖에 없어 보입니다.

현재 심장이식수술 뒤 1년 생존율은 91%이며 수술 뒤 보통 12~13년 정도를 생존합니다. 수술을 받은 환자들은 수술 뒤에 평생 면역억제제를 먹어야 하지만 이 수술을 받지 못한다면 몇 주,

몇 달밖에 살지 못할 환자들에겐 이식만이 유일한 살 길입니다.

우리나라에서는 1992년에 처음으로 심장이식수술이 성공했고, 2023년에는 245건의 수술이 있었습니다. 전체적으로 보면 대기자의 3분의 1은 수술도 받지 못하고 세상을 뜨는 실정입니다. 지난 50년 동안 의사들은 온갖 시행착오를 거치며 길을 만들어 놓았습니다. 이제는 병원 밖에서, 우리 사회에서 환자들을 도와줄 제도와 환경을 적극적으로 만들어 줄 차례입니다.

참고 문헌

1. 『흥미있는 심장병 치료의 역사』, 김원곤 지음, 고려의학, 2008.

2. 『닥터스: 의학의 일대기』, 셔윈 놀랜드 지음, 안혜원 옮김, 살림, 2009.

3. 『삽화로 보는 수술의 역사』, 쿤트 헤거 지음, 김정미 옮김, 이룸, 2005.

4. 『만화로 보는 의학의 역사』, 타모쓰 이바라키 지음, 박형우 옮김, 군자출판사, 2012.

5. "Survival Outcomes After Heart Transplantation: Does Recipient Sex Matter?", Yasbanoo Moayedi, et al., *Circulation: Heart Failure*, October 2019.

6. 「장기이식 대기자는 느는데, 기증자는 계속 줄어」, 메디칼업저버, 2019.10.1.

7. 「하늘에서 별을 따기보다 더 어려운 심장 이식」, 오마이뉴스, 2014.12.31.

50 다른 동물의 심장을 이식하는 것을 말한다.

환자와 의사의
관계

굿 닥터 The Good Doctor

2011년, 미국

라포르rapport
환자와 의사의 신뢰 관계에 기본이
되는 친밀도를 말한다. 의사는
환자와 좋은 라포르를 만들어야
한다고 배운다.

투사projection
스스로 받아들이기 힘든 욕망이나
동기를 남 탓으로 돌리는 심리적

방어기제다. 의료 현장에서 의사와
환자 사이에 잘 일어날 수 있다. 나의
숨은 마음이나 동기를 남 탓으로
돌리면 투사라 부른다. 그 반대의
경우는 역투사counter-projection라고
부른다. 이와 같은 경우 좋은
감정이든 나쁜 감정이든 바람직하지
못한 라포르가 생긴다.

죽음을 불러온 집착

감염내과의 레지던트인 마틴은 평범해 보이는 의사입니다. 퇴근 뒤에 만나는 사람도 없이 집에 가는 걸 보면 외톨이 같기도 합니다. 그는 어느 날 자신의 환자로 입원한 소녀 다이앤에게 매료됩니다. 하지만 안타깝게도 환자는 치료가 잘 되어 재빨리 퇴원해 버리네요. 마틴이 많이 아쉬워합니다.

퇴원 뒤 다이앤의 부모가 그를 저녁 식사에 초대하고, 환자의 집을 들락거리기 시작한 마틴은 그녀가 너무 그리워 병원으로 불러들일 계략을 꾸밉니다. 그녀가 먹어야 하는 항생제를 가짜 약으로 바꿔치기하는 것이지요. 당연히 다이앤은 병이 재발되어 다시 입원합니다.

하지만 이번에는 다이앤이 쉽게 낫질 않습니다. 항생제에 내성이 생긴 데다가 그녀를 사랑하는 의사의 치밀한 방해 공작까지 더해져 병세는 점점 더 악화됩니다. 오랫동안 그녀 곁을 맴돌 수 있게 된 정신 나간 의사 마틴은 좋아라 했겠지만, 다이앤은 쇼크로 죽습니다.

그제서야 자신이 어떤 일을 저질렀는지 깨달은 마틴. 하지만 정신을 차릴 겨를도 없이 이 수상한 관계의 내막을 아는 병원 직원이 그에게 접근합니다. 그리고 받아들이기 어려운 일을 해주면 비밀을 지켜주겠다고 제안합니다.

잘못된 만남

이 영화는 사랑이라고 말하기조차 부끄러운, 감정에 눈이 먼 의사의 사사로운 욕심에 희생된 불운한 환자의 이야기를 다루고 있습니다. 하지만 환자와의 관계에서 금칙선을 넘어 자신의 모든 것을 잃은 의사들의 이야기를 다룬 〈요람을 흔드는 손〉(1992), 〈사이드 이펙트〉(2013) 같은 영화도 있습니다. 심지어는 '잘못된 만남' 때문에 목숨까지 잃은 의사의 믿기지 않는 실화도 있습니다. 이제 그 이야기를 한번 알아볼까요?

비극의 주인공은 베른하르트 폰 구덴Bernhard von Gudden, 1824~1886으로, 지금으로부터 140년 전인 1886년에 바이에른왕국[51]의 수도인 뮌헨에서 살던 의사입니다. 그는 뮌헨대학교의 정신의학과 교수이자 저명한 신경해부학자로 이름을 날립니다. 그를 비극으로 몰아넣은 환자는 왕국의 통치자였던 루트비히 2세Ludwig II, 1845~1886였습니다.

독일권에서 프로이센 다음으로 강성한 나라였던 바이에른왕국의 통치자 루트비히 2세는 역사에 큰 발자취를 남기지는 못했지만 호사가들의 입에 오르내릴 만한 이야기를 많이 남겼습니다. 일단 그는 아주 미남이었고, 18세에 왕이 되었으며(1864), 죽을 때까지 결혼하지 않아서 성 정체성을 의심받았습니다. 하지만 '백조의 성'으로 불리는 노이슈반스타인성 같은 멋진 궁전을 세우는 취미가 있었고, 무엇보다도 음악가 리하르트 바그너를 물심양면 지원해 주었습니다. 그래서 음악 역사 쪽에서는 유명인사입니다.

태평성대에 이런 일을 했다면 큰 문제가 없겠지만 그가 살던 때는 격동의 시대였습니다. 북독일 프로이센왕국의 통치자인 빌헬름 1세와 재상 비스마르크는 무력으로 독일 통일을 이루려 합니다. 이에 반발해 바이에른을 포함하는 남부 독일과 오스트리아는 힘을 모아 북독일 연방의 프로이센과 전쟁을 벌입니다(1866). 루트비히 2세의 집권 3년 차였지요. 독일판 '남북전쟁'은 7주 만에 프로이센의 승리로 끝납니다.

그로부터 4년 뒤 프로이센-프랑스 전쟁(보불전쟁, 1870~1871)이 터집니다. 프로이센에 무릎을 꿇었던 바이에른은 지원군을 보내야 했습니다. 독일 통일의 여세를 몰아 프로이센은 프랑스까지 무릎을 꿇리고 베르사유궁전에서 독일 제국의 수립을 선포합니다(1871).[52]

웬만한 독일 인사들이 다 모인 영광스러운 자리, 하지만 루트비히 2세는 이곳에 가지도 않습니다. 독일 통일의 주역인 프로이센 측에서 좋게 보기 어렵겠지요?[53] 이처럼 주변 정세가 격랑 속에 있었지만 왕은 멋진 궁전을 짓고 호사스러운 생활과 기행을 일삼으며 대내외적인 정세에는 관심이 없습니다. 그러다가 결국 재정이 파탄 납니다.

정부 각료들이 왕에게 간언하지만 왕은 귓등으로 흘리고 맙니

---

51 지금은 독일의 바이에른주다.

52 제2제국으로 불린다. 나치는 스스로를 제3제국이라 불렀다. 제1제국은 신성로마제국이다.

53 루트비히 2세가 프로이센의 손에 암살되었다는 근거가 되기도 한다.

다. 참다 못한 각료들은 왕에게 국정 수행 의지와 능력이 있는지 의문을 품고, 결국 모종의 조치를 준비합니다. 바이에른 헌법에 의하면 왕이 장기간 국정 수행 능력이 없을 때 국정에서 배재할 수 있었기에 이를 이용해 왕을 폐위시키려는 것입니다. 하지만 쉬운 일이 아니기 때문에 확실한 명분이 필요했습니다. 그래서 왕국 최고의 정신과 의사인 폰 구덴이 불려옵니다. 1886년 3월경이었습니다.

폰 구덴은 이미 왕의 동생인 오토Otto 공을 15년 동안 치료해온 왕실의 주치의이기도 했습니다. 하지만 왕을 진료한 적은 없습니다. 그는 각료와 측근, 시종 들을 통해 왕의 특이한 행동에 대한 자료들을 모읍니다. 그리고 왕이 정신병을 앓는 것으로 보인다는 결론을 5월에 내리고 이를 각료들에게 보고합니다. 신중에 신중을 기하기 위해 다른 정신과 의사 3명도 보고서 작성에 참여시킵니다. 그리고 6월 8일에 정신과 의사 4명이 만장일치로 서명한 의학 보고서를 완성합니다.

보고서는 왕이 편집증을 보이는 정신병에 걸렸으며, 자신의 의지로 통치하는 것이 불가능하고, 이 병은 나을 수 없어 죽을 때까지 점점 나빠진다는 내용을 담고 있습니다. 한마디로 더 이상 통치를 해서는 안 된다는 의학적 선언입니다.

1886년 6월 11일 0시를 기해 왕에 대한 체포 명령이 내려지고, 4시에는 왕이 머물고 있는 노이슈반스타인성에 정부 대표단과 구덴이 도착합니다. 한밤중에 잠이 깬 왕은 완강히 저항했지만 이미 자신의 동생인 오토가 즉위한 다음이었으니 권력을 잃은 상태였습니다. 아름다운 성에서 끌려 나온 왕은 뮌헨 남쪽의 호숫가에 있는 베르그성으로 호송되었고 이곳에 유폐됩니다.

6월 13일 폰 구덴이 직접 루트비히 2세를 방문합니다. 식사를 마친 뒤 6시경에 두 사람은 경호원들의 호위를 받으며 호숫가로 산책을 나섭니다. 30분 정도 길을 걷다가 왕은 의사에게 귓속말로 속삭였고, 의사는 뒤따라오던 경호원들을 물립니다. 두 사람은 산책을 계속했고 경호원들은 숙소로 돌아왔습니다.

저녁에는 비가 내렸는데 늦도록 두 사람은 돌아오지 않습니다. 폭우 속에 수색이 시작되었고, 호수에 떠 있는 두 사람의 시신을 발견합니다. 왕은 부검을 받았고 사인은 익사로 공식 발표됩니다.

하지만 이 발표는 석연치 않습니다. 루트비히 2세는 수영을 아주 잘하는 사람이었고, 호수의 수심은 허리 높이밖에 되지 않았으니까요. 게다가 부검 소견서에는 익사체에서 발견되는 구강 내 거품이나 폐의 수분 흔적에 대한 언급도 없었습니다. 다만 왕의 이상한 행동을 설명해 줄 뇌 전두엽의 이상이 기록되어 있었습니다.

같이 죽은 의사의 경우에는 더더욱 이상합니다. 국왕의 시계는 6시 54분에 멈춰 있었지만 의사의 시계는 한 시간이 더 지난 8시경에 멈춰 있었습니다. 한 시간 동안 무슨 일이 있었을까요? 더구나 의사의 시신에는 강한 타격을 받은 흔적과 목 졸린 흔적이 분명이 있어 누가 보아도 피살체였습니다. 하지만 석연치 않은 이유로 부검을 하지 않습니다. 파면 팔수록 의문투성이입니다.

하여간 정신병으로 폐위된 왕과 그를 진단한 의사가 변사체로 발견되었으며, 새로 즉위한 국왕 역시 정신병을 앓는 환자였습니다. 음모론이 없다면 더 이상하겠지요? 결국 권력은 정신병 환자인 새

왕을 대신해 섭정을 펼친 왕의 작은아버지 루이트폴트Luitpold Karl Joseph Wilhelm Ludwig 공의 손으로 넘어갔고, 26년이 지난 1912년에 왕국은 독일 제국에 편입되어 역사에서 사라집니다.

폰 구덴의 마지막 행적은 지금도 의학 역사 연구가들에게 의문을 던져줍니다. 폰 구덴은 환자의 인권을 소중히 생각하고 구속복도 금지한 의사였습니다. 존경받고 실력 있는 학자이자 많은 제자를 키운 그가 왜 '직접' 진찰하지도 않은 왕의 진단서를 썼을까요? 특별히 정신질환에 관련되었고, 왕국의 운명을 결정지을 진단서였는데 말입니다. 그리고 여기에 동참한 다른 전문가들은 왜 아무런 이의도 제기하지 않았을까요?

세월이 한참이나 지난 지금도 멋진 성을 짓고 그 속에 은둔해 살았던 실성한 왕의 의문스러운 죽음과 그의 몰락을 도왔던 저명한 정신과 의사의 죽음은 궁금증에 궁금증을 더할 뿐, 진실은 수면 위로 떠오르지 않습니다.

환자와 의사의 거리 적정선은?

의사도 환자 보는 일뿐 아니라 세상 돌아가는 상황을 잘 알아야 출세도 하고 돈도 버는 세상입니다. 그래서 많은 의사가 진료 외에 이런저런 연줄을 만들기 위해 동분서주하지요. 하지만 뭐니뭐니 해도 의사에게 가장 중요한 인간관계는 환자입니다.

의사들은 학생 때부터 환자와 의사 관계에 대해 배웁니다. 이전에는 '과학적인' 관계를 강조했다면 최근에는 '인간적인' 관계도 중시하라고 배웁니다. 의사들이 너무 매정하고 비인간적이라는 비난을 받아온 탓이겠지요.

인간적인 면을 강조하는 의학 교육은 환자를 치료의 '목적어'로만 볼 것이 아니라 질병을 앓고 있는 고통받는 '주어'로 이해하라고 말합니다. 하지만 의사가 인간적이다 못해 환자와 '인간적인 관계'를 맺으라는 말은 아닙니다.

반면에 환자들은 의사와 인간적으로 가까워지기 위해 애쓰기도 합니다. 자신의 주치의와 인간적으로 터놓고 지내면 좋지 않을까 생각해서 그럴까요? 하지만 저의 생각은 다릅니다. 혹시 자신의 주치의와 친해져 친구가 되었다면, 주치의는 얼른 다른 사람으로 알아보시기를 바랍니다.

의사도 인간이다 보니 희로애락에 휩쓸릴 수 있습니다. 그러다 보면(그러지 않으면 친구라 할 수 없겠지요?) 만만치 않은 부작용이 생깁니다. 그리고 그 피해는 고스란히 환자들의 몫이 되기 십상이지요. 영화 〈굿 닥터〉에서 보듯 환자에게 인간적인 감정(좋은 감정일 수도 있지만 나쁜 감정일 수도 있습니다)을 느끼는 의사는 좋지 않은 결과를 가져올 가능성이 높습니다. 이처럼 적절한 라포르를 만드는 일이 말처럼 쉽지 않습니다.

폰 구덴과 마틴의 교훈

어리석은 마틴과 석연치 않은 폰 구덴의 이야기를 통해 우리는 무엇을 배울 수 있을까요? 의사는 진단서를 쓸 때 반드시 자신이 '직접' 진료한 환자에 대해, 아는 것을 더하지도 빼지도 않고 정확히 써야 한다는 점입니다. 저명한 의사 폰 구덴은 그 기본을 잊고 진찰하지도 않은 환자의 진단서를 썼고, 그 결과 자신과 국왕은 물론이고 왕국의 운명까지 송두리째 바꾸었습니다.

마틴의 경우에서 배울 점도 있습니다. 의사와 환자는 언제나 일정한 거리(심리적이면서도 물리적인)를 유지하는 것이 좋다는 것입니다. 의사는 감정이 없어야 합니다. 환자에게 호감을 가져서도 안 되고 친해지려 해서도 안 됩니다. 좋아하는 감정, 친해지려는 감정이 자라는 꽃밭 한구석에는 미워하는 감정, 멀리하고 싶은 감정도 잡초처럼 자라기 때문입니다. 인간은 희로애락의 존재인데 '노怒'와 '애哀'를 버리고 '희락喜樂'만 취할 수 있겠습니까? 그러니 애초에 감정을 가져서는 안 되는 것이지요. 그러니 의사가 매정하게 군다고, 거리감이 느껴진다고 그들을 너무 미워하지만은 않기를 바랍니다. 모두의 안전을 위한 고육지책苦肉之策이라고 학교에서 귀가 따갑게 가르친 탓이랍니다. 그러니 이해해 주시겠지요?

참고 문헌

1. 『마음의 혼란』, 다우어 드라이스마 지음, 조미현 옮김, 에코리브르, 2015.

2. "Was 'Mad' King Ludwig II Murdered?", Spigel, 2007.11.7.

3. "The University Department of Psychiatry in Munich: From Kraepelin and his predecessors to molecular psychiatry", Hanns Hippius, Hans-Jürgen Möller, Gabriele Neundörfer-Kohl, Springer, 2008.

4. "Johann Bernhard Aloys von Gudden: an outstanding scientist", Levent Sarikcioglu, *J Neurol Neurosurg Psychiatry*, February 2007, 78(2): 195.

죽었다 깨어나 보기

유혹의 선Flatliners

1990년, 미국

CPRCardio Pulmonary Resuscitation
심폐소생술.

심실세동ventricular fibrillation
심실이 무질서하고 불규칙하게
수축하는 현상으로 매우 치명적이다.
심장이 곧 멎을 것이라는 예고이므로
신속한 조치가 필요하다.

제세동除細動, defibrillation
심실세동을 제거한다는 뜻으로,
심실세동에 빠진 심장을 정상
박동으로 돌려주는 기술이다. 주로
심장에 전기 충격을 준다.

플랫라인flatline
심전도EKG 모니터상에 평탄선이
나오는 상태로 심장이 멎었음을
뜻한다.

골든타임 안에서

넬슨은 죽음 이후에 무엇이 있는지 궁금한 의대생입니다. 그래서 잠깐 죽었다 깨어나 보기로 합니다. 그게 가능하냐고요? 예, 가능합니다. 심폐소생술CPR이 있으니까요.

소생술을 할 사람들과 장비를 모아놓고 잠시 심장마비 상태에 들어간 다음, 골든타임 안에 소생되는 겁니다. 한마디로 발칙하고도 오만하게 신의 영역에 도전하는 이 청년은 동기들 중 꽤 똑똑한 데이브, 레이첼을 끌어들입니다. 다들 미친 짓이라고 말렸지만 넬슨은 감행합니다.

먼저 저체온에 빠지게 하고,[54] 마취제를 투여한 뒤, 심장충격기로 심장을 마비시킵니다. 심장이 멎은 채로 1분을 기다리는데 그 사이 뇌파EEG의 그래프가 평탄선flatline을 그리면 뇌사 상태에 빠진 것으로 확인합니다. 심장, 폐, 뇌가 완전히 멎었으니 죽은 것이나 다름없습니다. 그리고 재빨리 소생술을 시작합니다. 다행히 별문제 없이 넬슨은 죽었다 깨어납니다. 그리고 임사체험도 성공합니다.

넬슨의 도발이 성공하자 다른 학생들도 임사체험의 유혹을 견딜 수 없습니다. 하나둘 죽었다 깨어나는 위험한 모험을 하고, 임사체험을 오래 하려고 심장마비 시간을 점점 늘어가고…… 그러다 전혀 생각지도 못한 부작용을 겪게 됩니다.

---

[54] 골든타임을 연장하는 효과가 있다.

우리나라에는 1992년에 개봉한 〈유혹의 선〉, 원제는 〈Flatliners〉입니다. 영화에서 말하는 플랫라인flatline이란 뇌전도EEG 모니터상에 평탄선이 나오는 것을 말합니다. 심전도EKG의 평탄선이 심정지를 말하듯 뇌전도의 평탄선은 뇌활동의 정지를 의미합니다. 그러므로 영화에서 말하는 'flatliners'는 삶과 죽음의 경계에서 위태로운 외줄타기를 하는 발칙한 의대생들을 말합니다.

후반부에 가면 이야기가 약간 이상하게 흘러가기도 합니다. 원귀冤鬼가 나오는 드라마 〈전설의 고향〉(1977~1989) 같은 분위기로 말이지요. 하지만 관객들이 조금 지루해지겠다 싶으면 심폐소생술 장면이 등장하면서 제정신이 번쩍 들도록 '소생'시켜 줍니다. 그래서 이 영화의 가장 큰 미덕은 심폐소생술을 아주 자세하게, 원 없이 보여주는 것입니다.

심폐소생술의 역사

심폐소생술은 언제부터 어떻게 시작했을까요? 심폐소생술에는 크게 3가지 기술이 쓰입니다. 인공호흡, 심장 마사지, 심장 전기충격이지요. 그중 제일 먼저 시작한 것은 인공호흡입니다.

죽음의 표현 중에 '숨을 거두었다'는 말이 있듯 세상에 태어나서 죽을 때까지, 인간은 쉼표 없이(!) 숨을 쉽니다. 갓 태어난 아기들의 엉덩이를 때리는 것도 혼자 힘으로는 숨을 쉬지 않는 아기들을 놀라게 해 숨을 쉬게 하려는 것입니다. 그런데 엉덩이를 찰싹 때려도 아무 반응이 없으면 어떻게 해야 할까요?

15세기 유럽에서 산파들은 '울지 않는 아기'에게 인공호흡을 해 주었습니다. 하느님이 아담의 코에 숨을 불어넣어 생명을 준 것처럼 산파들은 아기의 입술을 열어 자신의 숨을 불어넣었습니다. 가장 원초적이고도 자연스러워 보이는 인공호흡법이지요.

하지만 '입술호흡법'[55]을 의사들은 싫어했습니다. 비위생적으로 보였고, 날숨에는 나쁜 공기가 있을 것 같아 찜찜해 보였습니다. 결정적으로는 미천하게 여기는 산파들의 기술을 고매한 의사 선생님들이 따라하는 것이 싫어서였지요.

대신에 의사들은 국민체조에 나오는 '숨쉬기 운동'과 비슷한 동작을 환자에게 인공호흡이라고 했습니다. 하지만 방법도 어렵고 효과도 별로였지요. 그러다가 1946년에 의료계에서 '입술호흡법'의 효과를 '재발견'해 소생술로 채택합니다.

심폐소생법의 두 번째 기술은 심장 마사지입니다. 숨을 거둔 것, 즉 숨을 쉬지 않는 것은 누구나 알 수 있습니다. 그러나 심장이 멈추었는지는 척 보고 알 수 없었기에 심장을 되살릴 생각은 하지 못했습니다. 그러다 180년 전부터 의사들의 관심을 받기 시작했습니다. 원인은 마취였습니다.

180여 년 전인 1842년에 미국에서 처음으로 외과 수술에 전신 마취를 합니다. 처음에는 에테르ether를 썼지만 곧 좀 더 나은 마취

---

55 '마우스 투 마우스mouth to mouth' 또는 '키스 오브 라이프kiss of life'라 부른다.

제인 클로로포름chloroform으로 바꿔 씁니다. 하지만 클로로포름은 심장 부작용이 있었습니다. 마취를 하고 수술하는 중에 갑자기 심장이 부르르 떨리는 심실세동에 빠지고 곧 심장이 멎어버리는 문제였습니다. 이런 경우에 의사는 일단 수술을 멈추고 재빨리 가슴을 절개해서 심장을 움켜잡고 규칙적으로 쥐어 짜주기를 반복했습니다. 이 응급 조치는 상당히 효과가 좋았습니다. 이것을 '직접 심장 마사지cardiac massage'라고 부릅니다.

하지만 수술실이 아닌 곳에서 갑자기 환자가 심실세동에 빠지면 심장 마사지를 할 수 없었습니다. 외과 의사가 칼로 가슴을 열고 심장을 주물러 줘야 하는데 결코 쉬운 일이 아닙니다. 그래서 궁여지책으로 가슴이라도 눌러(흉부 압박) 간접적으로 심장을 주무르려 해봅니다. 궁여지책이었는데, 웬걸! 이 방법 역시 직접 심장 마사지만큼 효과가 있습니다.

'간접 심장 마사지'나 다름없는 '흉부압박법'은 이미 1886년에 독일 의사가 내놓았지만 오랫동안 잊혔다가 1960년에 재발견되었습니다. 심장 마사지만으로도 혈액을 온몸에 순환시키는 효과가 있기 때문에 지금도 아주 적극적으로 권장하고 있습니다.

하지만 인공호흡과 흉부압박만으로는 부족한 경우도 많았습니다. 이때 등장한 기술이 심장 전기 충격입니다. 1900년에 연구자들은 멀쩡한 심장이라도 전기 충격을 주면 심실세동이 생기고, 그 상태에서 좀 더 강한 전기 충격을 주면 심실세동이 오히려 사라진다는 사실을 발견합니다(영화에서도 학생들은 전기 충격을 주어 심장을 멎게 합니다). 전기 충격이 심장에게 '병' 주고 '약' 주는 기능을 하는 것이지요.

1947년에 소생술을 연구하던 의사는 수술실에서 환자가 심실세동에 빠지는 사고를 겪습니다. 다행히 수술실이라 의사는 가슴을 열어 심장을 마사지하고 소생을 시도합니다. 무려 45분 동안이나 심장을 주물렀지만 심장은 돌아올 기미를 보이지 않았습니다. 그렇다고 소생 시도를 그만둘 수는 없으니, 하는 수 없이 자신이 연구 중이었던 심장소생술을 시도해 봅니다. 그의 소생술은 1A의 교류 전류AC, alternative current를 심장에 직접 흘려주는 것이었습니다. 전류가 흐르자 심장이 번쩍 깨어나 제 기능을 회복했습니다. 이후로 수술 중 발생하는 심실세동은 심장마사지 대신 전극을 심장에 '직접' 대어 전기 충격을 주는 방법으로 간편하게 해결할 수 있었습니다.

하지만 이 방법도 수술실에서만 가능하다는 한계가 있습니다. 이때 흉부압박으로 심장 마사지를 대체한 것처럼, 전기도 가슴의 피부를 통해 심장으로 흘려보내면 효과가 있지 않을까 생각한 사람이 있었습니다. 그 생각은 틀리지 않았고, 심장이 아닌 가슴에 전기를 흘려줘 심장을 되살려 냅니다. 이를 '간접' 심장 전기 충격이라 불러도 되겠지요? 오늘날에 우리는 이것을 아주 많이 씁니다.

아울러 '교류'보다는 '직류DC, direct current'가 전기가 더 안전하고 효과도 좋다는 사실도 알게 됩니다. 그래서 지금은 전기 다리미처럼 생긴 패드를 가슴에 대고 직류 전기 충격을 주어 심실세동을 제거하는 방식DC defibrillation을 씁니다. 이렇게 해서 심폐소생술의 3종 세트인 인공호흡, 심장 마사지(흉부 압박), 전기 충격이 완성됩니다.

영화의 숨은 장치

영화에는 눈여겨볼 만한 숨은 장치들이 있습니다. 첫 장면에 나오는 암울한 석조물은 시카고에 있는 〈시간의 분수Fountain of Time〉입니다. 심폐소생술이 시간과의 싸움이란 걸 암시하는 것 같습니다. 영화 내용도 과거와 현재라는 시간이 얽혀 있습니다.

학생들의 해부실습실 벽면에 걸린 우아한 그림들도 눈여겨보시길 바랍니다. 렘브란트가 그린 두 작품 〈튈프 교수의 해부학 강의〉와 〈데이먼의 해부학 수업〉이 보입니다. 17세기에 해부학을 공부하던 선배들이 학생들을 내려다보고 있네요.

그 옆에는 클림트의 그림 〈의학〉과 얀 코시에르의 〈불을 훔치는 프로메테우스〉를 조금 변형시킨 그림들이 있습니다. 클림트는 벽화 〈의학〉에서 위생의 여신 히게이아Hygeia를 모델로 의학의 '오만함'을 그렸습니다. 그리스 신화에 나오는 프로메테우스Prometheus는 '신의 섭리'를 거슬러 큰 벌을 받았습니다. 그러니 이 두 그림은 감독이 하고 싶은 말을 슬쩍 드러내기 위해 영화에 넣은 것이라 봐도 될 것 같습니다. 신의 섭리를 넘어서는 오만한 인간은 큰 벌을 받을 것이다! 하고 말이지요. 그렇지 않나요?

몇 해 전에 리메이크 된 영화 〈플랫라이너〉(2017)가 나왔습니다. 전작에서 넬슨으로 나왔던 키퍼 서덜랜드는 이 영화에서는 무서운 교수님으로 출연합니다. 둘 중에 하나만 본다면 저는 1990년판 영화가 더 좋습니다. 좀 더 고전적인 느낌입니다.

참고 자료

1.『흥미있는 심장병 치료의 역사』, 김원곤 지음, 고려의학, 2008.
2.『치유의 예술을 찾아서』, 버나드 라운 지음, 서정돈, 이희원 옮김,
   몸과마음, 2003.

보바리는
한지의限地醫였을까?

보바리 부인Madame Bovary

2014년, 프랑스, 벨기에, 미국

한지의限地醫
과거에 한정된 지역에서만
유효하도록 허가를 내주던 의사
면허로, 무의촌의 어려움을 해결하기
위한 제도였다.

시골 의사의 아내 이야기

홀아버지 아래서 자라 수녀원에서 신부 수업을 익힌 엠마, 홀아비 시골 의사인 샤를 보바리의 아내가 되어 시골 마을로 들어갑니다. 아내를 아끼고 사랑하지만 과묵한 남편은 새벽부터 환자들을 보느라 정신이 없고, 엠마는 종일 집안일을 하며 신혼 살림에 정을 붙여 보지만 아쉬움이 큽니다. 따분하고 고지식한 남편, 지루한 시골 생활…….

그러다가 그녀의 헛된 욕망을 채워줄 것 같은 남자들의 유혹에 빠져 그들의 정부情婦가 되고, 가산을 탕진합니다. 감당할 수 없는 빚 앞에서 어찌할 바를 모르는 엠마는 그녀에게 사랑을 맹세한 연인들을 찾아가 도움을 청하지만 아무도 그녀를 거들떠보지 않습니다. 마침내 미몽에서 깨어난 엠마는 현실을 깨닫고 스스로 목숨을 끊습니다.

도시로 갈 수 없는 남편

엠마가 원하는 삶은 파리까지는 못 되어도 루앙 같은 도회지에서 멋진 드레스를 차려입고 음악회와 무도회를 다니며 사교계의 여왕이 되는 것으로 보입니다. 하지만 남편 샤를은 사교계나 예술은커녕 부와 명성에도 관심이 없습니다. 그냥 시골에서 환자를 보는 일에 만족합니다. 그래서 남편에게 큰 도시로 나가자고 간청하지만 남편은 그럴 수 없다고 단번에 잘라 말합니다. 왜일까요?

샤를은 시골을 떠날 수 없는 처지입니다. 그의 의사 자격은 무의촌인 이곳에서만 유효하니까요. 아내의 소원대로 도시에 나가는 순간, 그는 의사 자격을 잃게 됩니다. 요즘은 보기 어렵지만 당시 프랑스에는 그런 의사 면허가 있었습니다.

프랑스어로 된 원작 소설을 살펴보면, 샤를은 중등학교를 중퇴해 독학으로 대입 시험 격인 바칼로레아를 치르고 루앙에 있는 의학교를 졸업한 뒤 '오피시에 드 상테officier de santé' 시험에 합격한 것으로 나옵니다. 직역하면 '보건위생관保健衛生官'이지만 공무원도 아니고 정식 의사docteur도 아닌 '무의촌이나 벽촌에서 일하는 조건부 의사'입니다. 그래서 샤를은 시골을 벗어날 수 없는 처지입니다.

소설에서 샤를의 직업적인 제약은 아주 중요한 장치입니다. 이 상황을 잘 알고 있을 약사 옴메는 엠마를 부추겨 결국 샤를이 한 번도 해본 적이 없는 수술을 하게 만들고, 실패하게 만듭니다. 남편의 성공으로 부와 명성을 얻을 기대에 부풀었던 엠마는 이 일로 남편을 혐오하고 정부와 달아날 계획도 세웁니다. 이 사건은 소설 전체의 중요한 변곡점이 됩니다.

그런데 오피시에 드 상테를 사전에서 찾아보면 여러 의미가 있습니다. 시골 의사, 군의軍醫 또는 그냥 의사도 됩니다. 그래서 번역하기가 매우 조심스러울 법한데, 제가 읽은 책에는 '공의公醫'[56]로 번역되고 해설이 달려 있습니다. 이 명칭의 뜻이 이렇게 복잡해진 것은 바로 프랑스혁명 때문입니다.

혁명과 의료 개혁?

프랑스혁명, 전쟁, 왕정복고를 거치며 프랑스는 엄청난 변화를 겪습니다. 의료계라고 예외일 수 없겠지요. 일단 혁명 뒤에 프랑스에서는 내과 의사와 외과 의사의 구분이 사라져 그냥 의사로 통합됩니다.

우리는 내, 외과를 가리지 않고 그냥 의사로 부르지만 서양에서는 이 두 직종을 엄밀히 구별해 내과 의사physician와 외과 의사surgeon로 나누었습니다. 그도 그럴 것이 내과 의사는 대학을 졸업하고 학위M.D.까지 받은 고학력자인데 반해, 외과 의사는 도제로 손기술을 익힌 기술자였으니까요. 사회 계급도 대접도 달랐지요.

하지만 혁명 뒤 프랑스는 이 두 집단을 통합하고 그들을 부를 적당한 이름을 물색했는데, 일단 혁명 전에 썼던 의학la médecine과 의사le médecin라는 단어는 '수구 꼴통'의 뉘앙스가 강했기에 제외합니다. 그래서 만든 명칭이 오피시에 드 상테였습니다. 군에서도 내과 의사, 외과 의사를 가릴 필요 없이 군의라는 뜻으로 씁니다.

여기까지는 좋은데요, 이후로 아주 복잡해집니다. 1791년에 프랑스의 동업자 조합인 길드가 모두 해산됩니다. 조합이란 직업인들이 독점적 권리를 누리기 위해 만든 이익 집단입니다. 특정 직업인이 되려면 조합에 소속된 선배의 도제가 되어 밑바닥부터 시작해야 했고, 조합원이 된다는 것은 동업자로 인정받고 보호받는다는

56 공중보건을 책임지는 의사.

의미였습니다. 하지만 이것이 해체되면 누구라도 눈치 볼 것 없이 하고 싶은 일을 할 수 있다는 뜻이었습니다.

의료계도 예외가 아니었습니다. 대학에 입학해 어려운 공부를 할 필요도, 외과 의사의 허드렛일을 도와주면서 어려운 수련을 받을 필요도 없어졌습니다. 누구라도 그럴 용기만 있다면, 자칭 오피시에 드 상테가 되어 환자를 치료합니다. 지식과 기술 대신 상술과 화술로 무장한 돌팔이들이 의료 체계를 혼란에 빠트립니다.

이듬해에 프랑스는 이웃 나라와 전쟁을 시작합니다. 초기에는 프랑스가 밀려서 고전합니다. 그러자 국민공회는 국내에 남아 있는 왕당파 잔당들이 적과 내통해 프랑스를 위험에 빠트린다며 국왕 일가를 가두고, 보수 왕당파인 귀족과 사제들을 학살합니다. 아울러 '부패한 기득권의 양성 시설'인 의학교 33개를 모두 폐교시킵니다. 그럼 의사는 어디서 양성하지요? 양성할 필요가 없습니다. 이미 누구든 원하면 의사가 될 수 있는 세상이 되었으니까요.

그나마 교육을 받았던 기존의 의사들은 빠른 속도로 사라집니다. 종군從軍한 의사들 1,500명이 이미 전사하거나 병사했고 전쟁은 계속되었기에 군의가 절대적으로 부족합니다. 40세 이하의 모든 의사가 국가의 부름을 받아 징집되었지만 이들 역시 빠른 속도로 소모됩니다. 그런데 문제는 의학교를 폐교하고, 조합을 해산했기 때문에 '믿을 만한' 의사들은 더 이상 양성되지 않는다는 것입니다. 돌팔이에게 부상병을 맡길 수는 없지 않습니까?

그렇게 나온 대책이 에꼴 드 상테école de santé입니다. 1794년에 파리, 몽펠리에, 스트라스부르 세 곳에 세웁니다. 직역하면 '보건위생학교'이지만 사실상 '군의학교'입니다. 이 학교에서는 군의가 될 학생들에게 실무적인 내용을 속성으로 교육하면서, 내과와 외과를 통합해 가르칩니다(다른 나라들은 여전히 별도 양성 체계였습니다). 이 학교가 나중에 명칭을 에꼴 드 메디신école de médecine으로 바꾸어 명실상부한 '국립의과대학'이 됩니다. 나중에는 졸업생들에게만 의사 자격을 인정하는 프랑스 현대 의학 교육과 의사 제도의 주춧돌이 되지요.

시골 의사 제도의 등장

하지만 혁명의 산물인 공화정共和政이 붕괴되고 다시 황제가 통치하는 제정帝政으로 돌아가자 명칭들도 되돌아갑니다. 1798년이 되면 의사를 보편적으로 부르던 오피시에 드 상테는 '메디신느 프락티시엔스medicinis practiciens'가 됩니다. 의사를 양성하는 입시, 교육, 자격시험 제도도 부활합니다. 이제 아무나 의사가 되던 좋은 시절(?)은 끝납니다. 하지만 오피시에 드 상테는 여전히 남습니다. 그 의미는 달라지지만요.

1803년이 되면서부터 오피시에 드 상테는 기본적인 의학교육을 받은 뒤 시험을 치러 합격하면 '시골에서만' 일하게 되는 조건부 의사를 뜻하게 됩니다. 이 제도는 1855년이 되어야 완전히 사라집니다.

식민지 조선의 한지의 제도

그런데 이와 비슷한 의사가 우리 역사에도 있었습니다. 우리가 한지의라고 부르던 개념이지요. 조선 총독부가 이 땅에 만들었던 제도입니다. 의사는 부족하고, 보건위생 문제는 심각하고, 의사 양성에는 시간과 비용이 많이 들고, 귀한 일본인 의사를 조선 촌구석에 보내긴 싫고…… 그래서 한지의사 제도를 도입했습니다. 프랑스에서 배워 왔을까요? 잘 모르겠습니다.

프랑스의 한지의들은 대학을 마친 사람들이지만 식민지 조선의 한지의는 의사의 조수로 의술을 배운 다음 아주 가벼운 시험을 통과하는 것으로 조건부 의사가 됩니다. 물론 무의촌에서 근무하는 조건이지요. 한지의사의 90%는 조선인이었고, 1949년 통계를 보면 신생 독립국인 대한민국 의사 3,500명 중 한지의가 20%를 차지했을 만큼 무시할 수 없는 숫자였습니다. 물론 지금은 없습니다.

『마담 보바리』의 작가 귀스타브 플로베르Gustave Flaubert, 1821~1880는 루앙시립병원 수석 외과 의사의 아들이었습니다. 그러니 의료계 사정에 아주 밝았겠지요? 그리고 이 소설은 1851년부터 쓰기 시작해 1856년 탈고해 발표했는데, 실제로 일어난 스캔들을 소설화했습니다. 집필 무렵에 시골에는 보바리 같은 오피시에 드 상태가 아직 있었습니다.

영화의 원작인 소설 『마담 보바리』는 문학사에서 차지하는 위상이 대단합니다. 낭만주의의 허상을 깨부순 최초의 자연주의 소설 또는 현대 소설의 원조로 불리지요. 그 명성에 걸맞게 모두 예닐

곱 번이나 영화로 만들어졌습니다. 이번 영화는 소설 내용을 많이 생략한 것이 특징입니다. 하지만 프랑스혁명 뒤 시골 의사의 삶을 보는 데는 부족함이 없어 보입니다.

참고 문헌

1. 『마담 보바리』, 귀스타브 플로베르 지음, 김화영 옮김, 민음사, 2000.
2. 『간추린 서양 의학사』, 에르빈 H. 아케크네히트 지음, 김주희 옮김, 모티브북, 2022.
3. 『현대인의 탄생』, 전우용 지음, 이순, 2011.
4. 『전쟁과 의학』, 서울대학교병원 의학역사문화원 편저, 허원미디어, 2013.
5. 『문학 속의 의학』, 박재영 엮음, 청년의사, 2002.
6. "The Officiers de Santé of the French Revolution: A Case Study in the Changing Language of Medicine", Maurice Crosland,. *Medical History*, 2004 Apr 1.

담배의 유해성을 밝히다

인사이더 Insider

1999년, 미국

코호트cohort

통계학에서 쓰는 용어인 코호트는 '공통적인 특성을 가진 사람들의 집단'을 뜻한다. 코호트의 어원은 라틴어로 '울타리'를 뜻하는 cohortem이고 중세 프랑스어로 군대 단위인 '소대'를 뜻하는 cohorte를 거쳐 오늘에 이른다.

코호트 연구

공통된 특성을 가진 집단과 그렇지 않은 집단을 나눈 다음 일정 기간 추적하며 특정한 사건의 발생을 비교해 보는 연구다.

코호트 격리

코로나19의 유행으로 많은 병원과 요양시설이 코호트 격리를 당했다. 환자, 보호자, 의료진, 직원 모두가 코로나 바이러스에 노출된 공통적인 특성을 가진 것으로 간주하고 병원을 통째로 폐쇄했다.

내부자들

미국의 3대 담배 회사 중 하나인 B&W에서 연구개발 총괄 부사장으로 일하던 와이갠드는 회사가 담배의 중독성을 높이기 위해 유독물질을 첨가하려는 것을 반대하다가 괘씸죄에 걸려 갑자기 해고됩니다. 와이갠드는 억울한 마음에 회사의 비윤리적인 연구를 세상에 폭로해서 보복하고 싶었지만 회사와 '비밀 준수 서약'을 맺은 처지라 시원하게 폭로를 할 수도 없습니다. 그냥 조용히 입을 닫고 살아야 합니다.

한편 CBS 방송의 고발 탐사 프로그램 프로듀서인 로웰은 담배 회사의 비윤리적 연구에 대한 조사를 하다가 와이갠드와 연락이 닿습니다. 로웰은 입을 열지 않는 와이갠드를 설득해 폭로하는 영상을 녹화합니다. 방송이 나가면 회사로부터 공격을 받고 소송을 당할 처지가 될 줄 알면서도 와이갠더는 공익을 위한 내부제보자, 즉 인사이더로 나섭니다.

하지만 이런 정보를 미리 입수한 담배 회사가 방송사의 고위층에 압력을 넣어 방영을 막아버립니다. 와이갠드의 용기 있는 행동은 아무런 보람도 없이 물거품이 되어버립니다. 그뿐만 아니라 회사로부터의 협박을 받고, 언론 공작을 통해 가족도 잃고, 급기야 파렴치범으로 내몰리고 맙니다. 한마디로 진실을 말한 죄로 모든 것을 잃고 철저하게 파멸된 것입니다. 방송국의 로웰 역시 고위층의 눈밖에 나서 한직으로 전출됩니다.

몇 달이 흘렀을까요? 포기하지 않던 로웰은 마침내 기회를 잡아 스스로 내부고발자가 됩니다. 공공에게 이익이 되는 방송을 회사 고위층의 압력으로 내보내지 못했다는 내용을 언론에 흘려 폭로합니다. 이는 언론의 자유를 침해한 건으로 대중적인 공분을 샀고, 이번에는 방송사 고위층이 타격을 받습니다.

그리고 마침내, 방영되지 못했던 원본 필름이 방송으로 공개됩니다. 2명의 인사이더 덕분에 대중은 담배 회사의 불편한 진실을 알게 되었고, 니코틴의 중독성에 대해 모르쇠로 버텼던 담배 회사들은 소송을 당합니다.

고의로 중독성을 조장한 죄

이 내용이 사실일까요? 여기에 등장하는 주인공, 방송사, 담배회사 모두 실명입니다. 영화는 실화를 바탕으로 만든 픽션입니다. 지금은 어린아이들도 담배가 몸에 나쁘다는 것을 다 아는데 당시에는 유해성이나 중독성을 몰랐던 걸까요?

영화 속 담배 회사는 '니코틴은 중독성이 없다'고 잡아뗍니다. 하지만 회사는 니코틴의 '중독성을 강화'하려고 암모니아 같은 독성 물질을 추가했었지요. 그러니 중독성을 몰랐다는 회사의 해명은 거짓말이므로 고발된 것입니다.

영화의 배경이 된 1996년에는 사법부가 중독성 논란과 불법 첨가물에 대한 담배 회사의 책임을 추궁했습니다. 이 즈음에 이미 유해성은 널리 알려져 있었기에 재판의 쟁점이 되지 못했습니다. 유해성이 확실히 알려진 것은 1957년입니다. 여기에는 '담배를 피우다 죽은 의사들'의 숨은 공로가 있습니다.

담배 권하는 사회

담배는 원래 아메리카 인디언의 제수祭需용품이었습니다. 특별한 행사 때만 피울 수 있던 귀한 물건이었지요. 하지만 그 맛에 빠져버린 콜럼버스의 후예들은 담배를 구대륙으로 가져가 누구나 즐길 수 있는 기호품으로 만듭니다.

특히 유럽이 20세기에 끔찍한 양차대전을 겪으면서 담배는 전장의 군인과 후방의 민간인을 위한 위로품, 어느 시인의 말처럼 편한 친구 같은 존재가 됩니다. 몸에 해롭다는 생각은 전혀 못합니다.

하지만 제2차 세계대전이 끝난 뒤, 영국에서는 담배 역사의 대전환기가 열립니다. 그 변화를 이끈 것은 엉뚱하게도 1944년부터 등장한 스트렙토마이신 같은 결핵 치료제들입니다. 원래 치료 불가능한 폐질환의 대명사는 결핵이었습니다. 하지만 이 무렵 치료제들이 등장하면서 결핵은 치료 가능한 병으로 위상이 바뀝니다. 그런데 그 즈음 결핵을 대신해 폐암이 불치의 폐질환으로 등극합니다. 그러자 폐암에 대한 연구가 시작됩니다.

영국 의료계는 위원회를 구성해 폐암의 원인을 찾으려 합니다. 처음에는 산업화에 따른 '대기오염'을 원인으로 보았지만 나중에는 전쟁을 통해 일상화된 '흡연'이 용의선상에 떠오릅니다. 하지만 거의 모든 국민이 흡연자였기에 비교 집단이 없어 연구는 쉽지 않습니다. 하는 수 없이 연구 팀은 흡연량과 폐암 발병률을 비교해 보았습니다. 그리고 3년이 지난 1950년에 흡연이 폐암의 원인이라는 결과를 내놓습니다. 충격이었습니다. 너무나도 일상적인 행동인 흡연이 불치병의 원인이라니!

이렇게 처음으로 담배의 유해성이 세상에 알려졌지만 사람들은 담배를 끊을 생각이 전혀 없었습니다. 진리의 발견이 곧 적절한 행동으로 옮겨지는 것은 아니니까요. 어쩔 수 없이, 담배를 피우지 않아야 폐암에 걸리지 않는다는 것을 증명해야 사람들이 움직이지 않을까요?

흡연 의사들의 코호트 연구

연구 팀은 시간이 걸리더라도, 흡연자와 비흡연자의 삶을 추적해서 그들의 폐암 발병률을 확인하는 것이 좋겠다는 생각을 합니다. 그래서 적당한 집단을 찾던 중에 선택된 이들이 '의사'였습니다. 의사들의 면허는 등록되어 관리를 받고, 누구보다도 정확한 데이터를 보내줄 테다가, 금연 운동에 이들만큼 적극적으로 동참할 수 있는 집단은 없다고 본 것이지요.

연구 팀은 영국에 등록된 의사 6만 명에게 연구 개요를 설명하고 협조를 구하며 그들의 흡연과 전반적인 건강 상태에 대한 설문을 보냅니다. 전체 의사의 3분의 2인 4만 명이 답장을 보내왔고 이들을 모母집단으로 삼아 1951년부터 몇 년이 걸릴지 모를 전향성 (세월을 보내며 경과를 지켜보는) 코호트 연구를 시작합니다.

6년이 지난 1957년에 최종 결과가 나왔습니다. 의사들 중 흡연자들이 비흡연자들보다 폐암에 걸려 죽는 확률이 무려 20배나 높았습니다. 이보다 더 확실한 증거가 어디 있을까요? 하지만 연구를 종료하지 않고 이후로도 의사들의 사망 통계를 수집합니다. 모집단의 절반인 2만 명이 죽은 뒤에 나온 1993년에 보고서는 하루에 25개비의 담배를 피우는 의사가 비흡연 의사에 비해 폐암 위험이 25배 높다는 사실을 보여줍니다. 쉽게 말하면, 담배를 피우면 폐암에 더 잘 걸리고, 더 많이 피울수록 더 잘 걸린다는 것입니다.

흡연은 폐암의 원인

'담배 피우다 죽은 의사들의 사회' 연구를 바탕으로 1962년에 영국 왕립내과의사회The Royal College of Physicians는 〈흡연과 건강〉 보고서에 '폐암 사망의 가장 큰 원인은 흡연'으로 규정하고 담배 포장갑에 유해물질 함량 표기를 권고합니다. 이를 미국, 독일, 이탈리아, 스웨덴, 캐나다 등도 받아들입니다. 우리나라는 2005년이 되어서야 도입합니다.

이제 이 문구를 읽은 이상, 폐암에 걸리더라도 담배가 해로운 줄 몰라서 피웠다며 담배 회사에 손해 배상을 요구할 수가 없는 처지가 되었습니다. 그러니 흡연 유해성 소송은 할 필요도 없어집니다. 영화가 유해성이 아닌 중독성에 초점을 맞춘 것도 그 때문이겠지요?

금연은 건강의 필수 조건

나의 긴 한숨을 동무하는
못 잊게 생각나는 나의 담배!

김소월 시인이 시 「담배」(1925)에서 자신의 동무라 불렀던 담배. 유해성을 모르던 시절이니 대접이 소홀치는 않습니다. 지금은 사정이 다르지요? 담배의 유해성은 너무나도 잘 알려져 있어 그 폐해를 말하는 것조차 진부하기만 합니다. 하지만 담배는 여전히 세련된 광고와 멋진 포장 속에 자신의 정체를 숨기고 있어, 사람들은 너무나도 편하게 담배를 만나고 친해지고 중독됩니다.

흡연이 여전히 공중 보건의 주요 이슈인 점이나, 나라에서 금연을 위해 정부 차원의 진료와 약값을 지원하는 사실을 보면 그만큼 금연이 어렵다는 반증 같습니다. 그러니 당장 금연을 실천하는 것이 중요합니다. 담배를 시작조차 하지 않는다면 더욱 좋습니다. 금연에 실패하더라도 금연할 때까지 줄기차게 백 번이고 천 번이고 금연을 시도해야 합니다.

탄탄한 연기력으로 인정받는 알 파치노와 러셀 크로우가 3시간 가까이 열연을 펼쳤지만 어찌된 일인지 영화의 흥행은 기대에 못 미칩니다. 뭔가 외적인 요인이 있었을까요? 더하여 담배 소송이 진행되던 동안에는 배심원들의 평결에 영향을 미칠 수 있다며 담배 회사 측에서 배심원들이 이 영화를 보지 못하도록 시청 금지를 요청하기도 했습니다. 그렇다면 아주 좋은 '금연 영화'로 봐도 되지 않을까요? 각종 금연 교육 현장에서 교재로 쓰면 좋겠네요.

좋은 금연 영화인 이유가 또 있습니다. 담배를 피우는 장면이 나오지 않습니다. 아니, 잠깐 한 컷이 나오기도 하는데, 아주 열심히 보아야 발견할 수 있습니다. 그 장면을 찾는 일은 여러분의 몫으로 남겨두겠습니다.

참고 문헌

1. 『현대 의학의 거의 모든 역사』, 제임스 르 파누 지음, 강병철 옮김, 알마, 2016.
2. 『담배 이야기』, 김정화 지음, 지호, 2000.

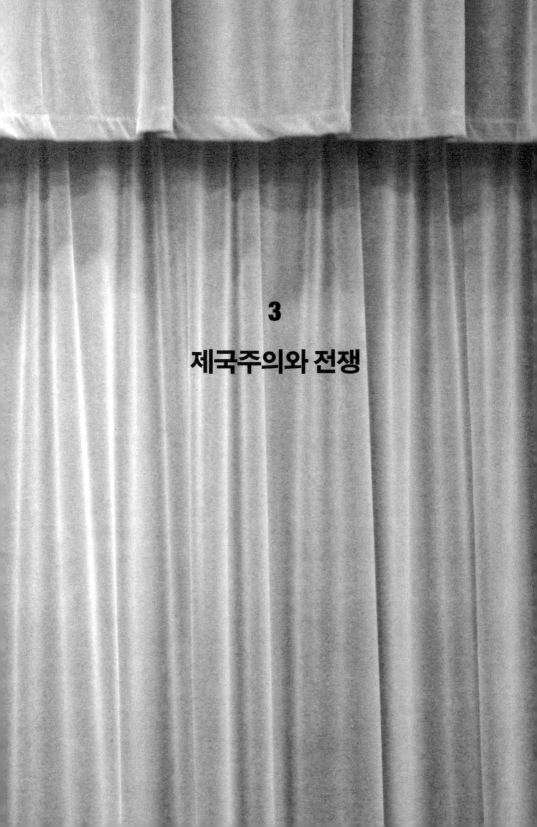

3

제국주의와 전쟁

혈장을 수혈하다

아버지의 깃발 Flags of Our Fathers

2006년, 미국

쇼크shock

다양한 의미로 쓰지만 여기서는
부상을 당해 많은 피를 흘려 몸의
기능이 망가진 상태를 말한다.
재빨리 체내 순환 혈류량을
올려줘야 하는데, 꼭 피가 아니어도
상관없기에 일단 수액이나 혈장을
정맥 혈관으로 주입한다.

전혈全血, whole blood

수혈을 위해 뽑은 피가 응고되지
않도록 처리한 것으로, 바로 수혈할
수 있다.

혈장血漿, plasma

응고방지 처리를 하지 않고 피를 세워
두면 세포 성분인 적혈구, 백혈구,
혈소판은 아래로 가라앉고 위로는
호박색의 액체가 뜨는데 이것이
혈장이다. 단백질, 영양 성분, 혈액
응고 성분을 비롯한 각종 유기물과
무기물이 들어 있다. 혈압을 유지해서
쇼크를 예방하는 중요한 성분이다.

혈청血淸, serum

혈장에 있는 혈액 응고 성분인
피브리노겐을 없애고 남은 것이다.
과거에는 감염병 치료제로 썼다.

유황과 불의 지옥, 이오지마전투

이오지마섬은 미국령 마리아나제도와 일본 본토의 중간에 있는 섬으로, 여의도 7배 크기의 화산섬입니다. 대발견의 시대에 이 섬을 발견한 스페인 선원들이 유황 연기가 피어오르는 것을 보고 '유황의 섬'으로 부르면서 지금도 硫黃島유황도라고 쓰고 이오지마로 읽습니다.

1941년 12월, 진주만에서 불의의 일격을 당한 미국은 전열을 가다듬어 서태평양의 섬들을 남쪽으로부터 하나씩 점령해 나갑니다. 점령지들을 징검다리 삼아 일본 본토로 성큼성큼 다가갑니다.

당시 미국은 세계 최강의 폭격기 부대를 보유하고 있었습니다. 하지만 폭격기들이 일본 본토로 날아가 공습을 하려면 일본과 가까운 곳에서 이륙해야 합니다. 무장한 B-29 폭격기는 한 번 이륙하면 대략 5,000킬로미터를 비행할 수 있었으니, 왕복 여정을 고려하면 일본 본토에서 2,500킬로미터 이내에 있는 비행장을 갖춘 섬이 필요했습니다. 그러니 얼른 일본 본토에 가까운 섬으로 진격해야 합니다.

1944년 여름, 마침내 도쿄에서 2,300킬로미터 남쪽에 있는 마리아나제도를 점령합니다. 드디어 괌과 사이판에서 출격한 폭격기들이 도쿄까지 날아갈 수 있게 된 것이지요. 이제 폭격만 열심히 하면 되겠다 생각했는데 그게 아닙니다. 뜻하지 않은 복병이 있습니다.

마리아나제도에서 이륙한 폭격기들이 일본으로 오가는 길 딱

가운데 있는 이오지마가 문제였습니다. 이 섬에 있는 일본군의 항공기지에서 일본 전투기들이 이륙해 미군 폭격기들을 공격합니다. 심지어는 이오지마에서 발진한 전투기들이 마리아나제도의 미군 기지를 폭격해 피해마저 입히는 지경이 됩니다. 미군은 목에 걸린 가시 같은 이오지마를 점령하기로 결정하고 1945년 2월에 상륙 작전을 감행합니다.

하지만 쉬운 일이 아니었습니다. 섬의 방어선은 견고했고 일본군도 여기서 밀리면 본토가 끝장난다고 생각했기에 결사적으로 저항할 것으로 예측됩니다. 군 수뇌부는 이 작은 섬에서 노르망디상륙작전(1944)의 20배가 넘는 사상자가 발생할 것으로 보고 대비를 철저히 합니다. 장병들에겐 티푸스, 털진드기병, 페스트 같은 감염병에 대비한 예방접종을 했고, 티푸스를 옮기는 이, 벼룩의 접근을 원천 봉쇄할 요량으로 강력한 살충제인 DDT[57]를 군복에 살포했습니다.

상륙을 앞두고 폭격기들은 20일 동안, 해군 전함들은 3일 동안 무차별 폭격을 합니다. 아군 피해를 줄이기 위한 사전 정지 작업이었습니다. 하지만 폭격만으로는 땅속에 만든 견고한 방어진지에 큰 타격을 입히지 못했습니다. 그래서 해병대가 상륙했을 때 유황도라는 이름에 걸맞은 생지옥을 만납니다. 하루에 1,000명에 가까운 사상자가 발생할 정도로 미군의 피해가 컸습니다.

해군 의무병 브래들리 하사

〈아버지의 깃발〉은 실존 인물의 활약상을 바탕으로 만든 영화입니다. 주인공인 의무병(위생병) 존 닥 브래들리는 침착하면서도 대범하게 임무를 수행합니다. 영화가 보여주는 의무병들은 참으로 고독한 존재입니다. 그들은 드넓은 전장으로 흩어져 고독한 전투를 치릅니다. 전투의 첫 총성이 울리는 순간부터 총성이 멎은 뒤까지 한참동안 어디서든, '메딕medic'을 찾는 다급한 목소리가 들리는 곳으로 달려가야 합니다. '시간은 곧 생명'이라는 사실을 그 누구보다도 잘 아는 그들은 지체없이 달려갑니다.

부상병에게 붕대를 감아주고, 부목을 대어주고, 진통제를 주사합니다. 또한 부상자들을 안심시키고 위로합니다. 의무병의 활약을 지켜보는 병사들은 자신들을 치료해 줄 의무병이 있으니 용감하게 적진으로 달려갈 수 있습니다.

반대로 적의 입장에서 보면 비무장인 의무병은 1순위 표적입니다. 의무병이 죽으면 부상병 여럿의 목숨도 같이 빼앗는 것이고, 적의 사기를 꺾는 일이 되니까요. 그래서 이오지마에서 의무병들의 손실률은 높은 편이었습니다. 브래들리도 전투 중에 부상을 당하고, 그 와중에도 다른 부상병을 도웁니다.

전투에 투입된 모든 의무병은 전투용 붕대, 모르핀, 항생제인

---

57 수용소에서 하얀 분말이나 연기로 소독하는 데 썼던 살충제. 인체 유해성 때문에 지금은 사용이 금지되었다.

설파제(페니실린은 아직 본격적으로 보급되기 전입니다), 수술용 메스와 가위 등을 넣어 꾸린, 괴나리봇짐 같은 구급 배낭을 주렁주렁 매달고 다닙니다. 그리고 가장 중요한 쇼크 치료제 '혈장血漿'도 빼먹지 않습니다.

혈맹에게 피를 보내자!

제2차 세계대전이 터지고도 한참이나 참전하지 않았던 미국은 영국이 전쟁을 치르는 데 도움이 되는 물자들을 보냅니다.[58] 그중에는 피도 있었습니다. 하지만 문제가 있었습니다. 전혈을 보낼 경우 바다를 건너는 동안 상해 못 쓰게 됩니다. 그래서 고안한 방법이 전혈에서 분리한 '혈장血漿'입니다.

과다출혈로 쇼크에 빠진 환자라면 굳이 전혈이 아니라 혈장만 수혈해 줘도 목숨을 건질 수 있습니다. 더구나 혈장은 전혈에 비해 보관이나 수송도 간편하고, 더구나 혈액형과 무관하게 수혈할 수 있습니다. 그러니 '혈맹血盟'에게 보내는 물자로 더할 나위 없이 좋습니다.

미국에서 '영국으로 혈액 보내기 캠페인'이 벌어지자 민간인 1만 5,000명이 자원해 팔뚝을 내밉니다. 이렇게 뽑아낸 혈장 5,599병을 영국으로 보냅니다. 전장에서 혈장의 눈부신 활약에 힘입어 혈장 생산에도 박차를 가합니다.

하지만 혈장이라고 해도 완벽하지는 않습니다. 양분이 풍부해서 세균이 쉽게 자랍니다. 세균에 오염된 혈장 주사를 맞으면 패혈증에 걸리니 큰일날 일입니다. 그래서 오염 방지를 위해 혈장을 말립니다. 이것을 건조 혈장이라 부릅니다. 얼려서 말린 건조 혈장은 오염이 안 될뿐더러 내구성도 좋습니다. 높은 곳에서 던져도 되고, 덜컹거리는 비행기나 군함으로 수송해도 아무 문제가 없습니다. 그리고 아주 오랫동안 저장할 수 있습니다. 매우 편리합니다.

처음으로 혈장 수혈을 한 전쟁

이제부터 전투 의무병은 도시락 모양의 혈장 키트(건조 혈장과 식염수)를 메고 전장을 누빕니다. 하지만 이 역시 단점이 있네요. 키트 하나에 몇 킬로그램이나 나갑니다. 그런 것을 몇 개나 주렁주렁 달고 전장을 뛰어다니니 의무병의 고충도 클 수밖에요. 이 문제를 개선한 것이 단백질 성분인 알부민albumin 주사입니다. 사실 혈장의 쇼크 치료 효과는 알부민 때문입니다. 이제는 간편한 알부민 주사로 대체하게 된 것이지요.

그렇다고 해서 전혈이 없어도 된다는 말은 아닙니다. 혈장과 알부민으로 쇼크 상태에서 벗어나면 흘려버린 적혈구는 전혈 수혈로 보충해 줍니다. 그래야 온몸에 산소가 잘 공급됩니다. 하지만 보존성이 약한 전혈은 본토에서 공수하기보다는 현지에서 장병들에게

---

58 제2차 세계대전은 1939년 9월 1일, 독일의 폴란드 침공으로 시작했다. 미국은 진주만 공습을 받은 1940년 12월에 참전한다.

돈을 주고 샀습니다.[59]

1943년 말이 되면 미국은 건조 혈장 250만 봉과 알부민 앰플 2만 5,000개를 생산해 전장에 보급합니다. 1944년 6월에 있었던 노르망디상륙작전에서는 연합군이 현지에서 미리 충분한 전혈을 조달해 실전에 투입합니다.

전쟁의 막바지인 1945년 2월의 이오지마전투에서는 처음으로 전혈, 혈장, 알부민 3종 세트가 합동 작전을 펼쳐 무수한 인명을 살려냅니다. 혈장과 알부민은 전투 의무병의 배낭에 실려 전투 현장에서, 전혈은 야전 구호소에서 씁니다. 그 직후에 있었던 오키나와전투도 사정이 다르지 않습니다.

피도 무기가 되는 전쟁

전투 중 부상을 입은 병사들은 심한 출혈 때문에 생기는 저혈압성 '쇼크'로 목숨을 잃는 경우가 많았습니다. 그래서 부상병의 출혈을 막기 위해 상처를 압박하고, 피가 흐르는 팔다리의 위쪽을 지혈대로 꽁꽁 묶는 장면이 많이 나옵니다. 특이하게도 이 영화에서는 의무병이 부상병이 차고 있던 총을 바닥에 꽂아 세운 다음 부상병의 혈관에 수혈해 주는 장면이 등장합니다. 혈장 수혈 장면입니다.

혈장으로 목숨을 건진 부상병들은 해안에 있는 야전구호소나 야전병원으로 옮깁니다. 군의관들이 전혈을 수혈하며 구급 조치를 합니다. 구급 조치가 끝난 부상병들은 구급선 역할을 하는 4척의 상륙정에 실려 해안선으로부터 30킬로미터 떨어진 곳에 있는 두 척의 병원선으로 후송됩니다.

안전지대인 먼바다에 나가 있던 병원선들은 깊은 밤의 야음을 타고 해안선으로 접근합니다. 그러면 상륙정이 병원선으로 다가와 부상병들을 내려놓은 뒤 전혈과 혈장, 의료용품을 싣고 해안으로 되돌아갑니다.

미군은 이렇게 전선에서 바로 수혈을 할 수 있는 시스템을 도입해 귀중한 인명을 많이 살렸습니다. 하지만 일본군은 그렇게 할 수 없었습니다. 수혈 그 자체만으로도 미군 장병들의 사기가 많이 올랐습니다.

5주 동안 이어진 이오지마전투에서 살아남은 일본군은 불과 216명이었습니다. 일본군 2만 1,000여 명이 목숨을 잃거나 실종되었습니다. 하지만 승리한 미군의 피해는 더 컸습니다. 병력 11만 명을 투입해 6,821명이 전사하고 1만 9,217명이 부상당했습니다(사상자 약 24%). 태평양전쟁 중 일본보다 미군 측 피해가 더 컸던 유일한 전투라고 합니다.

---

59 매혈買血이라 한다. 돈을 받지 않고 피를 주는 것은 헌혈獻血이다.

조작된 사진

이렇게 처참한 피해를 입은 전투이지만 미국인들은 이오지마전투를 미군들 여럿이 힘을 모아 거대한 성조기를 세우는 한 장의 사진으로 기억합니다. 그런데 이 사진에 오랫동안 숨겨진 비밀이 있었습니다. 영화는 그 왜곡된 진실을 바로잡는 과정도 보여줍니다. 2016년 6월에 미국 해병대 사령부는 이오지마전투를 상징하는 '성조기 게양 사진' 속 등장인물 중에서 의무병인 브래들리 해군 하사를 빼고 해병대의 슐츠 일병을 넣는다는 발표를 했습니다.

AP통신 기자가 찍었던 이 유명한 사진이 사실은 연출된 장면이고 게양자들의 신원이 틀렸다고 주장한 것이 바로 2006년에 나온 이 영화 〈아버지의 깃발〉입니다. 영화 덕분에 이 사실이 널리 알려집니다. 진실이 밝혀진다면 사진에서 '삭제될' 브래들리 의무병의 아들은 선친의 유지를 받들어 진실을 밝히는 재조사를 요청했고 군 당국은 특별조사위원회를 통해 사실을 바로잡은 것입니다.

태평양전쟁의 승패를 바꾸었다고 평가되는 이오지마전투의 상징적 사진이 조작되었다는 주장에 많은 사람이 실망했지만, 뒤늦게나마 역사 왜곡을 바로잡은 것 자체가 역사 본연의 책무라 생각합니다. 결국 진실은 밝혀졌고, 덕분에 영화의 주인공인 브래들리 해군 의무병은 전쟁 영웅의 자리에서 깨끗이 물러납니다. 대신 당연히 그 자리에 서야 했던 인물이 온당한 자리와 명예를 되찾았습니다. 그렇다 하더라도 영화 〈아버지의 깃발〉에 등장하는 브래들리 의무병은 여전히 영웅으로 기억됩니다.

비록 조작되기는 했지만 이오지마의 수리바치산 정상의 국기 게양 사진은 미국인들에게 애국심을 고취시켰습니다. 게양 사진에 찍혔던 병사들은 본의 아니게 영웅 대접도 받았고, 그 때문에 양심의 가책을 느껴 고통받기도 했습니다. 하지만 국기 게양 뒤로도 격렬한 전투가 5주 동안 계속되어 섬은 이름 그대로 '유황 불 지옥의 섬'이 되었습니다. 그 과정에서 스러져간 많은 장병, 그들을 구하기 위해 자신의 몸을 사리지 않았던 의무병들이 진정한 영웅이라고 이 영화는 말하고 있습니다. 그래서일까요? 펄럭이는 거대한 성조기 사진보다 수액병을 양손에 들고 있던 병사의 모습이 더 깊은 울림을 남깁니다.

2016년 봄에 우리나라 항공사 소속 여객기 한 대가 이오지마에 비상 착륙해 일주일간 묶여 있었다 합니다. 이 섬은 현재 일본과 미국이 공유하는 군사기지가 되어 민간인이 갈 수 없는 곳입니다. 실제로 영화에 담긴 이오지마는 그곳만큼 황량한 풍경을 만날 수 있는 아이슬란드에서 촬영되었습니다.

〈아버지의 깃발〉이 제작을 마치자마자 같은 전쟁을 다른 시각으로 그린 영화 〈이오지마에서 온 편지〉(2006)가 제작되었습니다. 이 영화는 이오지마 방어를 맡았던 일본군 사령관이 주인공입니다. 관심 있는 분들은 챙겨 볼 만한 영화입니다.

참고 문헌

1. 『피의 역사』, 더글러스 스타 지음, 박범수 옮김, 이룸, 2004.

2. 『전쟁과 의학』, 서울대학교병원 의학역사문화원 편저, 허원미디어, 2013.

3. "A New War Weapon to SAVE Lives, Blood Plasma", The National WWII Museum(www.nationalww2museum.org).

4. 「이오지마전투 성조기 게양 사진 인물에 '가짜'도 포함」, 연합뉴스, 2016.6.24.

5. 「제주항공 여객기 日이오지마서 일주일만에 비행복귀」, 연합뉴스, 2016.3.14.

도망자 요제프 멩겔레

죽음의 천사_{Wakolda · The German Doctor}

2013년, 아르헨티나, 프랑스, 스페인,
노르웨이

죽음의 천사

아우슈비츠 수용소의 멩겔레를
부르는 별명이다. 나중에는 여러 명의
환자를 죽인 의료인을 일컫는 데에도
쓰이게 되었다.

친위대SS, Schutzstaffel

히틀러의 나치당 산하
준準군사조직이다. 전쟁 중 나치
독일의 점령지에서 저항군과
스파이를 색출하는 한편 강제
수용소를 관리하는 부서로 활동했다.

수상한 손님

〈언피니시드〉 편에서 나치 전범 의사의 이야기를 조금 했습니다. 이 번에는 가장 유명한 나치 전범 의사로 '죽음의 천사'라는 별명이 붙은 요제프 멩겔레의 이야기를 알아보겠습니다.

영화의 배경은 1960년, 안데스를 끼고 있는 아르헨티나의 바릴 로체Bariloche입니다. 전통적인 방식으로 인디오 인형을 만드는 기술자 엔조는 가족들과 함께 아내 에바의 고향으로 이사 와 새 삶을 시작합니다. 처가에서 운영하던 호텔을 유산으로 물려받았기 때문 입니다.

에바는 독일 이민자의 후손으로 이곳에서 나고 자랐습니다. 바 릴로체는 남부 칠레와 더불어 독일 이민자들의 남미 정착지입니다. 중위도 지역으로 기후가 온난하면서도 알프스를 닮은 산과 호수가 있기 때문입니다.

에바는 이곳에 있는 독일학교에서 교육을 받았기에 아이들도 자신의 모교에 보냅니다. 그런데 문제가 생깁니다. 독일어도 서툴고 또래보다 키가 작은 딸 릴리스가 동급생들에게 따돌림을 당합니다.

그때 아직 문도 열지 않은 호텔에 두둑한 선금을 주고 투숙 중인 독일인 의사 그레고어가 릴리스의 왜소증 문제를 해결할 수 있다고 나섭니다. 자신이 연구 중인 소의 성장호르몬을 딸에게 맞히면 키가 자랄 것이라 장담합니다. 아직 사람에겐 쓴 적이 없는 것이 꺼림칙하지만 에바는 의사를 믿고 남편 몰래 딸에게 주사를 맞힙니다. 또한 독일인 의사는 쌍둥이를 임신 중인 에바에게도 잘해

줍니다. 건강을 체크해 주고 조산을 방지할 약도 줍니다. 독일인의 피가 흐르는 에바는 내심 독일인 의사가 듬직하고도 고맙습니다.

의사는 가장인 엔조에게도 호의를 베풉니다. 가내수공업 수준인 엔조의 인형 공방을 대규모로 확장해 공장을 짓는 데에 통 큰 투자를 합니다. 하지만 아무 이유 없이 호의를 베푸는 이 남자가 엔조는 왠지 불편합니다.

이 정도면 문제가 터질 대목이지요? 그렇습니다. 성장호르몬 주사를 맞은 릴리스는 부작용이 생기고 사태를 파악한 엔조는 당장 그레고어를 호텔에서 쫓아냅니다. 하지만 에바가 낳은 쌍둥이 신생아들이 호흡 곤란을 겪고, 악천후 속에 의사가 올 수 없게 되자 하는 수 없이 그레고어를 부릅니다. 그레고어는 능수능란하게 아기들의 목숨을 구합니다. 그리고 그 틈을 타서 자신이 만든 조제유 실험도 합니다.

한편 이스라엘 첩보기관 모사드는 아르헨티나에 숨어 있던 아이히만을 체포해 압송하는 데 성공하고, 다음 목표인 멩겔레를 맹추적합니다. 포위망이 점점 좁혀지자 그레고어가 급히 달아납니다. 이 수상한 독일인 의사가 바로 멩겔레였던 것이지요. 그가 미처 챙기지 못한 실험 노트에는 그동안 엔조 가족을 대상으로 벌인 비윤리적인 실험의 기록들이 고스란히 남아 있습니다. 실제로 멩겔레는 숨어 살면서도 불법적인 의료 행위와 생체 실험 등을 마다하지 않고 노트에 자세한 기록을 남겼다 합니다. 같은 독일인이라서, 유능한 의사라서 그를 믿고 가족을 맡긴 에바는 망연자실합니다.

죽음의 천사 멩겔레

멩겔레는 1911년 바이에른주에서 부유한 집안의 아들로 태어났습니다. 당시 독일의 여느 대학생들처럼 뮌헨, 본, 빈, 프랑크푸르트의 대학을 다니며 약학, 인류학, 유전학을 섭렵하고 우수한 성적으로 의대를 졸업했습니다(1938). 이미 학생 때 나치에 입당했고(1937), 졸업하던 해에 친위대 SS에 입대합니다. 제2차 세계대전 직전에 독일국방군에 입대했고, 전쟁이 터지자 하인리히 힘러가 이끄는 무장친위대에 자원했습니다. 골수 나치인 셈이지요.

생지옥이나 다름없는 동부전선에서 전투 군의관으로 복무하며 위험을 무릅쓰고 맹활약을 펼쳐 철십자훈장도 받습니다. 하지만 심한 부상을 입고 베를린으로 후송되었다가 1943년 초에 자원해 아우슈비츠 수용소의 의료 책임자가 됩니다.

아우슈비츠에서 발생한 40만 명의 죽음에 큰 책임을 지고 있는 멩겔레가 이유 없이 사람을 죽인 것은 아니었습니다. 그 나름대로 국가와 의학 발전을 위해서 헌신했다고 생각했습니다(죽을 때까지 죄책감을 전혀 느끼지 않았다고 합니다). 그는 특히 난쟁이, 쌍둥이, 장애인에 관심이 많았습니다. 또한 유전학 연구라는 명목으로 300~400명의 쌍둥이에게 잔인한 생체 실험을 했습니다.

쌍둥이들은 감염 연구에서 비교 대상 피험자가 되기도 합니다. 둘 중 한 명만 세균에 감염시킨 뒤 죽으면 남아 있는 건강한 사람도 해부해 장기와 조직의 변화를 비교, 대조해 보는 연구도 서슴지 않았습니다. 영화 속 그레고어가 갓 태어난 쌍둥이 중 하나에만 영양가 높은 조제유를 먹인 건 나중에 비교 해부를 해볼 목적이었겠지요?

독일의 패전이 임박한 1945년 1월, 소련군이 아우슈비츠를 포위해 오자 멩겔레는 미군 진영으로 탈출해 미군의 포로가 됩니다. 나치를 가혹하게 대하는 소련군의 손아귀에서 벗어나기 위한 고육지책이었습니다. 친위대 전력을 숨긴 탓에 종전 뒤 어렵지 않게 석방된 그는 고향 근처에서 3년 동안 농부로 숨어 지냅니다.

하지만 정체가 탄로나는 것은 시간문제였기에 독일을 탈출해 이탈리아로 숨어듭니다. 이때부터 헬무트 그레고어[60]로 행세하며 마침내 1949년 6월에 대서양을 건너 아르헨티나로 입국하는 데 성공합니다(38세).

나치 전범을 환영한 아르헨티나

그런데 아이히만, 멩겔레를 비롯한 많은 전범이 왜 다른 나라를 다놔두고 아르헨티나로 갔을까요? 아르헨티나가 나치 전범들을 두 팔 벌려 환영한 탓입니다. 왜 그랬을까요?

제2차 세계대전은 아르헨티나에겐 기회였습니다. 아르헨티나에게 유럽, 아프리카, 아시아를 무대로 펼쳐진 전쟁은 '강 건너 불

---

[60] 그레고어는 카뮈의 『변신』에 나오는 주인공 이름이기도 하다.

구경'이었습니다. 그뿐만 아니라 전쟁 덕분에 아르헨티나산 먹거리가 참전국들의 식량 자원으로 수출되어 아르헨티나의 경제는 호황을 누립니다.

1946년에 후안 페론Juan Domingo Perón, 1895~1974이 권력을 잡습니다. 페론은 하필이면 독일, 이탈리아 같은 군국주의 국가를 모범으로 삼아 아르헨티나를 강대국으로 키우려 합니다. 그리고 그것이 허무맹랑한 꿈은 아니었습니다. 페론에게 핵무기 보유국인 미국과 소련의 충돌은 불가피해 보였고, 그렇게 되면 제3차 세계대전이 터져 '북반구'는 사실상 폐허가 될 것이 분명해 보였습니다. 그 상황은 남반구, 특히 아르헨티나에겐 기회가 되겠지요.

아니나 다를까, 종전 5년 만에 1950년에 한반도에서 전쟁이 터지고 핵전쟁의 긴장감이 고조되자 페론은 쾌재를 불렀습니다. 기다리던 것이 곧 온다고 생각한 것이지요. 페론은 미소 양국은 물론이고 동서진영의 공멸 이후의 세상을 준비하기 위해 공을 들입니다. 그래서 미국과 소련만큼 강대국이었던 독일의 핵심 인재들을 받아들입니다.

페론에겐 나치 전범 여부는 중요하지 않았습니다. 두 팔을 벌려 환영했습니다. 어떻게 그럴 수가 있냐며 페론을 욕할 수도 없습니다. 미국과 소련도 비밀리에 나치 과학 기술자들을 빼돌렸고, 그들이 미국과 소련의 과학 기술 발전의 초석이 되었으니까요.

페론 정부의 보살핌 덕분에 멩겔레를 비롯한 나치 잔당들은 어려움 없이 잘 지냈습니다. 멩겔레는 전공을 살려 낙태수술도 하고, 사업도 하고, 가족들은 그를 보러 아르헨티나로 오곤 했습니다. 멩겔레는 악명 높은 전범 아이히만도 몇 번 만나곤 했는데, 이스라엘 정보기관 모사드의 체포 목표 1번과 2번인 이 두 사람의 사이는 별로였습니다.

하지만 호시절도 잠깐이었습니다. 1952년에 아내 에바 페론[61] 이 죽자 후안 페론은 방향을 잃었고, 나라는 엉망이 됩니다. 다시 군부 쿠데타가 터졌고 페론은 권좌에서 물러납니다(1955). 새로운 군사 정권은 나치에게 호의를 베풀지 않았습니다. 나치 잔당들은 위기에 빠졌고, 때맞춰 독일 검찰과 모사드가 멩겔레를 쫓습니다.

1960년에 아이히만이 갑자기 사라집니다. 모사드가 납치한 것입니다. 영문은 몰랐지만 멩겔레는 신변의 위협을 느끼고 다시 도망자의 길을 떠납니다. 그 도피 여행이 이 영화의 배경입니다. 멩겔레를 따라가는 카메라는 한번씩 아이히만의 소식을 뉴스로 전해주는데, 시대적 상황이 어떠했는지 우리에게 알려주려는 것이지요.

다시 도망자의 길로

이 영화는 멩겔레의 탈출로 막을 내리지만 멩겔레의 삶은 끝나지 않았습니다. 멩겔레는 파라과이를 거쳐 브라질에 정착합니다.[62] 시간이 갈수록 나치 전범에 대한 관심도 줄고 모사드의 추적도 느

---

61 '에비타Evita'라는 애칭으로 불리며 큰 지지를 받았다.
62 영화 〈브라질에서 온 소년〉(1978)은 이 무렵의 이야기를 다루고 있다.

슨해지자 별 어려움 없이 살았습니다. 볼프강 게르하르트Wolfgang Gerhard라는 가명으로 살면서 재혼도 하고, 독일의 가족들이 보내주는 돈으로 편히 살았고, 심지어는 독일의 가족을 브라질로 불러 같이 지내기도 했습니다.

말년에는 뇌졸중에 걸렸지만 수영도 할 정도였으니 심하지는 않았나 봅니다. 그가 최후를 맞은 곳이 리조트 수영장이었으니까요. 사인은 익사로 68세 때의 일입니다. 전범 재판정에 세워졌다면 사형을 면하기 어려웠을 멩겔레는 무려 34년간의 도피 생활로 생명을 연장한 것이지요.

서독 경찰 당국이 멩겔레의 소재를 파악하고 찾아 나선 것은 그로부터 6년 뒤인 1985년이었습니다. 마침내 죽음의 천사를 찾기는 했지만 무덤 속이었습니다. 히틀러를 비롯해 전범자들의 시신 위조 가능성에 대한 논란을 의식해서였을까요? 브라질 정부의 협조를 얻어 독일 경찰은 무덤을 개장해 유골을 발굴했고, 법의학적 감정을 합니다. 유체의 신원은 멩겔레가 확실했습니다. 1992년에는 다시 유전자 감식으로 멩겔레의 유골임을 재확인합니다. 이로써 죽음의 천사는 세상을 떠난 것으로 확실히 확인됩니다.

영면에 들지 못한 유골

브라질 경찰은 독일에 사는 멩겔레의 가족에게 유골을 받으라는 요청을 했지만 가족은 인수를 거부합니다. 그도 그럴 것이 그의 아들은 멩겔레라는 성姓까지 버리고 살고 있었으니까요. 가족들에게도 아버지의 행적은 끔찍했을 테지요.

오갈 데 없는 유골은 상파울루대학교의 법의학 교수가 보관하다가 2017년부터 법의학 실습 교재로 사용됩니다. 담당 교수는 학생들에게 의사도 악마가 될 수 있다는 점을 생각해 볼 기회가 될 것으로 기대합니다.

물론 의학도의 배움이 해부학이나 법의학적 지식에만 국한되지 않을 것 같습니다. 사람을 살리는 기술이 얼마나 쉽게 살인 기술로 변모하는지, 제아무리 의학 발전이 중요하다고 해도 인간의 존엄성보다 더 중요하지 않다는 것을 배울 수 있기를 바랍니다. 그나저나 죽음의 천사는 이제 영원한 안식을 얻기는 틀렸습니다.

참고 문헌

1.『나치 의사의 실종』, 올리비에 게즈 지음, 윤정임 옮김, 열린책들, 2020.

2.『오퍼레이션 페이퍼클립』, 애니 제이컵슨 지음, 이동훈 옮김, 인벤션, 2016.

3.『히틀러의 과학자들』, 존 콘웰 지음, 김형근 옮김, 크리에디트, 2008.

4.『전쟁과 의학』, 서울대학교병원 의학역사문화원 편저, 허원미디어, 2013.

5.『닥터 프랑켄슈타인』, 조슈아 퍼퍼, 스티븐 시나 지음, 신예경 옮김, 텍스트, 2013.

6.『배를 타고 아바나를 떠날 때』, 이성형 지음, 창비, 2001.

생체 실험에 희생된
청년 시인

동주

2015년, 한국

731부대

1936~1945년에 하얼빈 외곽에
있던 일본 관동군 산하 세균전
부대다. 지휘관 이시이 시로가 이끈
비인도적이고 잔인한 생체 실험으로
악명이 높다.

생체 실험

살아 있는 사람이나 동물을 대상으로
하는 실험이다. 산 채로 해부하고
죽게 내버려 둔다.

식민지 조선의 청년

시와 시인에 대한 영화가 몇 편 있습니다. 망명객 처지인 시인의 말년을 다룬 〈일 포스티노〉(1994), 시를 배우는 할머니의 이야기를 다룬 〈시〉(2010)가 떠오릅니다. 이제 여기에 아름답고도 슬픈 영화 〈동주〉를 보탭니다.

흑백으로 만들어진 영화 〈동주〉를 1시간 50분 보고 나면, 처연한 마음이 듭니다. "죽는 날까지 하늘을 우러러 한 점 부끄럼이 없기를"이라는 아름다운 시구를 남긴 시인의 삶에 대해 아는 것이 거의 없다는 사실에 낯이 뜨거워집니다. 시인의 짧았던 삶과 비극적인 죽음을 알게 된 뒤로는 오랫동안 먹먹한 마음을 달래야 했습니다. 그 비극의 근원에는 식민지 조선의 청년이라는 원죄가 있습니다. 〈동주〉를 통해 시인의 삶과 그 삶을 무참하게 짓밟은 일본 제국주의자들의 생체 실험 이야기를 알아봅니다.

영화는 시인 윤동주의 삶을 연대기처럼 담담히 보여줍니다. 삶이라는 원고지 위에 시구가 하나씩 쓰이는 장면이 무척 아름답습니다. 윤동주는 1917년 북간도 명동촌에서 태어났고, 생일이 몇 달 빠른 사촌형 송몽규와 함께 문학 청년으로 자랍니다. 문학에 대한 열정은 동주가 더 컸지만 세상의 인정을 받는 것은 언제나 몽규였습니다. 몽규는 동아일보 신춘문예에도 입상을 하고, 독립운동도 했으며, 나중에는 교토제국대학에도 척척 들어갑니다. 하지만 동주는 열망과 달리 죽는 날까지 시집 한 권도 내지 못했고, 교토제국대학에도 낙방해 릿쿄대학과 도시샤대학을 전전해야 했습니다. 당시에는 대학생 신분을 유지해야 강제 징병을 면할 수 있었습니다.

그러다 1943년에 몽규와 동주는 재일유학생 독립운동에 가담했다는 혐의로 체포됩니다. 두 사람 다 모진 고문을 받은 뒤 재판에 넘겨져 각각 3년과 2년 형을 선고받고 후쿠오카형무소에 수감됩니다. 하지만 그곳에서 생체 실험 연구자들의 손에 살해됩니다.

이시이 시로

나치의 생체 실험만큼 일본군의 생체 실험도 악명이 높습니다. 가장 널리 알려진 것은 만주에 있던 731부대의 만행이지요. 나치의 생체 실험을 대표하는 의사가 멩겔레라면 일본에는 이시이 시로石井四郎, 1892~1959가 있습니다. 멩겔레에 대한 이야기는 넘치고 영화도 몇 편이나 있습니다. 하지만 비슷한 일을 했던 이시이에 대한 대접은 소홀합니다. 그래서야 되겠습니까?

동시대에 살면서 유럽과 아시아에서 죽음의 천사가 되었던 두 사람, 나이는 멩겔레가 스무 살 정도 어립니다. 이시이는 1892년 지바에서 부유한 지주의 아들로 태어납니다. 기억력이 비상했고 교사들의 사랑을 받는 모범생이었지만 동료들에겐 오만하고 무례했습니다.

교토제국대학 의학부에 입학했고 수석으로 졸업합니다. 그리고 당시에는 똑똑한 젊은이들에게 탄탄한 미래를 보장해 준 군부에 투신합니다. 1928년부터 2년 동안 유럽 주재 일본 대사관의 무관武官[63]으로 파견되어 제1차 세계대전을 통해 많은 자료를 축적한 유럽 제국들의 생물-화학무기 관련 자료를 수집합니다.

귀국 뒤에는 육군에서 운영하는 의과대학의 면역학 교수로 일했고, 나중에 이 학교의 교수 10명을 인솔해 만주로 건너가 '동양의 파리'로 불린 하얼빈 외곽의 핑팡平房에 세균전을 위한 시설을 건설합니다(1936). 이시이는 이 시설의 총책임자입니다.

731부대

당시 만주는 일본의 속국인 만주국(1931~1945) 땅이었고, 관동군(1919~1945)[64]은 만주에 상주하는 일본 군대였습니다. 731부대가 활동할 무렵 관동군 헌병대 사령관은 나중에 벌어질 태평양전쟁의 전시내각 총리가 될 '면도날' 도조 히데키東條英機였습니다.

이시이가 지휘하는 부대의 정식 명칭은 '관동군 방역급수부대'의 본부입니다. '731부대' 또는 '이시이 부대'로 불립니다. 본부 외에도 다롄의 위생연구소, 신징(지금의 창춘)의 100부대, 안다安達의 세균전 특별실험장 등의 9개 지부를 두었으며, 베이징(1855부대), 난징(1644부대), 광저우(860부대), 싱가포르(9420부대) 등에도 관련 부대가 있었습니다. 단순히 731부대 한 곳에서만 이루어진 일이 아니었

---

63 해외 주재 대사관이나 공사관에 속하는 외교 직급으로 군사 관련 업무를 맡는다.

64 산해관山海關의 동쪽에 주둔한 일본군이라는 의미다.

습니다.

도조는 이시이를 총애했습니다. 그래서 관동군 헌병대가 체포한 사람들 중 죄가 가벼워도 석방하기 어려운 사람, 군이나 국가에 해가 될 것 같은 사람들은 죄다 731부대로 보내 마루타로 만들었습니다. 731부대의 본부가 있는 핑팡에서만 약 3,000명이 희생되었는데, 국적은 중국인, 러시아인, 조선인, 몽골인 등으로 다양합니다. 덕분에 일본은 제2차 중일전쟁(1973) 때 이미 독가스를, 제2차 세계대전 중에는 중국 땅에서 세균전을 펼칠 수준이 됩니다.

일본에서 가장 뛰어난 미생물학자들의 손으로 벌인 731부대의 잔혹한 실험은 그 악랄함이나 규모가 나치의 실험과 다를 바가 없습니다. 마루타들을 얼어 죽게 하거나 굶어 죽게 하는 실험, 화염방사기 성능 시험, 말의 피를 수혈해 보는 실험, 진공 상태에 노출시키는 실험은 물론이고 초보 의사들의 수술 연습 대상이 되기도 했습니다. 하지만 가장 중요한 실험은 세균전 무기 성능 시험이었습니다. 병균을 음식에 타서 먹게 하거나, 주사를 놓거나, 공기 중에 살포하거나, 세균 폭탄에 피폭시켜 세균 무기의 활용도를 높일 방법을 연구합니다.

나치의 실험이 수용소와 실험실 안에서만 이루어졌다면, 일본은 범위가 훨씬 더 넓었습니다. 자신들이 개발한 페스트균으로 도시를 공격해 중국인 2만 명을 죽게 했고, 미·중·소 연합군 포로는 물론이고 조선인의 목숨도 무차별적으로 앗아갔습니다. 희생된 '마루타'는 최대 1만 명에 이르는 것으로 추정됩니다.

일본 본토에서도 이루어진 생체 실험

하지만 이러한 만행은 731부대만의 일이 아니었습니다. 만주에 있던 4개의 하급부대, 만주 군의학교, 군병원에서도 마찬가지였습니다. 육군병원에서 예하부대의 군의관들이 한자리에 모이는 날에는 포로들의 생체 해부[65]를 했습니다.

일본 본토도 예외가 아니었습니다. 여러 제국대학 의학부와 연구소에서도 같은 일을 했습니다. 미군 포로를 생체 해부한 사실이 알려진 규슈제국대학 의학부는 후쿠오카형무소에서 복역 중인 '조센징 사상범'들을 마루타로 썼습니다. 동주와 몽규가 복역한 곳입니다.

연구자들은 내선일체[66]를 거부하고 일본 제국을 전복시키려는 조선인들에게 아무런 망설임이나 죄책감 없이 병원균을 주사하면서 세균전 연구를 합니다. 조선인들이 고통에 몸부림치는 것을 담담히 살펴보며 경과를 기록하고 죽을 때까지 기다립니다. 희생자들의 숨이 끊어지면 몸을 해부해 죽음의 과정을 확인합니다. 하지만 쉽게 죽지 않고 버티는 경우도 있습니다. 그러면 왜 죽지 않는지 해부를 하여 그 이유를 찾습니다.

그렇게 허무하고 비참하게 목숨을 빼앗긴 청년들 중에 동주도 몽규도 있었습니다. 1945년, 두 사람 다 아직 서른도 안 되는 나이

---

65 산 채로 해부하는 것이다.
66 '일본과 조선은 하나'라는 표어로 조선인의 민족 정체설을 말살하려는 방법이었다.

였습니다. 조국 광복을 딱 반 년 남긴 시점이었으니 더 분하고 억울합니다.

명동촌의 가족들에게 동주의 죽음이 임박했다는 전보가 날아왔을 때, 동주는 이미 세상을 떠났습니다. 그 사실을 알 리가 없는 가족들이 서둘러 후쿠오카로 왔지만 그들이 만난 건 세상을 떠난 지 한참이나 지난 동주의 차디찬 시신이었습니다. 가족이 오지 않았다면 동주의 몸은 의대 실습용으로 보낼 예정이었다 합니다.

기소를 면한 731부대 전범 의사들

8월 6일에 히로시마에 원자폭탄이 터지고, 8월 8일에 소련이 만주의 일본군에 선전포고를 하고 진주합니다. 이시이는 패전이 임박한 것을 알고 서둘러 증거들을 없앱니다. 사흘 동안 건물을 폭파하고, 살아남은 150여 명의 마루타들은 독가스로 죽이고, 현지인 노동자들은 증언을 막기 위해 기관총으로 사살합니다. 병원균에 감염된 벼룩과 쥐 떼도 모두 풀어놓습니다.

이시이는 멩겔레가 그랬던 것처럼 소련군이 부대를 접수하기 직전에 탈출합니다. 하지만 자신이 죽은 것처럼 위장하는 것도 잊지 않습니다. 이시이와 일행들은 특별 열차편으로 한반도를 통과해 무사히 일본에 도착한 뒤 종적을 감춥니다. 독일에서 멩겔레를 놓친 미군이었지만 이번에는 이시이를 찾아냅니다. 재판정에 가장 먼저 세울 전범 중의 전범이었습니다.

종전 뒤 독일의 뉘른베르크에서 열린 전범 재판정에는 의사들도 끌려나가 재판을 받고 처벌을 받습니다(〈언피니시드〉 참고). 하지만 2년 반 동안 도쿄에서 800여 차례 열린 전범 재판에서는 의사들을 볼 수 없었습니다. 일본에 의사 전범이 없었던 것이 아니라 미군 당국이 이시이와 핵심 참모들을 고발하지 않았기 때문입니다. 대신 그들의 비밀스러운 연구 결과를 넘겨받았습니다.[67]

하지만 만주를 점령한 소련군이 731부대가 미처 파괴하지 못한 증거들을 확인합니다. 일본 의사들의 비인도적인 생체 실험에 대한 증거들이 분명하고, 생존 포로들의 증언은 물론이고 생포된 수백 명의 부대원들이 있었는데도 미군이 도쿄 전범 재판에서 의사들을 제외하자, 소련은 만주 전범 재판소를 열어 생포된 731부대원들을 처형합니다.

이시이는 1959년 후두암으로 세상을 떠날 때까지 육군 준장의 연금을 받고, 추종자들에게 둘러싸여 살았습니다. 그의 부하들은 일본 제약회사나 화학회사에 입사해 연구 활동을 계속했고, 그중에는 우리가 이름만 들어도 알 만한 일본 거대 제약사의 수장이 된 이도 있습니다. 멩겔레와 그 추종자들이 전범 재판에 회부되어 처벌을 받거나 국외로 탈출해 평생 숨어 살았던 것과 비교하면 처지가 너무나도 다릅니다.

세월이 70년 정도 지나자, 양심적인 일본 의사들도 목소리를 냅

---

[67] 관련 사항은 1993년에 비밀 해제되었다.

니다. 2015년에는 이시이의 모교가 있는 교토에서 일본의 보건의료
인들이 모여 731부대의 만행을 참회하고 반성하는 행사를 열었습
니다. 후쿠오카의 규슈대학 의학부는 선배들이 저질렀던 만행을 공
개하는 '의학역사관'을 열어 차마 입에 담을 수 없는 생체 해부의 경
위를 설명하고 희생자들에게 애도를 표하기도 했습니다. 하지만 국
가 차원의 사실 인정과 사과는 아직까지도 없습니다.

동주의 유해는 고향인 만주 땅에 묻혔습니다. 우리는 2017년에
그의 탄생 100주년을 맞았고, 2025년 2월 16일은 후쿠오카형무소
에서 일제의 잔혹한 생체 실험으로 세상을 떠난 지 80년이 되는 날
이었습니다. 오늘 밤엔, 하늘을 보며 "별을 노래하는 마음으로 모
든 죽어가는 것을 사랑"했던 시인의 「별 헤는 밤」을 나직이 읊어
보면 어떨까요?

참고 문헌

1. 『전쟁과 죄책』, 노다 마사아키 지음, 서혜영 옮김, 또다른우주, 2023.

2. 『피의 역사』, 더글러스 스타 지음, 박범수 옮김, 이룸, 2004.

3. 『닥터 프랑켄슈타인』, 조슈아 퍼퍼, 스티븐 시나 지음, 신예경 옮김,
   텍스트, 2013.

4. 『전쟁과 과학, 그 야합의 역사』, 어니스트 볼크먼 지음, 석기용 옮김,
   이마고, 2003.

5. 『전쟁과 의학』, 서울대학교병원 의학역사문화원 편저, 허원미디어, 2013.

파계 A Nun's Story

열대병

열대와 아열대 지방에서 걸리는
병으로 대부분은 감염병이다.
바이러스나 세균을 보유한 곤충들이
감염의 주요 매개체다.

벨기에령 콩고

역사상 유래 없는 벨기에 왕 레오폴드
2세의 개인 식민지로, 1885년에 공식
출범했다. 1908년에 벨기에 정부가
콩고를 병합했고, 1960년에 콩고는
독립했다.

제2차 세계대전 아래에서

수녀원의 내밀한 이야기, 오드리 헵번의 연기 그리고 마지막 장면이 두고두고 머리에 맴도는 영화입니다. 그뿐만 아니라 의학적인 내용도 풍성합니다.

영화는 1920년대 말의 벨기에에서 시작합니다(오드리 헵번 역시 벨기에 브뤼셀 출신입니다). 저명한 외과 의사의 딸로 태어나 아버지의 일을 도우며 자란 가브리엘은 간호사가 되어 아프리카에서 봉사하는 꿈을 가지고 수도원에 들어갑니다. 소정의 교육이 끝나자 루크 수녀로 새로 태어난 가브리엘은 콩고에서 일하며 과로와 격무에 시달리다 결핵으로 쓰러집니다. 회복되어 업무에 복귀했지만 어처구니없는 이유로 본국으로 소환되고, 다시는 아프리카 땅으로 돌아가지 못하는 처지가 됩니다. 그때 제2차 세계대전이 터집니다.

벨기에는 18일 만에 독일에 항복하고, 병원은 독일군 부상병들로 가득 찹니다(물론 그 전에 있었던 벨기에 부상병들은 다 쫓겨났겠지요). 그 와중에 가브리엘은 부친이 환자들을 돌보다가 독일군의 총에 맞아 죽고, 동생은 레지스탕스에 가담했다는 소식을 듣습니다. 동생은 혹시 다치더라도 내놓고 병원 치료도 받지 못하고 죽기 십상이었지요. 박애정신을 실천해야 하는 성직자이며 간호사이기 때문에 자신의 가족에게 총부리를 들이댔을지도 모르는 독일군 부상병들을 치료해야 하는 처지에 회의를 느낀 가브리엘은 인간적인 번민에 시달립니다. 결국 수도자의 길은 자신의 삶이 아니라는 결단을 내리고 수녀원을 떠납니다.

1930년대의 의료 환경

영화는 1930년대의 의료 상황을 잘 보여줍니다. 지금으로부터 거의 한 세기 전인 그 시절 의학의 풍경은 어땠을까요? 이미 에테르마취(1846), 수술 기구의 소독(1870), 마스크와 장갑(1890), 방사선촬영법(1895)이 도입되었습니다. 암 환자들은 수술과 방사선 치료를 받습니다. 20세기 초에 매독 치료제가 나왔고, 몇 개의 열대 기생충 질환 치료제도 나왔습니다. 말라리아는 퀴닌으로 치료하고 당뇨병 환자는 인슐린 주사를 맞습니다. 영국의 알렉산더 플레밍은 페니실린을 발견했지만(1928) 아직 실용화하지 못했습니다. 반면에 독일의 게르하르트 도마크는 설파 항생제를 개발해 첫 환자를 치료합니다(1933).

제국주의와 열대의학

영화의 전반부가 끝날 즈음, 루크 수녀가 앤트워프에 있는 열대의학교School of Tropical Medicine에서 공부하는 장면이 나옵니다. 1906년에 세워진 학교는 지금은 '앤트워프 열대의학 연구소ITM, Antwerp Institute of Tropical Medicine'로 명맥을 이어가고 있는 최고의 열대병 연구기관 중 하나입니다. 물론 그 시작은 벨기에의 아프리카 식민지인 콩고에 보낼 의료인을 훈련시키고 말라리아와 수면병 같은 치명적인 열대병 문제를 해결하기 위해서였습니다.

지금도 벨기에의 열대의학 연구 수준은 세계적입니다. 아프리카에서 에볼라 열이나 에이즈 같은 질병을 처음으로 발견하고 연구한 곳도 이곳입니다. 물론 벨기에뿐만 아니라 영국, 프랑스, 독일, 미국, 네덜란드, 포르투갈, 심지어는 일본도 열대병에 관심이 많았습니다. 모두 아프리카나 아시아의 열대지방에 있던 식민지를 가진 나라들이지요.

병원도 겸했을 열대의학교는 '콩고 뱃머리Congo docks' 근처에 있었습니다. 배로 실어온 환자들이나 선원들이 외부 접촉 없이 입원할 수 있도록 말입니다. 아마 루크 수녀가 가족의 환송을 받으며 배를 탔던 곳도 '콩고 뱃머리'이고, 그녀가 후송했던 식민지의 유력 인사가 입원한 병원도 바로 이곳일 겁니다.

열대병을 이겨야 가능한 식민지 통치

지리상의 '대발견' 이후로 아프리카와 아시아로 진출한 열강들은 말라리아는 물론이고 결핵, 나병, 상피증(사상충증), 흑열sand fly fever, 황열yellow fever, 흑수열black water fever 같은 열대병을 만납니다. 원주민들은 총과 대포로 제압할 수 있지만 우거진 정글 속에 숨어 있는 열대병은 속수무책입니다. 유럽인들의 아프리카 식민지화가 15세기부터 시작되었지만 유럽인들이 내륙은 내버려두고 해안에만 정착한 이유는 바로 그 때문입니다.[68]

19세기 전반기까지도 영국이나 프랑스의 식민지 주둔군은 적의 총칼이 아니라 열대병으로 큰 피해를 입습니다. 그러니 서구 열강들이 열대병 연구를 열심히 할 수밖에 없겠지요. 이러한 사정은 인도와 아시아에서도 다르지 않았습니다. 그렇게 보면 아프리카 원주민들에겐 열대병이 서구 열강 침략자들의 손아귀로부터 지켜주는 수호자 역할을 했습니다. 로마 열병의 아프리카 버전인 셈이지요(《미션》 참고).[69]

미국은 황열과 말라리아가 문제였습니다.[70] 내전(남북전쟁) 동안 백인 병사의 절반, 흑인 병사의 80%가 말라리아에 걸렸습니다. 미국은 스페인과의 전쟁(1898)으로 쿠바를 빼앗았지만 아바나 주둔군은 황열 때문에 곤경을 치릅니다. 군의관과 미생물학자들의 노력으로 모기를 퇴치하면서 황열을 이겨내고 그 자신감으로 프랑스가 포기했던 파나마 정글에 운하를 뚫습니다. 운하를 통해 태평양과 대서양을 이은 미국은 강대국으로 올라서는 단단한 기반을 마련합니다(《다이하드 2》 참고).

황열과 말라리아의 원인이 모기라는 사실이 알려지면서 모기를 쫓아내고, 말라리아 치료제와 수면병[71] 치료제도 만들고, 더구나 엄청난 살상력을 발휘하는 기관총으로 무장하자 열강들에게

---

68 정확히 말하면 내륙은 노예 상인들에게 맡겨두었다.

69 로마의 풍토병인 열병 때문에 침략자들이 큰 고통을 받았다.

70 1793년 당시 미국 수도였던 필라델피아에 황열이 돌아 인구의 16%가 사망했다.

71 체체파리가 사람이 피를 빨 때 몸속에 있는 파동편모충이라는 기생충을 옮기면서 병에 걸린다. 20세기 초에는 매년 3만 명이 걸렸다.

아프리카 내륙으로 들어가는 진입로가 열립니다. 이렇게 열대병을 연구한 미생물학자들 덕분에 제국주의는 그 지배력을 확실히 넓힙니다. 체력도 국력이지만 '의력醫力'도 국력이던 시절이었습니다.

벨기에 식민지 콩고의 비극

벨기에는 스페인, 포르투갈, 영국, 프랑스, 네덜란드보다 늦게 열강 쟁탈전에 뛰어듭니다. 하지만 해안에는 설 자리가 없어 내륙 깊숙이 들어갈 수밖에 없었습니다. 19세기 말에 벨기에는 아프리카 내륙에 있는 콩고를 식민지로 삼았습니다. 면적만 보면 본국의 70배나 되는 드넓은 땅입니다.

콩고는 벨기에 국왕 레오폴드 2세King Leopold II, 1835~1909의 개인 식민지로 시작합니다. 평화로워 보이는 영화 속 장면과 달리 원주민들을 강압적이고 잔인하게 착취했던 식민지로 악명이 높았습니다. 할당된 고무 생산량을 채우지 못하면 원주민들은 손목이 잘렸습니다.

국왕의 사유지였던 20년 동안 콩고 인구의 절반인 1,000만 명이 목숨을 잃은 것으로 추정됩니다. 루크 수녀가 원주민을 도우려 갔던 콩고는 바로 그런 아픈 사연이 있는 곳입니다(지금은 콩고 공화국입니다).

힘들면 돌아오렴

〈파계〉라는, 다소 파격적인 제목 때문에 영화를 보는 내내 언제, 어떻게, 왜 파계하는지 궁금함을 참을 수 없습니다. 이런 관점으로 영화를 보면 이 영화의 진정한 의미를 제대로 음미하기 어렵습니다. 〈어느 수녀의 이야기〉라는 원제의 의미를 살려 가브리엘에서 루크 수녀로, 다시 가브리엘로 되돌아오는 그녀의 삶의 행로를 담담히 지켜보면 영화가 좀 달리 보입니다.

영화 초반에 가브리엘의 아버지가 서툰 피아노 실력으로 들려주는 노래는 모차르트의 오페라 〈피가로의 결혼〉에 나오는 아리아 〈사랑의 괴로움을 그대는 아는가〉입니다. 가브리엘이 책상 위에 두고 온 반지와 남자의 사진, 그리고 원주민 아이를 안고 있는 수녀의 사진은 가브리엘이 사랑과 이별의 괴로움을 잊고 현실에서 도피하려는 마음으로 수도원과 아프리카를 선택한 것임을 암시합니다. 하지만 그녀는 철저히 현실로 돌아오기 위해 '파계'합니다.

가브리엘의 아버지가 딸을 수도원으로 보내기 전에 '중도에 포기하게 될지라도 실패자로 생각하지 말고 되돌아와도 된다'고 한 당부, 그 말에 용기를 얻어 가브리엘은 현실로 되돌아올 수 있지 않았을까요? 졸업과 입학을 맞은 이들에게도 꼭 나누고 싶은 명대사입니다.

참고 문헌

1. 『감염의 전장에서』, 토머스 헤이그 지음, 노승영 옮김, 동아시아, 2020.

2. 『바이러스 사냥꾼』, 피터 피오트 지음, 양태언, 이지은, 정준호, 최선 옮김, 아마존의나비, 2015.

3. 『치명적 동반자, 미생물』, 도로시 크로퍼드 지음, 강병철 옮김, 김영사, 2021.

4. 『모기』, 앤드류 스필먼 외 지음, 이동규 옮김, 해바라기, 2002.

5. 『전쟁과 약, 기나긴 악연의 역사』, 백승만 지음, 동아시아, 2022.

6. 『말라리아의 씨앗』, 로버트 데소비츠 지음, 정준호 옮김, 후마니타스, 2014.

7. 『과학에 크게 취해』, 막스 페루츠 지음, 민병훈, 장세헌 옮김, 솔, 2004.

8. 『처음 읽는 아프리카의 역사』, 루츠 판 다이크, 데니스 도에 타마클로에 지음, 안인희 옮김, 웅진지식하우스, 2005.

9. 「황열병의 통제담론과 권력관계: 1793년의 필라델피아」, 김서형, 《의사학》 제23권 제3호(통권 제48호), 2014년 12월.

10. 「콩고人 손목 수백만개 사라졌다, 레오폴드 대학살」, 중앙일보, 2018.2.17.

전장의 의사들

야전병원 Le Toubib

1979년, 프랑스

야전병원 field hospital
환자나 부상자가 발생한 현장에
설치하는 임시병원으로, 이동이
가능하다. 환자나 부상자들을
상설병원으로 안전하게 후송하기
위해 응급 처치와 수술을 한다.
군대에서 시작한 시스템이지만
지금은 민간이나 국제
구호기구에서도 활용한다.

제3차 세계대전이 터진다면

가까운 미래, 유럽에서 제3차 세계대전이 터집니다. 아내로부터 버림받아 상심한 외과 의사 데스프레는 전쟁터로 나가 야전병원에서 일합니다. 성마르고 냉소적이며 차가운 성격의 데스프레는 친구도 없이 외톨이로 지냅니다. 그러다 간호사 아르모니에게 마음의 문을 조금씩 엽니다.

하지만 데스프레는 아르모니가 부상병을 돌보다 치명적인 병에 걸린 사실을 알게 됩니다. 그녀에게는 그 사실을 알리지 않고 데스프레의 시골 집으로 보내 요양을 하게 합니다. 전황은 긴박하게 돌아가는데, 전장에서 간신히 싹 틔운 두 사람의 사랑 앞에 어떤 운명이 기다리고 있을까요?

전쟁 영화이지만 전투 장면은 나오지 않습니다. 멀리서 번쩍이는 섬광, 바삐 움직이는 의료진, 분주히 나는 헬리콥터들이 전쟁 상황에 대해 암시할 뿐입니다. 40~50년 전의 영화이지만 지금 봐도 미래적인 디자인의 야전병원이 시선을 끕니다. 그리고 구급 헬리콥터가 뜨고 내리고 열을 맞춰 날아가는 장면은 군무群舞처럼 아름답습니다.

하지만 그 이면에는 사람을 죽이는 최첨단 무기들이 난무하는 전쟁이라는 현실이 있습니다. 화생방 무기가 등장하고, 마을이 쑥대밭이 되고, 사람의 '온기'에 반응해 폭발하는 치명적인 '상어' 지뢰는 끔찍하기만 합니다.

아르모니가 보호장구 없이 부상병을 돌보다 병에 걸려 죽을 처지가 되고 만 것도 모든 인간적인 것에 반하는 전쟁의 몰인간성을 암시하는 듯합니다. 인간성이 좋은 동료 군의관 역시 참변을 당하고 비인간적이고 냉소적인 데스프레는 살아남는 것을 보면 전쟁과 휴머니즘은 같은 하늘 아래 공존할 수 없다는 메시지를 던져주는 것만 같습니다.

전장의 의사 파레

프랑스는 오랜 세월 군진軍陣의학과 야전野戰의학을 이끌었습니다. 특히 앙브루아즈 파레Ambroise Pare, 1510~1590는 이 분야의 선구자입니다. 파레는 1510년 프랑스 북부에서 위그노파(신교도) 가구공의 아들로 태어났고 파리 최고의 병원인 '오텔 디외Hôtel-Dieu'에서 수련을 받습니다. 육군 장성의 주치의가 되었고, 1536년에 이탈리아 북부의 토리노전투에 종군합니다(26세). 토리노에서 파레는 새로 태어납니다(자세한 이야기는 나중에 하겠습니다).

종군 뒤 파리로 돌아와 결혼도 하고, 개인 진료소도 열어 꽤 성공합니다. 하지만 걸핏하면 전쟁터로 불려갑니다. 다른 바버-서전과 달리 학구적인 파레는 전장에서 쉬지 않고 연구를 합니다. 몸에 박힌 총알을 찾아 빼내는 법을 개발하고, 화약 무기 부상병 치료법도 개발합니다. 출혈을 막으려면 상처를 뜨거운 인두로 지지는 것(소작燒灼, cauterization)보다 혈관을 묶는 것(결찰缺札, ligation)이 더 낫다는 것도 알아냅니다. 파레는 프랑스 최고의 바버-서전으로 인정

받아 국왕 앙리 2세, 프랑수와 2세, 샤를 4세, 앙리 3세의 시의侍醫로 임명됩니다.[72]

이제 '파레' 하면 꼬리표처럼 따라다니는 '토리노전투'에 대해 알아보겠습니다. 하지만 그 전에 바버-서전을 괴롭힌 화약 무기에 대해 먼저 알아볼까요?

화약이 바꾼 전장의 풍경

1,000년 전 중국에서 발명된 화약은 처음에는 오락용 발사기나 대나무[73]에 넣어 썼습니다. 13세기가 되면 화약은 무기로 변신합니다. 대나무나 쇠로 만든 대롱에 화약과 돌, 납, 도자기 조각 등을 넣고 불을 붙여 적에게 발사한 것이지요. 무적의 몽골 기마군단도 혼비백산했다 합니다. 13세기 말이 되면 도자기를 본떠 만든 모양의 철제 주물 장치(항아리 모양의 대포) 속에 화약과 화살을 넣어 발사합니다. 일종의 화살 대포였습니다.

중국의 화약 무기는 아라비아를 거쳐 유럽으로 건너갑니다. 대포에 단단한 바위를 넣어 발사해 성벽을 공격하는 공성攻城 무기로 썼다가 15세기 중반이 되면 본격적인 인마人馬 살상용 무기가 됩니다. 특히 스페인에서 '불 막대기' 또는 '손대포'라 불리는 개인용 총기가 등장합니다. 화승총[74]이나 머스켓musket 총의 조상 격입니다.

화약 무기의 파괴력은 엄청났습니다. 1525년에 카를 5세의 신성로마제국 군대는 이탈리아의 파비아Pavia에서 하루 만에 프랑스군

8,000명을 쓰러뜨립니다. 임진왜란 때 조총鳥銃[75]으로 무장한 일본군 앞에 조선이 얼마나 무력했던지를 생각해 보면 이해가 되지요?

화약 무기는 빠른 속도로 역사를 바꾸었습니다. 난공불락의 두터운 성벽도 포탄으로 구멍이 뚫리고, 갑옷을 입은 지체 높은 기사님도 비천한 소작농의 총알 한 방에 고꾸라집니다. 갑옷도 성벽도 봉건제도도 함께 허물어진 것이지요. 권력자들은 좀 더 강력한 살상무기 개발에 열을 올립니다. 반면에 인간의 몸은 이제껏 겪어보지 못한 끔찍한 살상력 앞에 무방비로 내던져집니다. 의사들은 당혹스럽습니다.

토리노의 잠 못 이룬 밤

"고대인이 사용했던 각종 전쟁 무기들은 정말이지…… 어린아이 놀이나 장난에 불과하다. 새로 나온 것들은 모양에서나, 잔인함,

---

[72] 그는 『화승총과 다른 총기, 창, 그와 비슷한 무기에 의한 상처를 치료하는 방법: 특히 화약 가루에 의한 화상에 관하여The Method of Treating Wounds Made by Harquebuses and Other Guns』라는 책도 출간했는데, 유럽 전장에 새롭게 등장한 화약 무기의 부상 치료법을 다룬다.

[73] 화약을 속이 빈 대나무 속에 넣고 불을 붙이면 원하는 방향으로 발사할 수 있었다. 그래서 폭죽爆竹이라 불렀다.

[74] 화승火繩이란 화약 심지를 말한다. 심지에 불을 붙여 발사하는 총이 화승총이다.

[75] 조총도 화승총의 일종이다.

효과에 있어 인간이 상상할 수 있는 모든 잔혹한 무기를 능가한 다." —파레

파비아의 치욕 10년 뒤인 1536년, 프랑스군은 토리노에서 설욕 전을 벼릅니다. 양측은 화약 무기를 동원했고 엄청난 살상전이 펼 쳐집니다. 그 전쟁터에 파레가 있었습니다. 천둥 같은 폭음, 매캐한 화약 냄새, 검붉은 연기로 뒤덮인 전장에서 사람의 몸은 찢어발겨 져 너덜거리고, 구멍이 뚫립니다. 뜨겁고 더러운 파편도 몸에 박힙 니다.

바버-서전들이 부지런히 병사의 목숨을 건진다 해도 상처에는 염증이 생기며 곧 썩어 들어갔습니다. 당시에는 세균 감염이라는 것 을 몰랐기에, 전례 없던 무기, 즉 화약의 '독'이 몸에 퍼진 것이라고 생각합니다. 그래서 치료는 '화약독을 빼는' 것으로 결론이 납니다.

어떻게 독을 뺄까요? 바버-서전들은 당밀[76]을 넣어 '끓인' 기름 을 상처에 부었습니다. 뜨거운 기름이 소독 효과를 발휘했을 수는 있겠지만 화상을 추가하는 것이나 다름없습니다. '병 주고 약 준' 셈입니다. 26세에 초보 바버-서전으로 종군한 파레도 동료들이 하 는 대로 따라했습니다. 그때는 다들 그렇게 했으니까요.

그러던 어느 날 준비해 둔 뜨거운 기름이 바닥이 납니다. 하는 수 없이 파레는 임시방편으로 달걀 노른자, 장미 기름, 송진을 섞어 만든 고약을 상처에 살살 붙여줍니다. 그날 밤 파레는 잠을 이루지 못합니다. 치료를 제대로 못 받은 병사들에 대한 걱정과 죄책감으 로 밤을 지새우지요.

다음 날 아침 일찍 파레는 부상병들에게 가봅니다. 그런데 놀라운 일이 벌어졌습니다! 자신이 만든 고약으로 치료받은 부상병들은 싸늘한 주검이 되기는커녕 생생하게 살아 있었습니다. 고약을 바른 상처는 잘 아물고, 통증도 덜해 환자들은 잠도 잘 잤습니다. 반면에 기존의 뜨거운 기름 치료를 받은 부상병들은 언제나 그랬던 것처럼 상처가 덧나 열이 나고 붓고 아파서 밤잠을 설쳤습니다.

이 경험은 파레를 바꾸어 놓습니다. 이제 상처에 끔찍하고 해로운 치료를 할 필요가 없다고 생각합니다. 오히려 상처를 부드러운 방법으로 살살 달래며 치료하는 것이 더 좋다고 생각합니다.

외과를 업그레이드한 파레

파레는 책을 여러 권 썼습니다. 라틴어를 몰랐기 때문에 모국어인 프랑스어로 썼습니다. 덕분에 많은 바버-서전이 쉽게 그의 책을 보고 배웠습니다. 파레의 책은 영어, 독일어, 네덜란드어, 심지어는 라틴어로도 번역되어 오랫동안 필독서가 됩니다.

파레는 겸손했습니다. "나는 환자에게 붕대를 감을 뿐, 치료는 신의 몫이다"라는 훌륭한 명언을 남긴 이도 바로 파레입니다. 진인사대천명盡人事待天命의 외과 버전인 셈입니다.

76 단맛이 나는 시럽이다.

내과계 의사들이 흔히 외과계 의사를 두고 '무식한 칼잡이'라고 부르던 때가 있었습니다. 지금도 그런 말을 하는 사람이 있다면 파레의 이야기를 들려주고 싶습니다. 그전까지는 그랬는지 몰라도 파레로부터 외과는 새로 태어났다고 말입니다. 그리고 한마디 덧붙이겠습니다. 내과 의사는 약에게 치료를 맡기지만, 외과 의사는 지성을 이용해 '손으로 직접' 치료하는 의사라고 말입니다. 여러분도 동의하시지요?

참고 문헌

1.『삽화로 보는 수술의 역사』, 쿤트 헤거 지음, 김정미 옮김, 이룸, 2005.

2.『닥터스: 의학의 일대기』, 셔윈 놀랜드 지음, 안혜원 옮김, 살림, 2009.

3.『전쟁과 과학, 그 야합의 역사』, 어니스트 볼크먼 지음, 석기용 옮김, 이마고, 2003.

4.『모든 것은 히포크라테스로부터 시작되었다』, 리차드 아머 지음, 이종석 옮김, 시공사, 2001.

5.Source Book of Medical History, Logan Clendening, Dover, 1960.

아편opium

양귀비에서 추출하는 생약을 말한다.
아편을 뜻하는 단어 opium의 어원은
그리스어 opion으로 즙汁을 뜻한다.
opium의 음을 한자어로 표기한 것이
아편阿片이다.

모르핀morphine

아편에서 추출한 알칼로이드 중
하나로 먹으면 잠이 온다. 그리스
신화에 나오는 꿈의 신 모르페우스
Morpheus의 이름에서 따왔다.

마약

법률에 의해 마약류로 관리되는
것에는 마약(아편, 모르핀, 헤로인, 코카인,
펜타닐 등), 향向정신성의약품(필로폰,
수면제 등), 대마가 있다.

소년병 포로들과의 약속

1945년 5월, 제2차 세계대전이 끝난 직후의 덴마크입니다. 덴마크
군의 칼 라스무센 상사는 독일군 포로들을 데리고 외딴 해안으로
옵니다. 이곳에서 포로들은 나치 독일이 매설한 지뢰 4만 5,000개
를 제거해야 합니다. 상사는 자신의 지시에 따라 임무를 완수하면
포로들을 고국 땅으로 보내준다고 약속합니다. 전쟁 중 독일이 이
땅에 뿌린 저주의 씨앗을 독일인의 손으로 거두는 것은 당연한 일
이겠지요. 하지만 포로라고 데려온 사람들은 소년병들입니다. 전쟁
막판에 궁지에 몰린 나치가 총알받이로 전쟁터에 내보낸, 간신히
목숨만 건진 불쌍한 아이들입니다.

상사는 소년병 포로들에게 한 시간에 6개씩 제거하면 3개월 만
에 일이 끝난다고 공언합니다. 하지만 지뢰 제거 작업이 어디 쉬운
일입니까? 목숨을 바쳐야 하는 일이지요. 하물며 어린아이들에게
그런 일을 시킬 수 있을까요?

하지만 상사는 아이들에게 모질게 굽니다. 나치에 쌓인 적개심
때문이겠지요. 누군가의 보살핌이 필요한 소년들이지만 포로라는
이유로 목숨을 건 강제 노동을 하고, 굶주리고, 얻어맞습니다. 상사
는 조금의 인정도 베풀지 않습니다.

그러던 중 소년들은 병에 걸리고, 지뢰가 터져 팔다리가 날아가
고, 목숨까지 잃습니다. 그제서야 상사는 소년들이 '나치'가 아니라
군복을 억지로 입혀놓은 '아이'일 뿐이라는 사실을 깨닫습니다. 상
사의 얼음장 같은 마음이 조금씩 녹습니다.

마침내 작업은 끝납니다. 13명으로 출발해 살아남은 아이들은 고작 4명입니다. 전쟁에서도 살아남은 아이들이 지뢰 제거를 하다가 이렇게 허망하게 죽어갔네요. 그래도 이제 남은 아이들은 집으로 돌아갈 수 있겠지요? 안타깝게도 아니었습니다. 상부에서는 생존 소년병들을 더 험한 지뢰밭으로 보내려 합니다. 이곳으로 가게 되면 남은 아이들도 목숨을 부지하기 어렵습니다. 상사는 불쌍한 아이들을 풀어주라고 상부에 호소합니다. 하지만 아무 소용이 없습니다. 독일에 대한 적개심을 가진 높은 장교들 역시 아이들을 나치 포로로만 볼 뿐이니까요. 과연 상사는 아이들과의 약속을 지킬 수 있을까요?

자연산 마약 아편

이 영화에서 모르핀 주사를 두 번 만나게 됩니다. 지뢰가 터져 양팔을 잃은 소년이 고통으로 몸부림칠 때 상사가 뭔가를 찔러주는 장면에서 처음 나옵니다. 형제를 잃은 소년이 큰 충격으로 실성해 발버둥을 칠 때 한 번 더 등장합니다. 처음에는 진통제로, 두 번째는 진정제로 쓰였습니다. 오랫동안 모르핀을 쓴 이유가 바로 이 두 가지입니다.

잘 아는 것처럼 모르핀은 아편에서 얻고, 아편은 양귀비에서 얻습니다. 양귀비는 서양의 클레오파트라와 맞먹는 동양의 대표적 미인의 이름입니다. 그녀의 이름이 붙었다는 것은 그만큼 아름다운

꽃이라는 반증이 되겠지요. 하지만 진짜 양귀비꽃을 실제로 본 사람은 별로 없습니다. 양귀비꽃을 키우는 것만으로도 '마약류관리에 관한 법률 위반'으로 처벌을 받는 상황이니 일반인이라면 꽃을 볼 기회가 없습니다.[77]

하지만 양귀비를 몰래 키우는 사람들은 생각보다 많아서, 우리나라 경찰 당국은 양귀비꽃이 피는 늦봄에 드론까지 띄워 단속에 나섭니다. 2023년에만 2,902명이 양귀비 사범으로 적발되었다고 하네요. 매년 증가세입니다.

양귀비를 키우는 사람들은 그 이유를 어여쁜 꽃 때문이라 하겠지만, 실상은 양귀비의 덜 익은 꼬투리에 생채기를 내면 흘러나오는 희뿌연 액체가 더 솔직한 대답일 것입니다. 이것을 긁어내어 말리면 갈색 덩어리가 되는데, 이것이 바로 아편입니다.

모든 양귀비가 아편을 만드는 것은 아닙니다. 28개 속屬, 250여 종種이나 되는 양귀비 품종 중 파파베르 솜니페룸*Papaver somniferum*[78]과 파파베르 브락테아툼*Papaver bracteatum*에서만 상당량의 아편이 나옵니다. 그러니 여름 들판에 핀 '꽃양귀비(개양귀비)'를 보고 놀랄 필요는 없습니다.[79]

인간이 언제부터 어떻게 아편의 효능을 알고 썼는지 정확히는 모릅니다. 하지만 술보다 더 오래전부터 사용했고, 이미 1만여 년 전의 선사시대에도 아편을 쓴 것으로 봅니다. 오랫동안 인간은 아편을 삼키거나(서아시아, 유럽) 피워왔지만(동아시아) 범죄 행위로 인식한 것은 비교적 최근의 일입니다. 그 전에는 일반인들이 아편을 즐기는 것은 술을 마시고 담배를 피우는 것과 같은 일이었습니다.

그리고 의사에게 아편은 설사와 기침, 고통과 격앙된 감정을 가라 앉히는 약이었습니다.

의사들이 아편을 약으로 쓴 역사를 거슬러 올라가면 1세기 로마의 의사 디오스코리데스Dioscorides, 40~90, 2세기 로마의 갈렌Galenus, 162~217, 16세기 스위스의 파라켈수스Paracelsus, 1493~1541, 17세기 영국의 토머스 시드넘Thomas Sydenham, 1624~1689이 등장합니다. 하지만 의사의 처방 없이도 아편이 함유된 음료가 설사약이나 진통제로 일반인들에게 팔렸고, 중국에서는 아편 과자까지 있었습니다.

아편에서 추출한 모르핀

1804년에 독일의 프리드리히 제르튀르너Friedrich Sertürner, 1783~1841 는 아편에서 유효 성분을 분리합니다. 12년이 지나서 자신을 포함해 몇몇 사람에게 시험 삼아 먹여보았는데, 심한 구역질로 다 게워 내고도 며칠 동안 제정신을 못 차렸다고 합니다. 비몽사몽 간에 이런저런 꿈을 많이 꾸었을까요? 제르튀르너는 자신이 추출한 이 성분의 이름을 그리스 신화에 나오는 '꿈의 신' 모르페우스Morpheus의

---

77 경찰은 단속용 양귀비가 의심될 경우 112 신고를 당부하고 있다.

78 로마 신화에 등장하는 잠의 신 솜누스Somnus에서 온 이름이다.

79 중국에서는 꽃양귀비에도 초나라 절세 미인의 이름을 붙여 우미인초虞美人草라고 부른다.

이름을 따와서 모르피움morphium으로 붙입니다. 영어로는 모르핀 morphine입니다. 이후로 모르핀은 세상에 널리 알려집니다.

하지만 처음에 모르핀에 대한 세간의 반응은 시큰둥했습니다. 제르튀르너가 정식으로 교육과 훈련을 받은 약물 전문가가 아니었기 때문에 아무도 그의 주장에 귀 기울이지 않았습니다. 하지만 1818년에 프랑스의 저명한 의사 프랑시스 마장디François Magendie, 1783~1855가 어떠한 약으로도 잠을 이룰 수 없는 뇌동맥류 환자에게(뇌동맥류는 극심한 두통이 생깁니다) 모르핀을 처방해서 푹 재웠다는 사례를 발표합니다. 그제야 모르핀에 대한 관심이 쏟아집니다.

1853년에 에든버러의 알렉산더 우드Alexander Wood, 1817~1884는 자신이 개발한 피하 주사기로 모르핀을 주사합니다. 주사로 맞으면 먹는 것보다 훨씬 강하고 빠른 진통 효과가 나옵니다. 이제 모르핀이 먹는 수면제에서 강력한 진통제 주사제로 탈바꿈한 것이지요.

하지만 진통 목적으로 주사를 맞은 사람들이 점점 주사 자체를 탐닉하게 됩니다. 짐작하듯 모르핀 중독이 생긴 것입니다. 처음에는 통증 때문에 주사를 맞던 환자들이 점점 모르핀 주사를 더 맞고 싶어 합니다. 효과가 강력한 만큼 중독성도 강했고, 부유층을 중심으로 모르핀 중독이 들불처럼 퍼집니다.

하지만 모르핀 주사가 가장 많이 필요한 곳은 부자들의 저택이 아니라 피비린내 나는 전쟁터였습니다. 심각한 상처를 입고 끔찍한 통증으로 몸부림치며 죽기만 기다리는 병사들에게 모르핀 주사 한 방은 신의 은총이었습니다. 하지만 은총을 무분별하게 남용하면 중독이 되기에 십상이지요.

미국에서 내전(1861~1865)이 벌어지는 동안, 6만 명이 넘는 군인들이 모르핀에 중독됩니다. 유럽에서도 나이팅게일이 활약했던 크림전쟁(1853~1856)이나, 알퐁스 도데의 소설 『마지막 수업』의 배경이 된 프로이센-프랑스전쟁(보불전쟁, 1870~1871)으로 많은 군인이 모르핀 중독자로 전락합니다.

물론 의사가 부상병을 중독자로 만들려고 작정한 것은 아닙니다. 효과 좋고 부작용이 적은 진통제의 대명사 아스피린이 1899년에 나왔으니 진통제라고는 모르핀밖에 없던 시절입니다. 이러한 이유로 모르핀은 많은 중독자를 양산했고, 20세기에 터진 두 번의 세계대전과 베트남전쟁을 거치면서 상황은 더욱 나빠집니다.[80]

진화하는 마약

1868년부터 아편의 약효 성분인 모르핀, 코데인codeine 같은 천연물의 구조를 변형시키는 연구들이 시작됩니다. 1874년에 런던에서 진통 작용이 있는 디아세틸모르핀이 나왔지만 별 주목을 받지 못하다가 1898년에 독일에서 모르핀보다 부작용이 적은 기침약으로 시판됩니다. 이것이 헤로인heroin[81]입니다. 아편에서 모르핀, 모르핀에서 헤로인으로 나아간 것이지요.

---

80 군인들의 아편 중독은 군대병the army disease으로 불렸다.

81 효과가 아주 강력하다는 뜻의 독일어 'heroisch'에서 유래했다.

헤로인은 모르핀보다 뇌에 더 잘 흡수되며, 뇌에서 다시 모르핀으로 바뀌는 물질입니다. 모르핀보다 약효가 빨랐고, 진통 효과는 예닐곱 배나 되었습니다. 부작용 없는 기침약으로 날개 돋친 듯 팔렸습니다. 중독성도 없다고 생각해 모르핀 중독자 치료에도 썼습니다. 그런데 아니었습니다. 중독성이 왜 없겠습니까? 10년 만에 판매 금지되고 맙니다.

화학 강국 독일에서는 합성 마약도 나옵니다. 1932년에 나온 페치딘pethidine과 1937년에 나온 메타돈methadone입니다. 메타돈은 마약중독자의 치료제로 유명해졌고 페치딘은 개량되어 1959년에 펜타닐fentanyl로 다시 태어납니다.

펜타닐은 파스처럼 붙이기만 해도 흡수가 됩니다. 진통 효과는 모르핀의 100배, 헤로인의 20~40배라 하니 대단하지요? 사용이 편하니 그만큼 약화藥禍 사고도 많습니다. 2017년 미국에서만 8,000명 이상이, 2021년에는 7만 1,238명이 펜타닐 때문에 목숨을 잃었을 정도입니다. 2018년에 미국 질병통제본부CDC는 펜타닐을 '미국에서 가장 치명적인 마약'으로 규정했습니다. 어쩌면 역사상 가장 치명적인 마약이 펜타닐일지도 모르겠습니다.

전후에 덴마크 서해안에 매설된 150만 개의 지뢰 제거 작업에 동원된 포로는 2,000명가량입니다. 대다수는 소년이었고 절반 이상이 죽거나 심각한 부상을 당했습니다. 어른 나치들이 저지른 일을 죄 없는 아이들이 수습하다 변을 당했다는 사실이 무척 가슴 아픕니다.

덴마크는 2012년이 되어서야 '지뢰 없는 나라'가 됩니다. 지뢰 때문에 입은 인명 피해가 전쟁통에 입은 인명 피해보다 더 컸다고 하니 덴마크 사람들이 독일에 화를 낼 만도 합니다. 영화 속에서 '너희도 딱하지만 우리도 딱한 처지'라던 덴마크군 장교의 말이 아프게 와 닿습니다.

참고 문헌

1. 『아편: 그 황홀한 죽음의 기록』, 마틴 부스 지음, 오희섭 옮김, 수막새, 2004.

2. 『이야기 현대약 발견사』, 강건일 지음, 까치, 1997.

3. 『전쟁과 과학, 그 야합의 역사』, 어니스트 볼크먼 지음, 석기용 옮김, 이마고, 2003.

4. 『전쟁과 약, 기나긴 악연의 역사』, 백승만 지음, 동아시아, 2022.

5. 『텐 드럭스』, 토머스 헤이거 지음, 양병찬 옮김, 동아시아, 2020.

6. 『펜타닐』, 벤 웨스트호프 지음, 장정문 옮김, 소우주, 2023.

야만의 전쟁 앞에 선 여성

아뉴스 데이Les Innocents

2016년, 폴란드, 프랑스, 벨기에

아뉴스 데이 Agnus Dei
라틴어로 '신의 어린 양羊'이란 뜻이다.
인간을 대신해 제물로 바쳐지던
속죄양을 뜻한다.

발진 티푸스epidemic typhus, typhus fever
감염병으로, 진드기 같은 곤충
세포에 기생하는 리케차가 원인이다.
전염력이 강하고 치사율은 20%에
이르는데, 전쟁 중에 특히 많이
발생했다. 티푸스는 그리스어로
제정신이 아니라는 뜻이다.

동부전선
양차대전 중 독일의 동쪽 전쟁터로,
독일-러시아, 독일-소련 전선에
해당한다. 서부전선은 독일-서유럽의
전선이다.

전쟁을 수태한 수녀

1946년 12월 폴란드, 프랑스 적십자 야전병원에서 일하는 여의사 마틸드 앞에 폴란드인 수녀가 나타나 도움을 청합니다. 마틸드는 종전 뒤 귀국하지 못한 프랑스군 장병들을 치료하고 본국으로 보내는 임무를 수행 중이었기에, 폴란드인은 폴란드 적십자로 가보라며 수녀를 매몰차게 내보냅니다.

몇 시간 뒤 마틸드는 눈 속에서 무릎을 꿇고 간절히 기도하는 수녀를 봅니다. 꽁꽁 언 마음이 봄눈처럼 스르르 녹습니다. 마틸드는 그녀를 따라 수녀원으로 갑니다. 수녀원에는 탈진 상태인 임신부가 있었고, 마틸드는 바로 제왕절개 수술을 해서 아이와 산모의 목숨을 건집니다. 그런데 산모는 알고 보니 수녀입니다.

전쟁 기간 동안 독일군과 소련군이 번갈아 가며 수녀원을 짓밟았습니다. 거의 모든 수녀가 점령군의 성폭력 피해자가 되었고, 일부는 임신까지 했습니다. 전쟁이 끝나고 군인들은 다들 제 갈 길로 가는데, 남은 수녀들의 배는 점점 불러옵니다. 하지만 이런 어처구니없는 사실을 외부에 알리고 도움을 청할 수도 없는 처지입니다. 전후 세워진 친親소련 정권이 이 사실을 알면 가만 둘 리 없지 않습니까?

하는 수 없이 수녀원에서 애를 낳으려고 해보았지만 태아가 거꾸로 서 있는 바람에 두 목숨이 위태로워집니다. 그래서 일부러 외국인 여의사를 찾아온 것입니다. 하지만 문제는 이제 시작입니다. 만삭인 수녀가 6명이나 더 있으니까요.

아뉴스 데이

아뉴스 데이란 '신의 어린 양'을 뜻하는 라틴어입니다. 원래 어린 양은 그리스-로마 시대에 희생제물犧牲祭物로 올려지던 동물입니다. 아무 죄 없는 어린 양이 인간의 죄를 대속한다는 의미였습니다. 기독교에서는 '하느님의 어린 양'으로 인간의 죄를 대신해 희생된 예수 그리스도를 뜻합니다.

예술가들은 '아뉴스 데이'를 주제로 많은 작품을 남겼는데, 양이 주인공이 아니라 예수 그리스도가 주인공입니다. 모두 기독교적인 색채가 있습니다. 영화 〈아뉴스 데이〉도 그런 배경을 이해한다면 감상에 도움이 될 것입니다.

의사의 번뜩이는 재치

영화는 전쟁 중 수녀와 여의사가 감당해야 했던 불편한 진실을 담고 있습니다. 고통, 의학, 자비, 종교 같은 쉽지 않은 주제를 다루고 있음에도 더할 나위 없이 아름다운 영화이기도 합니다. 의사가 주인공이라 의학적인 내용도 풍성하지만, 마틸드의 재치를 기리는 뜻으로 '발진 티푸스'에 대해 알아보겠습니다.

마틸드가 수녀원에 있을 때 소련군이 들이닥칩니다. 이미 여러 번 치욕을 당했던 수녀들은 두려움으로 얼어붙어 아무런 저항도 못하고 떨기만 합니다. 하지만 그때, 마틸드는 소련군 우두머리에게 가서 이곳에 발진 티푸스가 돌고 있다고 말합니다. 그러자 소련 군들은 줄행랑을 놓습니다. 발진 티푸스가 얼마나 무섭길래 그랬을까요?

무서운 발진 티푸스

발진 티푸스는 생소한 것 같지만, 영화나 소설에서 '티푸스'로 한 번쯤 들어봤을 법한 병입니다. 우리에게 익숙한 '장티푸스'와는 완전히 다른 병입니다. 2014년 유행했던 '에볼라 열'만큼이나 무서운 병으로 보면 됩니다.

리케차rickettsia[82]라는 미생물이 일으키는 감염병, 엄청난 고통, 높은 치사율, 강한 전염력이 이 병의 열쇳말입니다. 2주의 잠복기를 거치면 두통, 몸살, 오한과 고열로 증상이 나옵니다. 독감과 비슷하지요? 하지만 곧 환자의 온몸에 작은 종기 같은 발진發疹이 돋고 열에 들떠 헛소리를 하면, 발진 티푸스가 온 것입니다. 이 단계가 지나면 종기들로 온몸이 썩어 들어가며 환자는 혼수상태에 빠지고 20%는 목숨을 잃습니다.

병을 일으키는 리케차는 세균과 닮은 점이 많으면서도 바이러스만큼이나 작은 미생물입니다. 외부에 노출된 환경에서는 살 수

---

82 세균도 아니고 바이러스도 아닌 그 중간 단계의 미생물이다.

없어 주로 이蝨의 몸속에 사는데, 배설물을 통해 이의 몸 밖으로 나옵니다.

이는 인체에 딱 붙어 여기저기서 피를 빨고 배설물을 흘리고 다닙니다. 이에 물린 자리가 가려워 피부를 긁다가 작은 상처가 생기면 그 갈라진 틈을 통해 리케차는 인간의 몸속으로 침투해 들어가 신세계를 만납니다.

증상이 나오기 전에는 알 방법도 없고, 증상이 나오면 치료법도 없었습니다. 그리고 환자 한 사람이 나타나면 주변의 사람들 대부분도 같은 상황이 되고, 곧 떼죽음이 임박했다는 신호탄이 됩니다. 옮기 전에 어서 달아나는 수밖에 없습니다.

전쟁의 승패를 결정한 발진 티푸스

발진 티푸스는 오래된 병입니다. 15세기 유럽에 처음 등장해서, 전쟁과 난민, 포로, 굶주림, 불결함 속에서 창궐했습니다. 사람이 건강할 때에는 이가 별 힘을 못 쓰다가 못 먹고, 힘없고, 씻지도 못하고, 앓아 누워 있을 때에 세력을 불려 마구 공격하지요. 이때 리케차도 덩달아 신이 납니다.

특히 유럽에서는 걸핏하면 터지는 전쟁으로 대규모 병력이 장거리 이동을 했는데, 발진 티푸스도 거기에 편승해 널리 퍼졌습니다. 전투를 위해 이동하고 노숙하는 군인들의 지저분한 몰골과 막사, 전쟁 때문에 삶터에서 쫓겨나 굶주리고 허약해진 난민들, 그들을 에워싼 불결함, 그 사이를 헤집고 다니는 쥐, 그 쥐에 올라탄 이, 이 속에 든 리케차. 이것이 발진 티푸스 창궐의 공식이지요.

16세기에 프랑스가 레오나르도 다 빈치가 살던 이탈리아를 침공하다가 포기한 것도, 19세기에 나폴레옹이 모스크바에서 발길을 되돌린 것도 모두 발진 티푸스 때문입니다. 이후로도 발칸반도와 크림반도에서 피아彼我를 가리지 않고 군대를 공격하는 국적 없는 대량 살상 무기로 맹위를 떨쳤습니다.

제1차 세계대전 중에는 동부전선(독일-러시아)에서 창궐했습니다. 그중에서도 가장 악명이 높았던 곳이 바로 폴란드였습니다. 1915~1922년에 폴란드 동부 지역에서는 무려 3,000만 명이 발진 티푸스에 걸려(우리나라 수도권 인구가 2,500만 명입니다) 그중 300만 명이 목숨을 잃었습니다.

심지어는 1490년에서 1920년 사이에 벌어진 많은 전쟁통에 적의 총칼에 목숨을 잃은 수보다 발진 티푸스로 죽은 수가 훨씬 많았습니다. 다시 말하면 제2차 세계대전 이전에는 전쟁에서 전사자 수보다 병사자病死者 수가 훨씬 더 많았다고 보면 됩니다.

제2차 세계대전을 전후로 동유럽의 난민수용소, 포로수용소, 감옥처럼 사람들이 발 디딜 틈 없이 갇힌 곳 그리고 불결한 곳이라면 어디서든 발진 티푸스가 생겨 수백만 명의 목숨을 앗아갔습니다. 그러니 제아무리 야만적인 소련군이라 해도 '발진 티푸스'에는 줄행랑을 치고 마는 것입니다. 그리고 다시는 근처에도 얼씬거리지 않을 것입니다. 이러니 영화 속 마틸드의 재치가 놀라울 수밖에요!

1932년에는 백신이 나왔고, 1943년 이후에는 강력한 살충제인

DDT가 나와 리케차를 옮기는 '이'를 없앱니다. 아울러 클로람페니콜과 테트라사이클린 같은 항생제가 등장해 리케차에 맞섭니다. 우리나라는 1960년대 이후로는 환자가 없지만 현재 제3급 감염병으로 지정은 되어 있습니다.

야전병원의 여의사 마들렌 뽈리악

영화는 실존 인물인 마들렌 뽈리악Madeleine Jeanne Marie Pauliac, 1912~1946의 이야기를 바탕으로 만들어졌습니다. 뽈리악은 제2차 세계대전 중에는 프랑스 레지스탕스로 활동했고, 전후에는 바르샤바에서 프랑스 적십자 야전병원의 군의로 일했습니다. 그때 남긴 일기장이 70년 뒤에 조카의 손에 발견되었고, 이를 바탕으로 만든 영화가 〈아뉴스 데이〉입니다. 영화의 배경은 1945년 12월이었고, 우리의 마들렌은 이듬해 2월에 교통사고로 세상을 떠났습니다.

마지막으로 영화를 재미있게 보기 위한 팁 하나를 알려드리겠습니다. '체호프의 총'이라는 법칙을 아십니까? 1막에 총이 등장했다면, 끝나기 전에 발사되어야 한다는 연극의 법칙입니다. 영화의 초반에 수녀 다음으로 등장하는 인물이 고아들입니다. 전쟁의 또다른 '희생양'이지요. 이 녀석들의 동선을 한번 눈여겨보세요. 처음에는 거리에서 시작되어, 이 동선도 하나의 복선 같습니다. 감독이 관객들에게 준비한 작은 별책부록이랄까요.

참고 문헌

1. 『미생물의 힘』, 버나드 딕슨 지음, 이재열, 김사열 옮김, 사이언스북스, 2002.

2. 『고통받는 몸의 역사』, 자크 르 코프, 쟝 샤를 수르니아 엮음, 장석훈 옮김, 지호, 2000.

3. 『전염병의 문화사』, 아노 카렌 지음, 권복규 옮김, 사이언스북스, 2001.

4. 국가건강정보포털.

전쟁과 폴리오

제로 다크 서티
Zero Dark Thirty

2012년, 미국

폴리오polio

폴리오바이러스에 감염되어 일어나는 신경질환으로 과거에는 소아마비로 불렸다. 수인성 전염병으로 기온이 높은 여름에 유행했다. 감염자의 99%는 별문제 없이 감기 몸살처럼 가볍게 앓고 지나간다. 감염자의 1% 정도는 뇌, 척수 세포가 파괴되어 후유증이 생긴다. 지금은 백신으로 예방한다.

폴리오 근절 캠페인

WHO가 1988년부터 시작한 폴리오 박멸 프로그램이다. 2005년을 목표로 지구상의 모든 어린이에게 폴리오 백신 접종을 추진했다. 폴리오 바이러스는 인간만을 숙주로 삼기에 모든 지구인이 가볍게 앓고 지나가거나 접종으로 항체를 가지게 되면 바이러스는 박멸된다. 사업 23년 만인 2011년에 발병률이 99%나 줄었고 신규 환자 발병은 나이지리아, 파키스탄, 아프가니스탄 3개국이었다. 두창에 이어 두 번째로 인류가 근절할 병이 되기 직전까지 갔지만 아프가니스탄과 파키스탄에 터진 전쟁 때문에 수포로 돌아갔다.

2003년, 파키스탄

영화는 9·11테러 2년 뒤인 2003년에서 시작합니다.

9·11 직후에 미국은 테러 조직 알카에다의 본거지가 있는 아프가니스탄을 침공합니다. 5주 만에 수도 카불이 함락되자 초강대국과 약소국 사이의 체급도 안 되는 전쟁은 곧 끝날 것처럼 보였습니다.[83]

하지만 테러 조직은 파키스탄 접경의 험준한 산악 지역으로 본거지를 옮겨 저항을 계속합니다. 지도자 빈 라덴은 여전히 건재를 과시하며 미국의 동맹국인 유럽 국가에 자살 폭탄 공격을 일삼고 반전 여론을 확산시켜 나갑니다. 미국이 깊이를 모를 수렁으로 빠지자 CIA는 빈 라덴을 찾기 위해 수단과 방법을 가리지 않습니다.

이 무렵, 파키스탄 현장에 CIA의 빈 라덴 전문가인 마야(암호명) 요원이 투입됩니다. 본부 책상에 앉아 모니터만 들여다보던 그녀에게 현장은 충격 그 자체입니다. 차마 입에 담기 어려운 고문과 비인간적인 심문이 일상적인 현장을 만났기 때문입니다(영화는 심문과 가혹 행위를 자세히 보여줍니다). 하지만 그 고문을 가하는 동료들은 정신이상자나 악당이 아니라, 취조실을 벗어나면 아주 멀쩡한 사람들이었습니다. 마야도 처음에는 고문을 혐오했지만 고문만큼 '손쉬운' 심문 수단도 없다는 것을 금세 배웁니다.

마야는 우여곡절 끝에 얻어낸 정보를 통해 빈 라덴의 은신처로

---

83 미국-아프가니스탄전쟁은 2001년 10월 7일부터 2021년 8월 30일까지다.

의심되는 수상한 가옥을 파키스탄 영토에서 찾아냅니다. 그리고 해군 특수부대가 잠입해 그를 현장에서 사살합니다.[84] 9·11 이후 9년 8개월 만인 2011년 5월 2일입니다. 9·11 이후 자신의 삶을 통째로 갖다 바친 그녀는 허탈했을까요? 아니면 그동안 이 전쟁에서 사라져간 많은 이의 삶을 애도하고 싶었을까요? 그녀를 고향으로 실어줄 특별 수송기 안에 혼자 남은 마야는 울음을 터트립니다.

빈 라덴을 찾아라

영화는 관계자들의 증언을 토대로 만들어졌다고 밝힙니다. 하지만 이런저런 논란은 많았습니다. 사실을 왜곡했다는 주장도, 고문을 옹호하는 영화라는 비난도 있었습니다. 2012년 연말에 있을 미국 대통령 선거에 영향을 미칠 우려가 있어 영화 개봉일을 선거 뒤로 미루기도 했습니다(고문을 부인하는 오바마 대통령의 인터뷰가 나옵니다). 공화당 의원들은 CIA가 미공개 비밀 정보까지 제공하며 영화 촬영을 도왔다고 비난도 퍼부었습니다(오바마 대통령은 민주당 소속입니다). 그만큼 영화 내용이 정치적으로 민감하다는 반증이겠지요?

그럴 수밖에 없는 것이 빈 라덴 체포 작전 자체가 베일에 가려져 있었기 때문입니다. 사진이 공개되지도 않은 시신을 아라비아해에 수장했다고만 밝히고 있으니 못 믿겠다는 사람도 많았습니다. 빈 라덴의 은신, 작전, 사망에 대한 진실 게임이 한동안 논란거리였습니다. 그런데 이 사건의 불똥이 엉뚱한 곳으로 튀었습니다. 폴리오에게로 말입니다.

은신처를 감시하는 장면으로 되돌아가 볼까요? 위성을 동원해도 그 안에 사는 사람이 누구인지는 알 수 없으니 CIA가 현지 의사를 매수해 그 안으로 들여보냅니다. 파키스탄-아프가니스탄 접경 지역은 지구상의 마지막 폴리오 유병 지역이었습니다. 그래서 WHO, 유니세프, 국제로터리RI 같은 여러 민간 기구가 힘을 합해 접종 사업을 벌이고 있었습니다. 접종 대상은 어린아이들이었고, 접종 요원들이 가가호호 방문하며 접종을 해주었습니다.

CIA는 이 상황을 이용해 자신들이 매수한 샤킬 아프리디Shakil Afridi라는 의사를 간염 접종을 구실로 집 안으로 잠입시켰습니다. 이전에 폴리오 접종 때문에 현지 간호사가 집 안으로 들어간 적이 있었으니 별 무리 없이 간염 접종도 할 수 있으리라 생각한 것입니다. 만약 아이들이 간염 접종 주사를 맞는다면 바늘 끝에 피가 묻을 것이고, 그 피의 유전자를 분석하면 아이들이 빈 라덴의 가족인지, 숨어 있는 그 남자가 누구인지 알아낼 수도 있겠지요?

폴리오 접종으로 불똥이 튀다

하지만 영화에도 나왔듯 '아이의 생체 정보를 빼내려던 작전'은 실

---

84 작전 현장은 백악관으로 생중계되었다.

패했습니다. 그런 시도가 있었다는 것은 2011년 여름에 영국 언론 사를 통해 알려집니다. 파키스탄인들은 빈 라덴을 사살한다는 이 유로 미군이 파키스탄 영토에 무단 침입했고, 파키스탄인 의사를 정보원으로 썼으며 의사가 인도적인 접종 사업을 핑계로 비밀 공 작에 가담했다는 사실에 충격을 받습니다. 미국에 대한 반감과 더 불어 접종 사업을 바라보는 현지의 시선이 싸늘해집니다.

이 무렵, 현지의 군벌軍閥이라 할 탈레반 사령관들은 '접종 금지 령'을 내립니다. 그들은 접종 사업을 가장해 얻은 '의료 정보'가 빈 라덴을 찾는 데만 쓰였을 리 없다고 생각합니다. 밝혀진 사실은 빙 산의 일각이라 여긴 것이지요.

당시 이 접경 지역은 수시로 날아오는 드론UAV이 폭격을 퍼붓 는 곳이었습니다. 탈레반은 접종 사업을 핑계로 비밀리에 수집한 정보를 통해 폭격 목표를 설정한다고 믿습니다. 그래서 접종 사업 자체를 금지합니다. 이런 지경이 되니 민간 차원의 접종 사업은 총 칼의 위협 앞에서 손을 놓을 수밖에 없겠지요. 그 무렵 접종 단체 들이 한목소리로 성명을 내고 접종 프로그램을 이용해 비밀 정보 를 수집한 CIA 국장에게 항의에 나선 것도 이런 이유가 있습니다.

폴리티컬 폴리오political polio

하지만 폴리오는 많이 억울합니다. 간염은 주사를 맞아야 하지만, 폴리오는 시럽 한 방울을 혀끝에 떨어뜨려 주는 것으로 끝나는 일인데 말입니다. 아이들의 생체 정보를 빼내는 것은 불가능합니다. 하지만 전쟁 전부터 무슬림들은 폴리오 접종에 대한 거부감이 유난히 컸습니다. 아이들이 폴리오 접종을 받으면 불임이 되고, 이 아이들이 자라면 무슬림은 멸종된다고 믿었습니다.[85] 하지만 부모들을 간신히 설득해서 접종 사업이 이루어졌는데, 이 사건을 통해 접종 사업이 '순수한 마음'으로만 이루어진 것이 아니라는 사실이 만천하에 드러났습니다. 접종 사업은 큰 타격을 받습니다.

한편 교전국도 아닌 파키스탄은 2004년 이후로 미국의 CIA가 직접 운용하는 드론으로 수백 번이나 폭격을 받았습니다. 공격 목표는 파키스탄에 숨어 있는 아프가니스탄 테러 조직의 지도자들이었습니다. 하지만 폭격으로 수천 명의 비무장 민간인도 목숨을 잃었습니다. 그중에는 어린아이도 있습니다.

드론의 무분별한 폭격으로 이 지역내 반미 감정은 높아집니다. 주권을 심각하게 침해당한 파키스탄 정부는 미국에 항의를 해보지만 아무 효과도 없습니다. CIA는 폭격을 멈추지 않고, 폴리오 접종 사업도 표류하고, 시리아 내전까지 터져 폴리오는 주변 지역으로 확산됩니다. 이러한 정치 군사적 상황 때문에 거의 고사 상태까지 간 폴리오는 기적처럼 부활했습니다.

---

85 공교롭게도 폴리오 백신 개발자들은 유대계 미국인들이다.

의사의 진실 게임

의사 아프리디는 어떻게 된 걸까요? 일단 자신은 CIA와 무관하다고 주장합니다. CIA 정보 전문가도 그의 역할을 부인합니다. 하지만 빈 라덴 사살 작전 며칠 뒤에 국경을 넘다가 체포되었고 재판을 받습니다. 처음에는 반역죄로 33년 형을 받았지만 재심을 통해 '의료 과실'로 8년 형을 받았습니다.

아프리디의 체포 소식에 미국은 그를 석방하도록 파키스탄 당국에 압력을 넣습니다. 당시 국무장관이었던 힐러리는 그를 잡아놓을 근거가 뭐냐며 따지기도 했고, 당시 CIA 책임자도 그의 역할을 인정합니다. 2015년 아프리디의 변호인이 피살되었고, 2018년부터는 파키스탄 정보당국은 그를 안전한 시설에서 보호하고 있다고 합니다.

머나먼 폴리오 근절의 꿈

이런저런 복잡한 정치적 상황 때문에 난파의 위기까지 몰렸던 폴리오 접종 사업은 어렵게 재개되었습니다. 하지만 그사이에 파키스탄, 아프가니스탄, 마다가스카르, 라오스, 적도 기니, 미얀마, 우크라이나, 나이지리아 8개국에서 환자가 생겼습니다(2015년 기준). 지금까지 폴리오가 풍토병으로 남은 나라는 바로 아프가니스탄과 파키스탄입니다.[86] 이 영화의 배경이 된 곳, 전쟁의 현장입니다.[87]

앞으로 몇 년이 더 지나면 폴리오가 이 땅에서 완전히 추방될까요? 아무도 모릅니다. 그때까지 얼마나 많은 아이가 폴리오 바이러스의 먹잇감이 될까요? 하루빨리 폴리오가 사라지는 날이 오기를, 아무 죄 없는 아이들이 걱정 없이 뛰어놀 수 있는 그날이 오기를 바랍니다.

참고 문헌

1. 『전염병의 문화사』, 아노 카렌 지음, 권복규 옮김, 사이언스북스, 2001.
2. "C.I.A. Vaccine Ruse May Have Harmed the War on Polio", New York Times, 2012.7.9.
3. "Cape Elizabeth town manager meets Pakistani leader as part of polio campaign", Portland Press Herald, 2016.6.30.
4. "Doctor who helped CIA track bin Laden still languishes in Pakistan jail", Telegraph, 2016.5.2.
5. "Collateral Damage: Apologies and Compensation", HuffPost, 2015.10.12.
6. "The Fighters, A Doctor, and the US-Pakistan Relationship", The Diplomat, 2016.5.4.
7. "CIA tactics to trap Bin Laden linked with polio crisis, say aid groups", The Guardian, 2012.3.2.

86 우리나라의 마지막 환자는 1983년에 있었다.

87 2024년 9월에는 전쟁 중인 가자 지구에 폴리오 접종을 위한 일시 휴전이 선포되기도 했다.

황열이 바꾼
역사

다이하드 2 Die Hard 2

1990년, 미국

파나마운하

중앙아메리카의 파나마지협地峽에
있는 운하로 태평양과 대서양을
이어주는 길이 80킬로미터의 수로다.
인공 운하, 가툰호수, 차그레스강으로
이루어져 있다.

황열yellow fever

황열 바이러스가 옮기는 감염병으로
모기에 물려 걸린다. 황달과 고열이
생겨 황열로 불린다.

크리스마스는 역시 가족과 함께

관련 업계에 따르면 2024년 상반기에 파나마 지역의 장기적인 가뭄으로 국제 물류에 상당한 지장이 발생했다고 합니다. 아마존의 나비가 텍사스의 태풍을 불러온다는 '나비 효과' 이야기는 들어봤지만 파나마의 가뭄과 국제 물류는 무슨 상관이 있을까요? 더 나아가 파나마운하가 영화 〈다이하드 2〉와 무슨 관련이 있을까요?

크리스마스 이브에 경찰관 맥클레인은 워싱턴D.C.의 덜레스국제공항에 나갑니다. LA에서 비행기를 타고 오는 아내를 마중 나간 것이지요. 그런데 공항이 정체 모를 무장 테러 집단의 손아귀로 넘어갑니다. 테러범들은 공항으로 압송되어 오는 에스페란자 장군의 석방과 제3국으로 탈출할 비행기를 요구합니다. 하지만 공항 측이 거부하자 여객기 이착륙 관제를 해킹해 민항기를 추락시켜 버립니다. 이 사실을 안 맥클레인은 아무것도 모른 채 하늘에서 착륙을 기다리는 아내를 위해 죽기살기로 테러 집단과 맞서 싸웁니다.

영화에 나오는 에스페란자 장군은 중남미의 '발베르데'라는 가상의 나라에서 미국으로 압송되어 오는 군부 독재자입니다. 어쩐지 그 전해인 1989년 중남미에서 있었던 사건이 데자뷰처럼 떠오릅니다. 바로 파나마의 독재자 마누엘 노리에가를 미군이 체포해서 압송해 온 작전입니다. 미국은 왜 남의 나라 장군을 체포해서 미국으로 끌고 왔던 걸까요? 바로 파나마운하 때문입니다.

파나마와 미국의 인연

남북 길이가 1만 4,000킬로미터에 이르는 아메리카 대륙의 가느다란 허리인 파나마지협.[88] 이곳에 운하를 뚫은 사람들은 파나마인이 아니라 미국인입니다. 미국이 왜 남의 나라에 운하를 뚫는 좋은 일을 해주었을까요? 파나마운하가 미국의 동서해안을 연결하는 해상 수송로이기 때문입니다. 그런데 머나먼 이국땅 파나마가 왜 미국의 해상 수송로가 될까요?

미국의 역사는 동쪽 해안에 있는 영국의 식민지(뉴잉글랜드)에서 시작합니다. 1607년에 첫 이주민이 정착해 점점 세력권을 넓혀 뉴햄프셔에서 조지아에 이르는 13개 식민지Thirteen Colonies를 건설했고 이것을 바탕으로 1776년에 독립 선언을 합니다.[89]

독립전쟁에서 이긴 뒤 미국의 영토는 서쪽으로 확장해 미시시피강에 이릅니다. 강 서쪽은 프랑스 식민지였지만 1803년에 루이지애나(사실상 미국 중부 전역으로 현재 루이지애나주는 그 일부일 뿐입니다)를 프랑스로부터 사들이고, 멕시코 땅이었던 텍사스, 캘리포니아, 뉴멕시코를 차지합니다(1848).

이로써 미국 영토가 태평양과 대서양 양안에 걸치게 되었고 동서 횡단 거리는 무려 5,000킬로미터에 이르게 되었습니다.[90] 하지만 한 나라의 영토라고 하기에는 너무 넓었습니다. 특히 서부로 가는 길은 로키산맥, 데스밸리, 사막 그리고 인디언들이 가로막고 있었습니다. 그래서 생각해 낸 길이 바로 '파나마'로 돌아가는 것이었습니다.

서부로 가기 위해 일단 파나마로

동부에서 출발한다고 가정해 볼까요? 일단 배를 타고 남쪽으로 내려가 파나마지협에 도착합니다. 파나마에서는 육로나 수로로 서쪽으로 조금만 가면 태평양에 다다릅니다. 다시 배를 타고 북쪽으로 올라가면 캘리포니아까지 손쉽게 갈 수 있었습니다. 그래서 파나마가 중요했지요.

캘리포니아가 미국 영토가 된 1848년에 그 땅에서 금광이 발견됩니다. 이 소식이 전해지자 이듬해인 1849년에 '노다지를 찾으려는 사람들'[91]이 떼를 지어 서부로 달려갑니다(캘리포니아 골드러시). 엄밀하게 말하면 파나마를 거쳐 캘리포니아로 가는 것이지요. 파나마를 출발한 배의 최종 목적지는 태평양의 거친 파도를 막아주는 샌프란시스코반도 안쪽에 있는 작은 어촌, 샌프란시스코입니다.

만灣에 들어가기 전에 좁은 해협이 있는데 이곳은 이미 '골든 게이트the Golden Gate, 金門'로 불립니다. 마치 2년 뒤에 터질 골드 러시를 예견이라도 하듯 벌써 금빛으로 주변을 밝히는 듯합니다. 1937년에는 이 금문해협에 남북을 잇는 다리가 놓이는데, 이를 '금문교金

88　가장 좁은 곳의 폭은 64킬로미터다.

89　성조기에 그려진 50개의 별은 지금의 50개 주를 뜻하고, 13개의 줄은 독립 초기 13개의 주를 의미한다.

90　지금도 뉴욕과 LA는 비행기로 6시간이 걸린다.

91　49ers(Forty-niners)라 부른다. 샌프란시스코의 풋볼 팀 이름이기도 하다.

^{門橋}'라고 부릅니다.

1881년에 수에즈운하를 만들었던 프랑스 팀이 파나마운하 건설 공사에 들어갑니다. 환승의 번거로움 없이 배로 한 번에 가기 위해서지요. 평지였던 수에즈운하와 달리 파나마운하 구간은 산악 지형에다 열대 밀림 속이라 공사가 어려웠습니다. 인부들은 황열과 말라리아의 공격을 받아 하나둘 쓰러지고, 결국 9년 동안 3만 명의 인부들이 목숨을 잃고 나서야 공사는 중단됩니다.

10년 뒤인 1898년에 미국은 라틴아메리카의 지배자인 스페인과 전쟁을 벌입니다. 아바나에 있는 스페인 군대를 공격하기 위해 샌프란시스코에 있는 전함이 아바나로 출동합니다. 전함은 남아메리카 대륙의 최남단까지 내려갔다 오느라 두 달이 넘어서야 쿠바에 도착했습니다. 다행스럽게도 이미 이빨 빠진 호랑이가 된 스페인을 미국이 큰 어려움 없이 이깁니다. 이참에 파나마에 운하를 만들 필요성은 체감했겠지요.

황열을 이겨내고 파나마 운하를 건설하다

한편 아바나에 진주한 미군은 생각지도 못한 복병의 공격을 받습니다. 바로 황열입니다. 전쟁으로 전사한 병사는 400명도 안 되었지만 황열로 죽은 이는 2,000명이나 되었습니다. 황열은 '황달이 생기는 열병'으로 전염력과 치사율이 매우 높아서 환자가 발생하면 주둔지를 완전히 불태우고 도망가는 수밖에 없는 무서운 병이었습니다. 하지만 어렵게 얻은 아바나를 떠날 수는 없는 노릇이겠지요.

미군은 군의관 월터 리드Walter Reed, 1851~1902를 중심으로 비상 대책위원회를 꾸립니다. 1900년이 되면 황열이 이집트숲모기(지카 바이러스도 이 녀석이 옮긴답니다)에 의해 옮겨진다는 것이 밝혀집니다. 장병들은 모기에게 물리지 않도록 조심하고, 공병부대를 동원해 모기가 서식하기 좋은 습지를 완전히 없애버렸지요. 그러자 황열도 자취를 감추었습니다.

황열 퇴치에 대한 자신감 때문이었을까요? 내친김에 미국은 공사가 중단된 파나마운하에 도전합니다. 프랑스로부터 운하부설권을 사들이고, 비우호적인 콜롬비아 정부로부터 파나마 지역을 따로 떼어내 독립도 시킵니다. 그리고 공사 재개 10년 만인 1914년에 파나마운하를 완성하고 개통합니다.[92]

운하 주권 문제

신생 독립국인 파나마는 운하를 보호하려는 미국에게 국토의 5%에 해당하는 폭 20킬로미터의 운하 지역을 85년 기한으로 유상 임대합니다. 이 지역은 미국에서 보낸 총독(미군 공병대 출신의 퇴역 장교)이 다스리고 미군이 주둔하는, 사실상 미국 땅이 되었습니다. 하

---

92 난공사로 노동자 5,600여 명이 목숨을 잃었다.

지만 파나마는 공짜로 운하가 생기고, 그 운하로 먹고사니 누이 좋고 매부 좋은 거래처럼 보였습니다.

하지만 20세기 후반으로 접어들자 파나마에 반미反美 감정이 싹텄고, 임대 기간이 끝나는 1999년 이후로 운하에 대한 통제권을 미국이 유지할 수 있을지 불확실해집니다. 이런 미래의 불확실성을 해소하기 위해 미국은 1989년 12월에 파나마를 침공합니다.

명분은 파나마 군의 최고 실력자이자 독재자인 마누엘 노리에가Manuel Noriega, 1934~2017 장군을 '마약 사범'으로 체포한다는 것이었습니다. 국제적인 비난에도 이러한 명분 없는 일을 한 것은 결국 운하 때문이란 걸 삼척동자도 다 알았습니다. 노리에가는 파나마에서 체포된 후 미국으로 압송되어 재판을 받습니다. 20년 형을 받고 마이애미의 연방교도소에 수감되었습니다. 이후로 프랑스, 파나마로 옮겨 수감 생활을 했던 노리에가는 2017년에 뇌종양 수술 합병증으로 사망합니다. 〈다이하드 2〉가 개봉된 것은 1990년 12월이었고, 미국의 파나마 침공은 딱 1년 전에 있었습니다. 영화는 허구의 내용을 담고 있지만 여러 가지 정황상 노리에가 압송 작전이 중요한 모티프가 된 것은 틀림없겠지요?

만약 파나마에 황열과 말라리아가 없었다면 프랑스가 운하를 완성했을 테고, 이곳도 수에즈처럼 중립 지역으로 남았을 수도 있겠지요. 또한 미국 군의관인 리드가 아바나에서 황열을 해결하지 못했다면 미국은 파나마에서 공사를 끝마치지 못했을 수도 있겠지요. 그렇다면 파나마는 지금과 상황이 많이 다를 수도 있겠습니다. 딴것은 몰라도 〈다이하드 2〉의 내용이 상당히 달라졌지 않을까요?

기후 변화가 몰고 온 파나마운하의 위기

대서양과 태평양을 연결하는 파나마운하는 길이가 82킬로미터입니다. 이 82킬로미터가 남아메리카를 돌아가는 항로 2만 2,500킬로미터거리를 9,500킬로미터로 줄여줍니다. 절반도 안 되는 거리지요.

파나마운하는 수에즈운하와 달리 배가 산으로 가야 합니다. 물론 육로가 아닌 인공 수로와 차그레스강, 가툰호수(해발 26미터)를 건너 갑니다. 대서양과 태평양의 수위 차가 나기 때문에 중간중간에 수문으로 물을 가두고 조절하며 배를 띄웁니다. 그러니 공사도 쉽지 않았겠지요.

개통 첫해인 1914년에 운하를 지나간 배는 약 1,000척이었습니다. 2008년에는 약 1만 5,000척의 배가 운하를 지나갔고 전 세계 교역량의 4~5%를 담당했습니다. 그런데 매일 평균 40척의 배가 통과했던 운하가 2024년 3월 말에는 27척으로 줄었습니다. 2023년부터 시작된 중미 지역 가뭄으로 배를 띄울 정도의 수심을 유지해주는 데 필요한 물이 부족해서라고 합니다.

파나마운하는 미국 서부에서 생산된 LNG 운반선이 아시아로 가는 항로상에 있는데, 운하 통항에 문제가 생기자 운하를 통과하는 미국 LNG 수출선 수는 전년 대비 7%나 줄었습니다. 대체 항로인 수에즈운하와 아프리카 최남단의 희망봉 항로를 이용한 미국 LNG 수출선은 각각 35%와 38%로 늘었습니다. 석유 제품과 농산물의 배송도 지연되고, 파나마운하의 통항료도 오르고, 물류 비용이 올라가니 결국 소비자들의 부담이 늘어납니다.

이렇게 파나마의 가뭄과 국제 물류의 혼란, 파나마의 운하와 〈다이하드 2〉 사이의 이야기가 완성되었습니다. 운하가 잘 돌아가도록 중미 지역에 가뭄을 해소해 줄 단비가 내려 세계인들의 어려운 살림살이에 주름이 조금이라도 펴지면 좋겠습니다.

참고 문헌

1. 『기니피그 사이언티스트: 자기를 생체 실험한 과학자들』, 레슬리 덴디, 멜 보링 지음, C.B. 모단 그림, 최창숙 옮김, 다른, 2006.

2. 『모기』, 앤드류 스필먼 외 지음, 이동규 옮김, 해바라기, 2002.

3. 『소설처럼 읽는 미생물 사냥꾼 이야기』, 폴 드 크루이프 지음, 이미리나 옮김, 몸과마음, 2005.

4. 「가뭄으로 파나마 운하 수위 낮아져, S&P "물류 차질로 글로벌 공급망에 영향"」, 비즈니스포스트, 2024.4.4.

5. 『오래된 우표, 사라진 나라들』, 비에른 베르예 지음, 홍한결 옮김, 살림, 2019.

4

새로운 발견과
도전의 순간

에이즈의 혼란기

달라스 바이어스 클럽
Dallas Buyers Club

2013년, 미국

HIV human immune-deficiency virus
인간이 발견한 첫 레트로바이러스
retrovirus[93]이다. 원래는 원숭이
바이러스SIV, simian immuno-deficiency
virus였지만 침팬지를 거쳐 인류에게
건너왔다(인수공통병zoonosis).
1983년에 처음 분리되었지만 이미
50년 전부터 인간을 감염시킨 것으로
본다. HIV는 인간의 면역계를
공격해 면역 결핍 상태로 만든다.

에이즈 AIDS, acquired immunodeficiency
syndrome
HIV에 감염되면 급성기, 만성기를
거쳐 최종 단계인 심각한 면역
결핍 상태, 즉 에이즈에 이른다.

다시 말하면 감염이 되었다고
해서(HIV 양성) 즉시 에이즈가 되는
것은 아니다. 중간 단계에 머물며
에이즈로 진행하지 않으면 되는
것이다. 현재의 치료법은 HIV 증식
속도를 늦춰 면역계가 온전하게
기능을 유지하며 에이즈 단계로
진행하지 않도록 하는 것이다.
에이즈 단계에 이르면 정상인에게는
대수롭지 않은 감염이나 카포시 육종
같은 희귀암으로 목숨을 잃는다.
현재까지 사망자는 4,000만 명에
이른다. 2022년을 기준으로 보면
그해에 전 세계에서 새로이 감염된
사람은 130만 명, 사망자는 63만 명,
양성 생존자는 3,900만 명이다.

초창기 에이즈의 현장

영화의 배경은 1985년, 미국 텍사스주의 달라스입니다. 유전油田에서 전기 기술자로 일하는 론 우드루프는 사고로 병원에 입원했다가 'HIV 양성' 진단을 받습니다. 이 말은 자신이 에이즈를 일으키는 바이러스에 '감염'되었다는 뜻입니다. 에이즈라고? 나는 하나도 불편하지 않은데?(HIV 양성이 곧 환자란 뜻은 아니니까요.) 하지만 의사는 한술 더 떠 혈액 속에 있는 면역 세포가 몰살 직전이라서 한 달밖에 못 살 것이라 으름장까지 놓습니다. 졸지에 시한부 인생이라는 선고를 받은 것이지요.

론은 자신이 록 허드슨처럼 '게이'도 아니고 기침 좀 하는 것 빼고는 건강하게 잘 사는데 무슨 말도 안 되는 소리냐며 병원을 나와버립니다. 하지만 자신을 옥죄는 죽음의 불길한 그림자로부터 달아날 수는 없습니다.

론은 도서관을 찾아가 에이즈에 대한 여러 정보를 얻었는데(아직 인터넷이 없던 시절입니다), 'AZT'라는 에이즈 치료제가 최근에 나왔다는 것을 알게 됩니다. 그래서 론은 이 약을 처방받기 위해 병원을 찾아갔지만 의사는 불가능하다고 잘라 말합니다. 왜? 환자라면서 왜 약은 처방해 주지 않는 거요? 의사는 AZT가 아직 임상 시험 중인 약이라 의사가 마음대로 처방할 수 없다고 말합니다.

---

93 일반적으로 유전자 복제는 DNA에서 RNA로 복사본을 만든다(전사). 하지만 일부 바이러스는 RNA에서 DNA로 역retro전사한다. 이런 바이러스를 레트로바이러스라 부른다.

새로 개발된 약은 시판 허가를 받기 전에 환자에게 투여해서 효능과 안전성을 검증받는 과정이 필요합니다. '임상 시험'이라고 합니다. 이 시험은 환자를 두 집단으로 나눠 한 집단은 진짜 약을, 다른 집단은 똑같이 생긴 가짜 약을 줍니다. 그리고 일정 기간 환자를 관찰하며 약효는 있는지, 부작용은 무엇인지 확인합니다. 이 단계에서는 처방하는 의사도, 투약받는 환자도 자신이 먹는 약의 정체를 모릅니다. 이런 조사 방법을 이중맹검double blind test이라고 하는데, 이렇게 하는 이유는 약에 대한 편견을 방지하기 위해서입니다.

의사는 론이 원하면 임상 시험에 등록은 해주겠지만 론이 진짜 약을 먹는다고 보장할 수는 없다고 말합니다. 론은 이제 얼마 살지 못할 자신에게 이럴 수 있느냐고 항의하지만, 의사도 어쩔 수는 없었습니다. 하는 수 없이 론은 암시장에서 AZT를 구해 먹습니다. 하지만 약을 계속 구할 수 없었고 부작용도 생겨 치료를 그만두어야 했습니다. 이제 론은 자포자기의 심정으로 국경 너머 멕시코의 무자격 의사에게 몸을 맡깁니다.

3개월이 지나자 론은 많이 회복됩니다. 30일 선고를 받았던 그가 무려 3개월이나 살아 있다는 것 자체가 기적이지만 몸도 이전에 비해 더 나아졌습니다. 비결은 전반적인 면역 능력을 키우는 보충제를 먹으면서 술과 마약은 끊고, 잘 먹고 건전하게 생활한 덕분이었습니다(이렇듯 HIV 양성이 곧 에이즈 환자라는 뜻은 아니므로 최대한 진행을 막는 것이 중요합니다). 자신이 새로운 치료법의 살아 있는 증거라 믿은 론은 보충제를 멕시코에서 밀수해 들어와 판매하는 '달라스 바이어스 클럽'을 만듭니다.

그 무렵 AZT는 에이즈 치료제로 시판 허가를 받습니다. 하지만 환자들은 엄청난 약값과 심한 부작용을 감당하지 못해 병원을 떠나 론의 '클럽'으로 몰려옵니다. 의료계, 국세청, 보건당국은 무허가 밀수업자인 론과 클럽을 다방면으로 압박하지만 론은 '왜 의사들은 AZT만 고집하는가?'라고 반문하며 버팁니다. 하지만 하나의 파도를 넘으면 더 큰 파도가 계속 덮쳐옵니다. 과연 론과 클럽의 미래는 어떻게 될까요?

태평성대의 종말

1940년대 중반에 페니실린을 필두로 쏟아져 나온 항생제antibiotic 덕분에 인류는 오랜 세월 짓눌려 온 감염병의 공포에서 해방됩니다. 1970년대가 되면 이제 감염병은 대수롭지 않은 병으로 인식됩니다. 1980년 WHO의 두창 근절 선언은 태평성대 호시절의 분위기를 반영합니다.

하지만 그때가 좋았습니다. 1980년대로 접어들자 전혀 새로운 형태의 감염병이 등장합니다. 감염병과 싸우는 인간의 면역계를 공격해 궤멸시키는, 듣도 보도 못한 신종 감염병이 나타납니다. 바로 에이즈입니다.

1981년에 세계 최초로 '후천성 면역 결핍증AIDS'라는 병이 미국에서 확인되고 새로운 질병으로 인정을 받습니다. 하지만 왜, 어떻게 그 병에 걸리는지는 몰랐습니다. 1983년에는 프랑스에서 인간 면역 결핍 바이러스HIV가 발견되었고, 이듬해에 에이즈의 원인으로 밝혀집니다.

최초의 에이즈 치료제

이 무렵 미국의 한 제약회사[94]는 에이즈 치료제 개발을 시작합니다. 이 회사는 항바이러스제antiviral 개발에 공을 많이 들였고 획기적인 항바이러스제인 아시클로버acyclovir를 1982년에 내놓기도 했습니다. 바이러스가 에이즈의 원인으로 밝혀진 이상 바이러스 치료제 전문인 이 회사가 최전방 공격수로 나서지 못할 이유가 없었겠지요.

1984년 6월에 연구 팀을 조직합니다. 팀은 이미 개발되었지만 효과가 없어 용도 폐기된 항암제들anti-cancers을 다시 불러모아 성능을 시험합니다. 바이러스 잡는 약을 개발하는데 암을 치료하는 약물을 왜 살펴보았을까요? 유전자와 단백질 껍질로만 이루어진 바이러스를 억제하는 약물은 항암제와 비슷한 원리로 작동하니까요. 그래서 항암제로 만들었다가 항바이러스제로 쓸 수도 있습니다.

제2차 세계대전이 끝나고 1980년까지 미국에서는 국가적 차원에서 천연 물질과 합성 물질을 가리지 않고 항암 효과를 확인해 보는 연구가 있었습니다. 후보에 오른 물질은 무려 50만 종을 넘었는데 기대와 달리 큰 소득은 없었습니다. 하지만 이때 연구된 물질들은 새로운 약이 필요할 때 후보 물질이 되기도 합니다. 화학명으로는 아지도티미딘AZT, azidothymidine[95]으로 불린 물질도 그중 하나였습니다. 다행히 HIV에 잘 듣는 것으로 확인됩니다. 1985년 2월이었습니다. 이 영화의 배경과 일치합니다.

AZT는 1964년에 제롬 호위츠Jerome Philip Horwitz, 1919~2012가 항암제로 합성했습니다. 정상 세포나 암세포를 가리지 않고 세포가 분열할 때 유전 물질이 먼저 복제된 뒤 합성되는데, 이 단계에 AZT가 '짝퉁' 유전 물질로 끼어들어 세포 복제를 망치게 합니다. 호위츠는 AZT를 '혈액암'인 백혈병 치료제로 시험해 보았지만 기대와 달리 효과가 없었습니다.[96] 호위츠의 표현대로라면 '쓰레기 더미에 내다버렸다'라고 하네요. 하지만 20년 만에 항바이러스제로 재활용됩니다.

복불복 임상 시험

제약회사는 FDA와 함께 이 약의 효과와 안정성을 검증하는 임상 시험에 돌입합니다. 전국에 흩어져 있는 여러 병원에서 280여 명의 환자들을 두 집단으로 나눠 각각 진짜 약과 가짜 약을 투여합니다. 하지만 16주 만에 시험은 중단됩니다. 이런 종류의 시험은 부작용

---

94 버로스-웰컴Burroughs Wellcome.

95 핵산 염기인 티미딘thymidine의 변형체로, HIV가 RNA를 바탕으로 DNA 복사본을 만들기 위해 사용하는 효소인 역전사효소를 무용지물로 만든다. 일반명으로는 지도부딘ZVD, zidovudine, 상품명으로는 레트로버Retrovir이다.

96 진짜 암세포는 '짝퉁' 물질을 귀신같이 알아차려 DNA 합성에서 빼버린다.

이 너무 심해 환자의 희생이 크면 중도에 그만두기도 하니 새삼스러운 일은 아닙니다. 하지만 이번에는 중단 이유가 달랐습니다. 효과가 '너무 좋아서'였습니다!

가짜 AZT를 먹은 환자 137명 중 19명이 목숨을 잃었지만, 진짜 AZT를 먹은 환자 145명 중 사망자는 단 1명이었습니다. 약효가 이렇게 하늘과 땅만큼 차이가 나는데, 죽을 날만 기다리고 있는 환자들에게 계속 가짜 약을 먹이는 것은 '비윤리적'이라고 판단한 조사위원회는 임상 시험을 중단했습니다. 그리고 가짜 약을 먹던 환자들에게 AZT를 먹이기 시작합니다. 론도 임상 시험에 참가했다면 진짜 AZT를 먹을 수 있었겠지요?

통상적으로 8~10년이나 걸리는 엄격한 임상 시험을 중단할 정도로 에이즈 치료제의 시판은 시급한 현안이었기에, AZT는 1987년 3월에 FDA로부터 시판 허가를 받았습니다. HIV에 효과가 있다고 확인된 지 25개월 만으로, 이 분야에서 최단기 기록을 세웠습니다. 하지만 이 때문에 AZT의 안정성은 두고두고 논란거리가 됩니다.

신약의 부작용

항암제 하면 떠오르는 이미지가 있습니다. 암도 힘든데 치료약 때문에 엄청난 고통을 겪습니다. 구토, 두통, 쇠약감까지……. AZT라고 해도 예외일 수는 없지만 그래도 약을 먹은 환자들은 면역 세포 수도 늘고, 체중도 불어나고, 기운도 더 차리는 것 같습니다. 그렇다고 해도 에이즈가 완치되는 것은 아니었습니다.

처음에는 어느 정도 호전의 기미를 보이는 환자들도 1년만 지나면 약효가 떨어집니다.[97] 그래도 의사들은 약을 계속 먹이는 것 외에는 다른 방도가 없었습니다. 다른 약도 없고 어떻게든 환자의 생명을 연장시켜야 했으니까요.

나중에는 부작용을 줄이기 위해 투여 용량을 많이 줄입니다. 덕분에 환자와 그 주머니 사정도 좀 더 견딜 만해집니다. 이렇게 간신히 생명을 연장하게 된 환자들은 DDI디나노신, 영화에도 나오는 DDC잘시타빈, 3TC라미부딘 같은 신약들의 혜택을 입었지요. 새 약들의 작용 기전은 AZT와 비슷하지만 DDI는 AZT를 사용할 수 없는 환자에게, DDC와 3TC는 AZT와 복합 요법[98]으로 사용해 훨씬 더 강력한 효과를 냅니다. 1995년부터는 새로운 기전의 약물인 사퀴나버, 라토나버, 인디나버도 에이즈 치료제로 등판합니다. 지금은 에이즈 치료제로 승인받은 약이 무려 25종에 이릅니다.

이 영화는 전 세계가 에이즈로 큰 충격을 받은 1985년이 배경입니다. 그해에 유명한 미국 배우 록 허드슨은 에이즈로 죽었고, 뉴스 화면을 통해 그의 말년과 죽음을 지켜본 사람들은 에이즈를 실감하며 공포에 떨었습니다. 최근에 우리가 겪었던 코로나19의 공

---

97 효과는 일시적이고, 부작용도 컸다. HIV는 감기 바이러스보다 더 빠르게 변이를 일으켜 내성이 쉽게 나타났다.

98 여러 술을 섞어 칵테일을 만드는 것처럼, 여러 약을 섞어 먹는다고 '칵테일 요법'이라 불렀다.

포보다 더하면 더했지 결코 덜하지 않았습니다. 그 시절에는 'HIV 양성'은 곧 사형 선고나 다름이 없었습니다. 하지만 지금 HIV 양성이란 항바이러스제 치료를 잘 받고 관리만 잘하면 되는 만성 질환을 뜻합니다. 한 세대만에 많이 변했습니다. 당시 상황을 잘 보여주는 영화 한 편을 만났습니다.

참고 문헌

1. 『바이러스 사냥꾼』, 피터 피오트 지음, 양태언, 이지은, 정준호, 최선 옮김, 아마존의나비, 2015.

2. 『이야기 현대약 발견사』, 강건일 지음, 까치, 1997.

3. 『인수공통 모든 전염병의 열쇠』, 데이비드 콰먼 지음, 강병철 옮김, 꿈꿀자유, 2017.

4. 『바이러스』, 메릴린 루싱크 지음, 강영옥 옮김, 최강석 감수, 더숲, 2019.

5. 『면역』, 필리프 데트머 지음, 강병철 옮김, 사이언스북스, 2022.

6. 『바이러스 행성』, 칼 짐머 지음, 이한음 옮김, 위즈덤하우스, 2013.

7. 『사이언스 북』, 리처드 도킨스 외 지음, 김희봉 옮김, 사이어스북스, 2002.

비밀

파리넬리Farinelli

1994년, 이탈리아, 벨기에, 프랑스

카스트라토castrato

높은 음으로 노래하기 위해 물리적인
거세castration를 당한 남성 성악가.

거세去勢

사람이나 짐승의 생식 기능을
제거하는 것을 뜻한다. 물리적
거세와 화학적 거세가 있다.

아름다운 목소리의 비밀

소년 성가대원들이 아름다운 목소리로 노래를 합니다. 갑자기 한 사내 아이가 벌거벗은 채로 뛰쳐나옵니다. 그러고는 "노래하면 안 돼! 목소리 때문에 죽어야 해!"라는 뜻 모를 이야기를 남기고 목숨을 끊습니다.

소년은 거세castration를 당하기 직전에 탈출한 것으로 보입니다. 동료의 죽음에 큰 충격을 받은 어린 파리넬리는 입을 꾹 다물고 더 이상 노래를 않으려 하지만, 고운 목소리가 그를 가만 내버려두지 않습니다. 노래를 해야 했고, 결국 목소리를 보존하기 위해 거세를 당해 카스트라토castrato가 됩니다.

하지만 일단 카스트라토 가수로 성공하자 이보다 좋은 것이 없을 정도로 부와 명예를 거머쥡니다. 그의 명성은 이탈리아를 넘어서 전 유럽으로 퍼져 나가고, 마침내 '음악의 어머니'로 불릴 대음악가 헨델Georg Friedrich Händel, 1685~1759로부터 함께 런던으로 가서 활동하자는 제안까지 받습니다.

카스트라토의 활약

오늘날 성당이나 교회에 가면 아름다운 화음을 이루어 합창하는 성가대를 쉽게 볼 수 있습니다. 성가대가 소프라노, 알토, 테너, 베이스로 이루어진 4부 혼성混性 합창곡을 부르는 것은 너무나도 당연해 보입니다. 하지만 불과 200년 전 성가대에는 여성의 자리가 없었습니다. 사도 바울St. Paul, 5?~67?이 여성은 교회에서 노래를 부르지 못하도록 금지했기 때문입니다.

그렇다고 해서 작곡가들이 남성만을 위한 저음의 합창곡만 쓰지는 않았습니다. 그래서 남성들의 합창이라 해도 아주 높은 고음을 낼 사람이 필요한데, 그때는 미성의 소년들(보이 소프라노)이 그 역할을 맡았습니다. 하지만 보이 소프라노들도 사춘기에 접어들면 변성기가 찾아오기 마련입니다. 그러면 성가대에서 퇴출당했습니다. 하지만 일부 소년들은 아름다운 목소리를 보존하기 위해, 호르몬에 대항하기 위해 '거세'라는 특단의 대책을 동원했습니다. 카스트라토는 16세기 중반에 처음 등장합니다.

거세의 역사

지금도 축산업에서는 거세를 합니다. 품종 관리 측면에서 종마種馬와 종돈種豚처럼 엄선한 수컷만 자손을 퍼트리게 하려고 나머지 수컷들은 죄다 거세를 해버립니다. 거세를 당한 수컷은 고분고분해지고 육질도 좋아지는 부수적 이득도 있다고 합니다.

가축이 아니지만 인간도 거세를 당했습니다. 거세를 언제부터 했는지는 알 수 없지만 기원전 8세기에 기록된 그리스 신화에는 세상이 시작될 때 '시간의 신' 크로노스Chronos가 아비인 '하늘의 신' 우라노스Uranos를 커다란 낫으로 거세해 내쫓는 이야기가 나옵니다. 생각보다 역사가 오래되었지요?

중국에서는 기원전 11세기에 죄인을 다스리는 벌로 거세를 합니다. 기원전 3세기의 진시황은 무려 72만 명의 남자를 거세합니다. 중국에서는 거세형을 궁형이라 불렀는데, 거세를 당하면 '궁궐'에 갇혀 사는 환관의 처지가 된다는 뜻입니다.[99] 중죄인들은 사형과 궁형 중 하나를 택할 수 있는데 궁형을 택하면 목숨은 부지할수 있지만 아주 부끄러운 일로 여겼습니다.[100]

우리나라도 중국처럼 거세한 남자를 환관宦官으로 쓴 나라입니다. 사극 드라마에서 왕의 곁을 보필하는 내시가 내는 높은 음의목소리를 들어보신 적이 있겠지요? 오스만튀르크 제국도 거세한남자를 황제의 별궁인 하렘의 관리인으로 썼습니다.

하지만 동양과 달리 서양에서는 카스트라토를 만들기 위해 거세를 했습니다. 그 과정이 호락호락하지는 않았습니다. 거세 시술의사망률은 80~90%나 되었습니다. 글자 그대로 십중팔구 죽습니다.

카스트라토의 탄생

거세만 하면 누구나 다 맑고 고운 소리를 내는 카스트라토가 되는걸까요? 아닙니다. 먼저 타고난 목소리가 좋아야 하고, 거세 뒤에도 훈련을 받아야 합니다. 거세 생존자 중 1% 정도가 카스트라토로 성공하니 결코 쉬운 길이 아니었습니다(산술적으로 보면 거세를 하면 1,000명 중 1명이 살아남아 카스트라토가 되었습니다).

하지만 이런 험난한 과정을 거치고 카스트라토가 되면 그에 걸맞은 보상을 받습니다. 오페라 무대를 통해 엄청난 돈과 명예를 얻습니다. 귀족, 왕족, 고위 성직자 가릴 것 없이 남녀불문하고 카스트라토에 열광하고, 흠모하며, 그의 연인이 되길 주저하지 않았다고 합니다. 신분제 사회에서 하층민들에게 이보다 더 확실한 출세의 길도 없습니다.

보통은 부모들이 성당 문 앞에 버린 사내아이들이 성가대원을 거쳐 카스트라토가 됩니다. 하지만 단기 속성 과정도 있었습니다. 일반 가정의 사내아이라도 목소리가 괜찮다면 바로 거세 수술을 받으면 되니까요. 거세 수술만 하는 전문 외과 의사도 있었고, 그는 상당한 돈을 벌었다고 합니다. 아마 카스트라토 만들기는 아주 인기가 좋은 사업이었는지도 모릅니다.

영화의 주인공 파리넬리는 두 번째 트랙으로 카스트라토가 됩니다. 그는 비교적 부유한 집안에서 태어났지만, 부친의 죽음으로 가세가 기울자 동생의 목소리가 충분한 돈벌이가 된다고 믿은 작곡가인 형이 그를 카스트라토로 만들었습니다.

---

99 중국에서는 불의자不義者에게 5형刑의 하나인 궁형宮刑을 가해 궁중 환관으로 충당했다.
100 그 치욕을 이겨내고 『사기史記』를 쓴 한나라의 사마천B.C. 145?~B.C. 91? 이야기는 아주 유명하다.

카스트라토의 활약

짐작하듯 카스트라토가 오페라에서 맡은 배역은 여성 역할입니다. 17~18세기 오페라의 주도권은 이탈리아가 쥐었고, 영웅이나 신화적 내용을 담은 화려하고 거창한 '오페라 세리아opera seria'가 유행했습니다. 이런 무대에서는 절규하듯, 폭발하는 고음으로 좌중을 열광의 도가니로 몰아넣는 카스트라토의 역할이 매우 중요했습니다. 덕분에 파리넬리를 위시한 카스트라토들의 엄청난 전성기였습니다. 그들은 공연 예술 역사상 처음으로 국제적인 엄청난 스타의 반열에 올랐습니다.

하지만 달도 차면 기우는 법. 카스트라토가 맹활약을 펼치던 오페라 세리아가 시들해지고, 현실적인 삶을 그린 코믹 오페라 '오페라 부파opera buffa'가 등장하면서 카스트라토의 인기도 식어버립니다. 하지만 오페라 무대에 설 자리를 잃었어도 그들은 여전히 성가대 활동으로 명맥을 이어갑니다. 당대 최고의 합창단인 바티칸 시스티나 성당의 교황 성가대에서 16명이나 자리를 차지했으니까요. 물론 지금은 없습니다. 교회나 무대나 모두 여성이 활동할 수 있는 시대니까요.

거세의 생리학

그럼 굳이 거세를 해야 했던 의학적 이유를 좀 살펴볼까요? 사춘기에 접어들면서 남녀는 각각의 성호르몬 영향을 받습니다. 목소리를 내는 성대聲帶는 고환에서 만들어지는 테스토스테론testosterone의 영향을 받으면서 여성에 비해 훨씬 더 길어집니다. 아울러 성대는 충혈이 되고 그 자리에 콜라겐 등이 침착되어 저음을 냅니다. 또한 성대를 감싸주는 갑상선 연골의 전후 폭도 커져 '아담의 사과'가 두드러져 보입니다. 미리 거세를 해버리면 이러한 변화는 오지 않습니다.

하지만 거세를 한다고 해도 신체의 다른 부분들은 정상적으로 자랍니다. 소리를 울려주는 공명통도, 폐의 크기도 어린아이에 비할 바가 아닙니다. 그래서 고음, 공명, 성량의 결합으로 엄청난 고음을 아주 우렁차게 낼 수 있으니 특별한 소리가 난 것입니다. 단순히 고음만의 문제가 아니었습니다.

외모 또한 특이했습니다. 성장판이 닫히지 않아서 키가 아주 크고, 팔다리가 길어집니다. 피부는 부드럽고, 머리칼은 풍성하고, 어깨는 좁고, 엉덩이는 둥글며 전체적으로 살집이 있고 목소리는 나긋나긋합니다.

영화에 나오는 파리넬리의 노래 소리는 여성 소프라노와 남성 카운터 테너의 목소리를 절묘하게 합성해서 만들었습니다. 하지만 카스트라토의 목소리가 정말 어땠을까요? 성량이 풍부한 여성 성악가나 카운터 테너 가수의 목소리와 비슷했을까요? 사실 그것도 아닙니다. 19세기 말에 활동했던 카스트라토가 남긴 녹음을 들어보면(녹음 기술도 물론 고려해야 합니다만) 여성 성악가의 목소리와 크게 다르지 않습니다. 그 정도 아니었을까, 짐작만 해봅니다.[101]

참고 문헌

1. 한국민족문화대백과사전.

2. 『메스를 잡다』, 아르놀트 판 더 라르 지음, 제효영 옮김, 을유문화사, 2018.

3. 『뉴턴은 어쩌다 미쳐버렸나』, 제임스 리브 슬리, 조지 바이로 지음, 이창식, 박정숙 옮김, 가람기획, 2001.

4. 『백과사전이나 역사 교과서엔 실리지 않은 세계사 속의 토픽』, 리처드 잭스 지음, 윤영호 옮김, 가람기획, 2001.

5. "The Voice of the Castrato, JS Jenkins", *The Lancet*, Volume 351, Issue 9119, p1877-1880, June 20, 1998.

101   마지막 카스트라토 알레산드로 모레스키Alessandro Moreschi의 녹음이 남아 있다.

화학적 거세를 당한 천재

이미테이션 게임
The Imitation Game

2014년, 미국

이미테이션 게임
컴퓨터가 인공지능을 가지는지
여부를 판별하는 검사법이다.
제안자의 이름을 따 튜링
테스트로도 불린다. 기계가
이 테스트를 통과하면 스스로
생각할 수 있는 것으로 간주한다.
1963년에 이 테스트를 통과한
프로그램이 처음 나왔고 지금은
인공지능이 사람을 워낙 많이 닮아서
그 실효성을 잃었다.

화학적 거세
화학물질을 이용해 주로 남자의 성적
능력을 줄이는 방법으로 리비도,
성활동성 감소와 암 치료 목적으로
쓴다. 일부 국가에서는 성범죄자들의
감형 조건으로 사용한다.[102]

앨런 튜링의 빛과 그늘

컴퓨터의 역사를 말할 때, 대개는 빌 게이츠와 스티브 잡스의 이름을 빼놓지 않겠지요. 그 역사를 조금 더 거슬러 올라가면 앨런 튜링Alan Mathison Turing, 1912~1954의 이름도 빼놓을 수 없습니다. 그의 삶은 최근까지 잘 알려지지 않았다가 영화 〈이미테이션 게임〉을 통해 잘 살펴볼 수 있게 되었습니다.

영화는 1951년, 영국의 맨체스터에서 시작합니다. 수학자이자 대학교수인 튜링의 집에 괴한이 침입해 난장판으로 만듭니다. 심상치 않은 소음에 놀란 이웃 주민의 신고로 경찰이 출동하지만 정작 집주인 튜링은 별일 아니라며 경찰을 돌려보냅니다. 하지만 이를 미심쩍게 여긴 형사는 튜링의 뒷조사를 합니다. 이렇게 시작한 영화는 1951년 현재와 1940년대 초반 그리고 튜링의 어린 시절을 오가며 그의 비범한 삶의 궤적을 따라갑니다.

제2차 세계대전이 터지자 튜링은 독일의 난공불락 암호 체계인 에니그마Enigma를 해독하기 위한 TF 팀에서 일합니다. 하지만 그는 외골수인 데다 일 중독자라 동료들과 잘 어울리지 못합니다. 동료인 조안의 도움이 없었다면 벌써 팀에서 쫓겨났을 것 같습니다.

기존의 암호 해독은 사람이 했지만 에니그마는 너무 복잡하고 매일 체계가 바뀌는지라 인력으로 해독이 불가능했습니다. 그래서 튜링은 기계의 힘을 빌리기 위해 거인을 뜻하는 클로수스Clossus라는 이름의 특수한 장비를 만듭니다. 현재 우리가 널리 쓰는 컴퓨터의 할아버지 정도 됩니다. 그래서 튜링을 컴퓨터의 아버지, 인공지능의 선구자로 인정합니다.

그런데 영화에서는 클로수스가 아니고 수호자를 뜻하는 '크리스토퍼'라는 이름으로 대신합니다. 학창 시절 자신의 수호천사이자 절친했던 동성同性 친구의 이름이지요. 감독이 굳이 이렇게까지 한 이유는 동성애 이슈를 영화에서 다루겠다는 뜻 아닐까요?

천신만고 끝에 튜링과 그의 팀은 에니그마를 해독하고, 이 사실조차 비밀에 부쳐 연합군이 전쟁에서 이기도록 도와줍니다. 하지만 전후에는 이 모든 사실을 함구하고 본업인 교직으로 돌아가 컴퓨터 연구에 매진합니다. 그런데 그의 동성애가 문제가 되어 결국 경찰에게 덜미를 잡힙니다. 당시에 동성애는 범죄였으니까요. 그가 받은 형벌은 화학적 거세였습니다. 연구를 위해 2년 징역형 대신 여성호르몬 주사를 맞은 튜링은 결국 치욕을 견디지 못하고 자살합니다.

2014년에 개봉된 이 영화는 수학자, 컴퓨터 공학자, 암호 해독자로 활약하던 튜링의 모습과 함께 동성애자로 비참한 말년을 보낸 그의 모습을 비중 있게 다룹니다. 영화의 시작과 끝에 동성애 이야기를 배치한 것을 보면 감독은 튜링의 비밀스럽고 안타까웠던 말년을 더 중요하게 생각한 것 같습니다.

여성호르몬 주사형刑은 남성 성범죄자에게 호르몬을 주사해 성적 충동을 억제하는 방법입니다. 튜링이 맞았던 여성호르몬은 디에틸스틸베스트롤DES, Diethylstilbestrol이라는 합성 여성호르몬입니

---

102 우리나라에서는 아시아 최초로 2013년에 처음 법원에서 선고되었다.

다. 한 시대를 풍미했지만 지금은 쓰지 않는 악명 높은 약물입니다.

여성호르몬 연구

20세기 초에 난소에 여성호르몬이 존재한다는 사실이 알려지고, 1929년에 여성호르몬을 처음으로 분리합니다. 하지만 분리 과정이 쉽지 않아[103] 손쉽게 합성하는 방법을 찾는 연구가 시작됩니다. 1938년에 런던에서 처음으로 '합성' 여성호르몬인 DES가 나옵니다. 몬트리올에서는 말에서 얻은 '자연산' 여성호르몬 프레마린pre-marin[104]을 생산합니다. 둘 다 여성의 폐경기 증상 치료제로 팔립니다. 하지만 곧 생각지도 않게 비뇨의학과 의사가 이 약을 치료제로 씁니다.

시카고에서 전립선 연구에 전념하던 찰스 허긴스Charles Huggins, 1901~1997는 남성호르몬이 전립선 성장에 결정적인 영향을 미치는 것을 발견합니다. 그렇다면 전립선암에도 영향을 미치지 않을까? 당시에는 호르몬이 암세포에는 영향을 미칠 수 없다고 생각했는데 허긴스의 연구는 그 생각이 틀렸다는 것을 확인합니다. '전립선암'을 앓는 개를 거세했더니 전립선암의 크기가 줄어들었으니까요.

그렇다면 전립선암세포를 죽이는 방법으로 고환을 잘라버리는 것, 즉 '외과적 거세surgical castration'만큼 확실한 방법은 없어 보이는데 환자들이 좋아할까요? 아니, 암은 전립선에 있는데 왜 멀쩡한 고환을 잘라요! 하고 거부하는 것이 당연하겠지요? 궁리 끝에 허긴스는 남성의 몸을 '여성화'시키면 어떨까 생각합니다. 이미 폐경기 치료제로 쓰는 여성호르몬은 나와 있으니 그걸 써볼 생각을 합니다. 아무래도 고환을 떼어내는 것(물리적 거세)보다는 여성호르몬 주사를 맞는 것이 거부감이 덜하겠지요?

1941년에 허긴스는 전립선암 환자에게 DES을 대량 주사합니다. 암 치료에 방사선이나 항암제가 아닌 호르몬을 사용하기는 처음이었습니다. 특히 환자들은 수술로도 치료가 힘들 정도로 많이 진행된 암 환자였는데 치료 효과가 좋았고 부작용도 없었습니다. 여성호르몬으로 남성암을 치료한 이 방식을 칼 대신 약을 썼다는 의미로 뜻으로 '화학적 거세chemical castration'라 부릅니다. 이 성공으로 허긴스는 1966년에 노벨 생리·의학상을 받습니다.

호르몬은 힘이 세다

1944년이 되자, DES는 또 한번 놀라운 변신을 합니다. 화학적 거세 효과를 이용해 남성 성범죄자들에게 징벌적 목적으로 주사한 것이지요. 1951년에 튜링이 억지로 맞았던 주사약은 영국에서 나온 DES입니다. 튜링이 살던 시대에 영국에서 동성애는 '엄중한 문란 행위'로 처벌받는 범죄였으니까요.

---

103 암소의 난소 4톤에서 얻을 수 있는 양은 고작 12밀리그램 정도였다.

104 pregnant mare urine을 합친 말로, 임신한 암말 오줌을 뜻한다.

DES를 맞은 튜링의 몸은 점점 여성화가 일어납니다. 영화의 말미에 옛 약혼녀 조안과 재회하는 장면에서 피도 눈물도 없던 튜링이 어깨를 들썩이며 흐느껴 우는 사람으로 변한 걸 보니, 과연 호르몬의 힘이 세다는 느낌이 듭니다. 결국 튜링은 독 중의 독인 청산가리(시안)가 든 사과를 한 입 베어 먹고 목숨을 끊습니다.

튜링에게 죽음보다 더한 치욕을 안겨준 DES는 20년 뒤인 1971년에 끔찍한 부작용이 발견되어 세상을 한번 더 놀라게 합니다. 유산 방지 목적으로 임신부들에게도 널리 처방되었는데, 여성암과 자궁 기형을 유발하고 태중에서 DES에 노출된 여아들이 나중에 성인이 되어도 임신을 할 수 없게 된다는 사실이 확인된 것입니다.

1938년에 세상에 나와 폐경기 치료, 암 치료, 화학적 거세, 유산 방지를 위해 널리 쓰인 이 약물이 발암 물질이라는 것, 그것도 태반을 통과해 태아에게 영향을 끼치는 악랄한 물질이라는 사실이 확인된 뒤 DES는 영영 퇴출됩니다.[105]

거세라는 표현에 관하여

마지막으로 '거세去勢'라는 표현에 대해 한번 생각해 볼까요? 거세의 사전적 의미는 '(사람이나 짐승의) 생식 기능을 제거해 그 기능을 영원히 없애는 것'입니다. 하지만 요즘 사람에게 이런 표현을 쓴다면 '기를 꺾는다'는 은유적인 표현이 됩니다. 요즘은 사람을 (물리적으로) 거세하는 일이 좀처럼 없으니까요.

하지만 형벌과 항암 치료 목적의 화학적 거세는 하고 있습니다. 불가피하게 '화학적 거세chemical castration'를 받아야 하는 암 환자들에게 거세라는 표현은 상당히 무례할 지경입니다. 요즘은 반려동물에게도 거세 대신 '중성화 수술'이라는 순화된 표현을 쓰는데, 사람에겐 거세라니요?

그러니 다른 이름을 사용하면 어떨까요? 물리적 거세는 회복이 불가능하니 '단정斷精', 화학적 거세는 회복이 가능하니 '정정停精' 또는 '휴정休精'이라고요. 조심스럽게 제안해 봅니다.

참고 문헌

1. 『뇌 과학의 모든 역사』, 매트 큐브 지음, 이한나 옮김, 심심, 2021.
2. 『메스를 잡다』, 아르놀트 판 더 라르 지음, 제효영 옮김, 을유문화사, 2018.
3. 『이야기 현대약 발견사』, 강건일 지음, 까치, 1997.
4. 『당신에게 노벨상을 수여합니다: 노벨 생리의학상』, 노벨 재단 엮음, 유영숙, 권오승, 한선규 옮김, 바다출판사, 2007.
5. 『암: 만병의 황제의 역사』, 싯다르타 무케르지 지음, 이한음 옮김, 까치, 2011.
6. 『크레이지 호르몬』, 랜디 허터 엡스타인 지음, 양병찬 옮김, 동녘사이언스, 2019.

105 1985년부터 DES를 대신해 남자들에게 사용하는 약은 류프롤라이드leuprolide를 비롯한 몇 가지 약물이다. 우리나라에서는 2011년부터 16세 이하의 아동에게 성범죄를 저지른 남성에게 여성호르몬을 이용한 화학적 거세를 했다.

마리 퀴리의
삶

마담 퀴리 Madame Curie

1943년, 미국

라듐$_{88}$Ra
내뿜는다는 뜻의 이름을 가진 원자로
퀴리 부부가 발견해 이름을 지었다.
라듐의 방사능은 우라늄의 100만
배다. 마리 퀴리가 발견한 두 번째
원자에는 폴로늄$_{84}$Po이라는 이름을
지었다. 조국 폴란드를 기리는
이름이다.

방사능radioactivity
자발적인 방사선 방출 현상을 부르는
이름으로, 마리 퀴리가 기존의
우라늄선과 베크렐선을 대신해
지었다.

퀴리의 추억

마리아 스콜로도프스카Marie Skłodowska Curie, 1867~1934를 처음 알게 된 것은 초등학교 국어 시간이었습니다. 지금도 그 시간을 생생히 기억합니다.

러시아의 압제에 신음하던 폴란드의 바르샤바, 어느 여학교의 수업 시간. 선생님은 학생들에게 폴란드의 역사를 몰래 가르칩니다. 그러다가 갑자기 장학관이 교실로 들이닥치고 모두 깜짝 놀라 어찌할 줄 모르고 벌벌 떱니다. 교실에 팽팽한 긴장감이 흐르고, 장학관이 마리아를 불러일으켜 러시아 황제 일가의 족보를 묻습니다. 마리는 막힘없이 술술 답했고, 장학관은 만족한 듯 교실을 떠납니다. 모두가 안도의 한숨을 쉬는 순간, 마리아는 울음을 터뜨립니다.

자연 시간이 아닌 국어 시간에 이 장면을 접하게 된 것은 민족 교육, 아픈 과거사, 향학열 등의 관점에서 좋은 교육 자료가 된 탓일 겁니다. 하지만 유독 이 장면을 생생하게 기억하는 이유는 저 역시 서슬이 시퍼렇던 '장학관 검열'을 받던 시대에 자랐기 때문입니다. 하여간 그때 처음 '마리아 스콜로도프스카'라는 이름의 폴란드 누나를 처음 만났습니다.

소녀는 여학교를 수석으로 졸업했지만 폴란드의 대학에서 여성을 받아주지 않아 대학에 진학할 수 없었습니다. 대학을 가려면 외국으로 나가야 하는데, 어려운 집안 형편에 불가능합니다. 하지만 역시 대학 진학을 꿈꾸는 언니와 의기투합해 한 사람씩 번갈아 가며 돈을 벌어 유학비를 마련하자는 약속을 합니다. 먼저 언니가 파리로 가고 마리아는 열여덟 살부터 가정교사와 과외교사로 일하며 학비를 마련합니다. 6년이 지나 언니는 의사가 되었고 이제 동생을 불러들입니다. 1891년 11월, 파리의 기차역에 대학 신입생이 되기엔 너무 나이가 많은 스물넷의 마리아가 내립니다.

마리아는 소르본(지금의 파리대학교)에서 물리학과에 입학해 수석 졸업합니다. 소르본 역사상 외국인, 그것도 여성으로는 '최초'의 일이었습니다. 마리아는 수학 학사 과정도 새로 시작합니다(1893). 영화는 이 무렵의 이야기부터 펼쳐집니다.

라듐과 함께 영원히

공부에만 몰입하는지라 잘 챙겨먹지도 못한 마리아는 수업 시간에 픽 쓰러집니다. 간신히 깨어난 그녀를 지켜본 교수는 마리아의 딱한 사정을 알고는 돈이 조금 생기는 연구 과제 하나를 맡깁니다. 하지만 연구를 위해서는 실험실이 필요했는데, 대학에서 내주질 않습니다. 교수는 마리아에게 실험실 공간을 공유해 줄, 인심이 넉넉한 젊은 물리학자 피에르 퀴리Pierre Curie, 1859~1906를 소개해 줍니다. 두 사람은 이렇게 만나고, 여성을 '과학의 적'으로 여겼던 피에르였지만 점점 그녀에게 빠져드네요.

어느 날, 물리학자인 앙리 베크렐Henri Becqurel, 1852~1908 교수가 두 사람에게 아주 특이한 현상을 보여줍니다. 교수는 햇빛을 받은 광물들이 에너지(빛)를 방출하는 현상, 즉 인광phosphorescence 현상을 연구하다가 피치블렌드Pitchblende로 불리는 우라늄 폐광석이 빛을 받지 않고도 '스스로 강력한 에너지를 방출하는 현상'을 발견합니다. 당시로서는 정체를 알 수 없었던 이 현상은 나중에 마리아의 박사 학위 논문 주제가 되었고 '방사능radioactivity' 현상으로 발견됩니다. 나중에 퀴리 부부와 베크렐에게 노벨상을 안겨주지요.[106]

시간이 흘러 마리아의 연구도 학업도 다 끝나갑니다. 졸업하면 폴란드로 돌아가 교사로 일하며 홀아버지를 부양할 마리아였지만 피에르는 작정을 하고 그녀의 귀국을 막아섭니다. 왜 당신 같은 명석한 과학자가 꿈을 접고 귀국합니까? 프랑스 국적을 갖게 되면 교사가 되어 프랑스에서 살면서 연구를 할 수 있는 길이 열립니다! 그리고 혹시라도 자신과 결혼하면 국적 문제는 저절로 해결되니 좋을 것 같다고 넌지시 말합니다.

어이가 없네! 마리아의 반응이 그랬습니다. 당신을 남자로 생각해 본 적이 없어요, 라고 말은 안 했지만 속마음은 그랬을 겁니다. 고학생으로, 여자로, 더구나 외국인으로 공부하고 연구하느라 정신이 없었기 때문이지요.

하지만 피에르는 물러서지 않았습니다. 과학자끼리 결혼하면 서로 연구도 도와줄 수 있고, 만약 둘이 결혼하면 '소금(NaCl)'만큼이나 안정적인 결합을 이룰 것이라는 둥, 꽤나 '과학적인' 근거를 내세워 청혼합니다. 낭만과는 거리가 멀지만요.

---

106   1903년 노벨 물리학상.

어설픈 설득에 넘어간 것은 아니겠지만, 마리아는 그 청혼을 받아들여 1895년 여름에 결혼합니다. 이제 '마리 퀴리'라는 프랑스 이름과 국적을 얻었고 파리의 세브로 여자고등사범학교에서 교사로 일하기 시작합니다.

박사 학위를 따기 위해 대학원에 진학한 마리는 피에르의 조언을 얻어 여전히 밝혀지지 않은 피치블렌드의 에너지 방출 현상을 학위 연구 주제로 정합니다. 이번에도 소르본에서 실험실을 얻지 못한 마리는 피에르가 근무하는 파리 물리화학학교에서 내준 낡은 창고에 실험실을 차립니다.

이후로 4년 동안 8톤의 피치블렌드 원석을 정제해 겨우 눈곱만큼의 라듐을 얻습니다. 너무나도 힘든 작업이기 때문에(영화에서 아주 잘 보여줍니다) 피에르도 팔을 걷어붙이고 아내의 일을 도와줍니다. 그렇게 힘든 과정을 겪은 뒤 라듐radium이 발견되었고, 라듐의 에너지 방출radiation, 다시 말하면 '자연에 존재하는 방사능radioactivity 현상'을 처음 발견합니다.

이 연구로 1903년에 마리 퀴리는 박사 학위를 받습니다. 그리고 그해가 가기 전에 '라듐과 방사능의 발견' 공로를 인정받아 노벨 물리학상을 공동 수상합니다. 여성 과학자로는 '최초의' 노벨상입니다.

노벨상 덕분일까요? 이듬해인 1904년에 피에르가 꿈에도 그리던 파리대학교의 물리학과에 교수 자리를 얻습니다. 그리고 마리는 물리학 실험실의 유급 연구원으로 임용됩니다. 하지만 불행히도 1906년 4월에 피에르는 마차에 치여 세상을 떠납니다.

마리는 엄청난 충격에서 헤어나지 못합니다. 5월에 파리대학교는 피에르를 위해 개설했던 강좌를 폐지하지 않고 '동료 연구자'인 마리에게 그 자리를 이어줄 것을 정중히 요청합니다. 마리는 비로소 모교의 교수가 됩니다.[107] 이때 나이가 39세입니다. 영화의 마지막 은 라듐 발견 25주년(1923) 기념식에서 마리가 연설하는 장면으로 끝납니다. 하지만 영화에 나오는 않는 나머지 삶도 궁금하시지요?

마리의 삶

이후로 마리는 워킹맘으로 두 딸을 키우며 연구를 계속합니다. 5년 뒤에는 노벨 화학상도 받습니다(1911). 제1차 세계대전이 터지자 마리는 자신의 전공을 살려 '방사선 기사'로 자원합니다. 부상병들은 방사선X-ray 촬영을 통해 몸속에 박힌 파편을 쉽게 확인할 수 있어 빠르고 정확한 수술로 목숨을 구합니다. 이때 큰딸 이렌Irène Joliot-Curie, 1897~1956도 엄마의 조수로 열심히 일합니다.

1920년대가 되면 마리의 건강이 눈에 띄게 나빠집니다. 만성적인 근육통, 이명, 손가락 마비, 빈혈, 피로감에 시달렸습니다. 그래서 영화의 마지막 장면에 등장하는 마리의 얼굴은 병색이 완연합니다. 겨우 56세였는데 말이지요.

마침내 1934년에 5월에 건강이 너무 나빠져 연구를 중단합니

---

107   1896년에 파리의 대학들은 파리대학교로 통폐합되었다.

다. 마리를 진료한 의사는 백혈병과 재생불량성 빈혈 진단을 내렸고, 7월 4일에 백혈병으로 세상을 떠나고 맙니다(67세).

퀴리 부부가 오랫동안 방사성 물질을 연구하면서 발암 물질인 방사선에 노출된 것은 너무나도 분명합니다. 두 사람 모두 보호장구 없이 라듐을 만졌고 라돈 가스를 마셨습니다. 그들의 손은 언제나 불에 댄 것처럼 쭈글쭈글했고, 피에르 역시 이런저런 병을 앓아 건강한 편은 아니었습니다. 하지만 암이 생기기 전에 마차 사고로 요절했지요. 마리는 라듐에 더해 전쟁 중에 X-선에도 노출되었으니 건강에 더 해로웠겠지요.

마리의 방사선 피폭량은 어느 정도일까요? 부부가 남긴 실험 노트는 방사능 물질로 파리의 국립도서관 지하에 차폐되어 보관 중인데, 120킬로베크렐(=3.2마이크로퀴리) 수준의 방사선을 방출합니다. 동일본 대지진 직후에 후쿠시마 해역에서 잡힌 생선에서 검출된 방사선량의 5,000배에 해당합니다.

한편 파리 근교에 묻혀 있던 두 사람의 유해는 1995년에 국가적 위인들의 성묘인 팡테옹Pantheon으로 이장됩니다. 이때 마리의 관 속 방사능 수치를 측정해 보니 방사선 오염이 생각보다는 약했습니다. 과학자들은 마리가 입은 방사선 피해를 반감기가 긴 라듐(1600년)이 아니라 반감기가 짧은 X-선으로 추정합니다.

부모의 뒤를 이어 과학자가 된 이렌은 마리의 조수인 프레데릭 졸리오Jean Frédéric Joliot-Curie, 1900~1958와 결혼해 과학자 부부의 대를 잇습니다.[108] 1935년에 '인공 방사능 연구'로 부부가 노벨 화학상을 공동 수상합니다. 하지만 1956년 이렌 역시 59세에 백혈병으로 세상을 떠납니다. 어린 나이에 전장에서 다량 노출된 X-선과 이후의 방사능 연구가 그녀의 죽음에 무관하지 않을 것입니다.

연구와 업적이 아무리 중요하더라도, 과학의 최전선에서 불철주야로 연구와 개발에 매진하는 과학기술인들이 현장의 위험 요소로부터 언제나 스스로를 잘 보호해야 한다는 교훈을 이 영화는 남겼습니다.

그리고 하나 더. 마리 퀴리는 자신의 이름을 '마리 스콜로도프스카 퀴리'로 불렀습니다. 폴란드 이름을 버리지 않은 것이지요. 하지만 우리는 편의상 그녀를 '퀴리 부인'으로만 불러왔습니다. 앞으로 그녀의 이름이라도 살려 '마리 퀴리'로 불러주는 것이 어떨까요?

참고 문헌

1. 『퀴리 가문』, 데니스 브라이언 지음, 전대호 옮김, 지식의 숲, 2008.
2. 『아름답고 평등한 퀴리부부』, 에브 퀴리 지음, 장진영 옮김, 동서고금, 2000.
3. "How Marie Curie Brought X-Ray Machines To the Battlefield", Smithonian Magazine, October 11, 2017.

108 1926년에 결혼하면서 두 사람은 성을 졸리오-퀴리로 바꾼다.

선교사와
키니네

미션 The Mission

1986년, 영국

키나나무 기나나무
남아메리카 안데스의 인디오들이
말라리아 치료제로 기나나무 껍질을
사용한 것이 예수회 수사들을 통해
유럽으로 전파되었다.

퀴닌 quinine
키니네라고도 한다. 기나나무
껍질에서 추출한 약효 성분으로,
말라리아를 치료할 수 있다.

예수회 Jesuit
1540년에 설립된 가톨릭 수도회로
'예수의 동반자'란 의미다.

미션
선교라는 의미지만 선교소를
뜻하기도 한다. 스페인 정복자들이
북아메리카에 가장 먼저 설치한
것이 미션(선교소), 푸에블로(거주지),
프레시디오(군부대)이다.

사랑이라는 이름으로

1986년에 개봉한 이 영화는 1758년 남아메리카 파라과이의 정글 속 선교사들의 이야기를 담고 있습니다. 예수회 소속의 가브리엘 수도사는 혈혈단신으로 이과수폭포를 거슬러 올라가 상류에 사는 과라니Guarani 부족의 마을로 들어갑니다. 목숨을 건 일이었지만 다행히 음악을 통해 부족민들의 마음을 엽니다. 그리고 마을에 현지인과 이방인이 종교로 통합된 공동체, 사실상 지상낙원을 건설합니다. 한편 용병이자 노예 상인인 멘도자는 예수회 선교사들의 활동을 방해하라는 임무를 안고 과라니 마을로 들어옵니다.

곧이어 남아메리카의 패권을 놓고 스페인-포르투갈-바티칸이 삼각협정[109]을 맺어 과라니 부족의 마을은 노예제도를 인정하는 포르투갈에 편입되게 됩니다. 그 사실을 안 수도사들은 부족민이 노예가 되는 것을 막기 위해 이 지역을 스페인령으로 남겨달라고 요청합니다. 하지만 계란으로 바위 치기였습니다. 높은 분들은 정글 속 원주민의 안위에 관심이 없으니까요. 결국 수도사들은 자신의 방식대로 사랑을 실천하기 위해 '부족민의 친구'가 되어 최후를 함께합니다.

영화에 나오는 예수회 수도사들은 아메리카 대륙에서 원주민과 공동체를 건설하고 세속 국가의 이익보다 원주민의 권리와 인

---

[109] 마드리드조약(1750): 스페인과 포르투갈 식민지의 경계를 확정한 조약이다.

권을 옹호합니다. 이들이 제국주의 침탈 시기에 원주민들을 보호하는 유일한 세력이었다고 하니, 원주민을 노예로 삼고 부를 축적하려는 신대륙 정복자들에겐 눈엣가시였겠지요.

영화 속 주교의 강력한 경고처럼 이 사건으로부터 9년 뒤, 예수회는 스페인 본토와 그 식민지에서 추방되었고, 6년 뒤에는 해산됩니다(다행히 1814년에 재건되었습니다).

아메리카 대륙에서 활약한 예수회의 이야기는 널리 알려지지 않았습니다. 오히려 예수회 수도사들의 이야기가 잘 기록된 곳은 의학사입니다. 바로 '예수회 나무껍질'을 통해서지요.

선교사들이 찾은 말라리아 치료제

1546년에 브라질에 발을 디딘 이후 점차로 활동 지역을 넓혀가던 예수회 선교사들은 1620~1630년경에 원주민의 말라리아 치료제를 알게 됩니다. 당시 인디오들은 말라리아에 걸리면 '키나키나'라는 것을 달여 먹었는데 효과가 좋았습니다. 알고 보니 이것은 '키나 나무quinine tree'의 껍질이었지요. 우리나라에서는 기나피幾那皮 또는 기나수피幾那樹皮라는 한자어로 알려져 있습니다.

말라리아는 오랜 세월 유럽인들에게도 아주 큰 고통을 주는 병이었습니다. 하지만 효과적인 치료법은 없었습니다. 목욕을 하고 단식하면서 피를 빼는 사혈이 치료의 전부였는데 아무 효과도 없었습니다. 사혈은 오히려 말라리아로 생기는 빈혈을 더 악화시켜 죽음을 앞당길 뿐이었습니다.

유럽인들이 제대로 된 말라리아 치료를 받을 수 있게 된 데에는 예수회 선교사들이 인디오에게 얻은 키나나무 껍질의 공이 컸습니다. 바티칸은 아마도 특별히 예수회 수도사들에게 고마웠을 것 같습니다. 바티칸이 있는 로마는 오래전부터 말라리아의 유행지였으니까요.

말라리아는 열대 지방의 병?

열대병은 열대와 아열대 지방에서 걸리는 병으로 대부분은 감염병입니다. 유럽 국가들은 열대지방이 아니니 열대병으로 큰 문제를 겪지는 않았겠지요? 아닙니다! 이미 고대 그리스나 로마제국 시기에 북아프리카 식민지를 두었고, 교역을 통해 말라리아가 유럽으로 유입되었습니다. 오랜 시간 동안 말라리아의 가장 큰 피해 국가는 이탈리아였습니다.

지금의 중부 이탈리아 폰티노습지(캄파냐 디 로마) 지역은 열병 유행지였습니다.[110] 로마인들은 늪지대를 맴도는 나쁜 공기가 열병의 원인이라 생각해 이 병을 '말라리아(mal나쁜+aria공기)'라고 불렀습니다.

---

110 기원전 5세기에 엔데믹으로 자리 잡았다.

말라리아가 풍토병으로 자리 잡으면서 토착민은 다행히 면역을 얻었지만 면역이 없는 여행객과 외부 침략자는 열병에 속수무책이었습니다. 제국이 무너진 뒤 로마를 침략한 고트족, 반달족, 훈족은 말라리아가 무서워 서둘러 이 지역을 떠나야 했습니다. 11세기에 로마를 침공한 신성로마제국의 하인리히 2세 군대는 자리를 지키고 있다가 몰살 직전까지 갑니다. 그래서 '로마는 스스로를 칼이 아니면 열병으로 지킨다'는 말이 생겼습니다. 로마의 평화(팍스 로마나)를 지킨 숨은 수호자는 어쩌면 말라리아 아니었을까요?

그렇다고 해서 말라리아 문제를 방치해 둘 수만은 없습니다. 가톨릭의 수도인 로마에는 새로운 교황을 선출하는 콘클라베conclave가 열릴 때마다 전 세계에서 추기경들이 모이는데, 눈치 없는 말라리아가 가만히 있지 않습니다. 북쪽 나라에서 온 추기경과 일행들은 물론이고 어렵게 모신 외국 출신의 새 교황도 말라리아로 목숨을 잃는 일이 다반사였습니다.[111] '로마 열병' 문제가 해결된 것은 예수회 수도사들이 남아메리카에서 말라리아 치료제인 '키나나무 껍질'을 들인 1630년대 후입니다.[112] 그러니 바티칸이 예수회 수도사들에게 고마울 수밖에요.

키나에서 신코나를 거쳐 키니네로

키나나무의 학명은 '신코나Cinchona'입니다. 이 이름은 페루 주재 스페인 부왕(본국의 왕을 대신하는 사실상 총독)의 이름에서 따왔습니다.

부왕 부인이 말라리아에 걸렸다가 키나나무 껍질을 먹고 목숨을 건진 일이 있습니다. 구사일생으로 살아나 스페인으로 돌아온 부왕 부인은 감사하는 마음으로 키나나무 껍질을 가난한 사람들에게 나눠줍니다. 그녀는 '친촌' 백작 부인Countess of Chinchón이었고 분류학자이자 의사인 카를 린네가 백작의 이름을 가져와 키나나무의 속屬명을 신코나로 불렀습니다.[113] 말라리아 치료제의 발견에는 이렇게 예수회 수도사들과 친촌 백작 부인 이야기가 등장합니다.

키나나무 껍질은 지금의 반도체급?

유럽으로 수입된 키나나무 껍질은 '예수회 나무껍질Jesuit bark', '예수회 가루Jesuit powder'라는 이름으로 팔렸습니다. 기대와 달리 처음에는 별로 인기가 없었습니다. 프로테스탄트 때문입니다.

당시 유럽은 종교개혁(1517) 뒤 프로테스탄트의 세력이 강해지고 있었습니다. 프로테스탄트들은 가톨릭 수도사들이 아메리카 정글에서 가져온 나무껍질이 말라리아의 특효약이 될 거라 믿지 않

111　서기 999~1644년 사이 99명의 교황 중 21명이 말라리아에 걸렸고, 15명이 목숨을 잃었으며, 북쪽에서 온 추기경과 수행원들이 콘클라베 기간 중 말라리아에 걸려 목숨을 잃었다.

112　그로부터 300년이 지난 1930년대에 이 지역의 습지도 사라졌다.

113　학명은 라틴어로 써야 했기에 '친촌'을 라틴어 '신콘'으로 표기했다.

았습니다. 더구나 키나나무 껍질은 예수회가 독점으로 공급하고 있어 아주 비쌌습니다. 가톨릭에 돈을 보태고 싶은 마음이 추호도 없는 프로테스탄트 의사들은 키나나무 껍질이라는 말만 들어도 고함을 버럭 내지를 정도로 싫어했습니다.

1654년경에 영국에도 키나나무 껍질이 수입되었지만 프로테스탄트의 나라에서 환영받기란 역시나 어려웠습니다. 청교도혁명의 지도자인 올리버 크롬웰은 말라리아로 오랫동안 고생했지만 죽으면 죽었지 타락한 가톨릭의 명약은 먹지 않겠다고 버티다 결국 말라리아로 죽었습니다.

하지만 신앙의 종류를 가리지 않고 키나나무 껍질은 아주 효과가 좋았습니다. 발열 시기[114]에 따라 정확한 시점에 약을 먹고, 반복적으로 먹어주면 말라리아에서 살아날 수 있었습니다. 약효에 감탄한 사람들은 나중에는 이런저런 열병에도 키나나무 껍질을 씁니다. 그러다 보니 수요는 점점 더 늘어 17세기 후반이 되면 같은 무게의 금과 맞바꿀 정도가 되지요.

하지만 폭발적인 수요를 따라잡기 위한 공급 증대는 없었습니다. 키나나무 껍질을 벗겨내고 나면 나무가 죽기 때문에 그 자리에 새로 나무를 심어야 합니다. 그리고 10년을 기다려야 껍질을 얻을 수 있었습니다. 욕심만큼 다 가질 수도 없는 약재였습니다. 그래서 키나나무 껍질의 가격은 천정부지로 오릅니다. 그러니 값비싼 키나나무 껍질을 싣고 대서양을 건너는 스페인 상선을 카리브 해적들이 가만 놔둘 리 없었겠지요.

키나나무 전쟁

만성적인 공급 부족을 견디다 못한 영국과 네덜란드(대표적인 프로테스탄트 국가이면서 열대지방에 식민지가 있었습니다)는 하는 수 없이 자구책 마련에 나섭니다. 두 나라는 키나나무가 자라는 안데스 지역과 비슷한 식생과 기후가 있는 식민지를 갖고 있었습니다. 그리고 '우리도 한번 키워보자!' 하는 생각을 합니다.

키나나무는 모두 40종이 있는데 약효가 있는 것은 12종이었습니다. 특히 해발 1,000~3,000미터의 안데스 고지에서 자라는 나무들이 최상품이었습니다. 하지만 그 씨앗은 당연히 스페인이 금지옥엽으로 관리하는 금수禁輸 품목이니 영국이나 네덜란드에는 언감생심이었지요. 영국은 비밀리에 탐험가이자 지리학자인 클레먼츠 마컴Clements Markham을 시켜 씨앗을 몰래 빼돌려 인도와 스리랑카(실론)에 심어봅니다. 재배에는 성공했지만 약효가 없었습니다. 속 빈 강정이었죠.

얼마 뒤 무역상인 찰스 레저Charles Ledger가 씨앗을 밀반출하는 데 성공해 영국 정부에 팔아보려 했지만 영국은 '두 번 속지 않겠다'며 거절합니다. 이 씨앗은 네덜란드에 팔렸고 네덜란드는 1865년에 식민지인 자바섬(인도네시아)에 심어봅니다. 나무는 잘 자랐고 품질도 아주 좋았습니다. 이후로 네덜란드는 키나나무와 그 추출물을

114 주기적으로 열이 난다.

독점합니다. 영국은 땅을 치고 후회했겠지요?

약으로 합성하다

한편 1820년에 프랑스에서는 키나나무 껍질에서 약의 유효 성분을 '추출'합니다. 이 성분은 '키니네' 또는 '퀴닌'으로 부릅니다. 이제 키니네만 있으면 말라리아도 걱정할 것이 없습니다. 그런데 키니네는 별로 인기가 없었습니다. 아주 쓴맛이 나서 먹기 힘들었거든요. 억지로 삼켰다 해도 토해내기 십상이었습니다. 억지로 참고 약을 계속 먹으면 여러 가지 부작용이 생겨 고생도 합니다. 그래서 사람들은 여전히 '자연산'인 키나나무 껍질을 찾습니다.

자연산 키나나무 껍질의 추출물인 키니네는 1924년에 독일에서 처음 '합성'합니다. 더 이상 나무껍질을 살 필요가 없어진 것이지요. 합성 키니네는 파마퀸pamaquine에서 시작해 개량됩니다. 퀴나크린quinacrine, 클로로퀸chloroquine,[115] 존토퀸sontoquine이 순차적으로 나옵니다.

합성약들의 이름에 '퀸quine'이 들어가 있는 것은 약의 오랜 기원인 키나나무quina를 가리키는 것이거나 키니네를 의미하는 것이겠지요? 이제는 굳이 키울 필요가 없지만 키나나무는 이렇게 약의 이름 속에 남아 있습니다.

키니네는 중국으로도 건너갔습니다. 근대 개항기에는 중국을 통해 우리나라에도 들어와 중국에서 부르던 이름 '금계랍金鷄蠟'이 그대로 사용됩니다. 그리고 학질虐疾이라고도 부르던 말라리아의 치료제이자 해열진통제로 널리 쓰였습니다. 특이하게 젖먹이들의 젖떼기에도 쓰였습니다. 쓴맛이 나는 키니네를 젖꼭지에 살짝 발라두면 그 쓴맛을 본 아기들이 깜짝 놀라 다시는 젖을 물지 않았다고 합니다. 키나나무의 말라리아 치료 효과를 발견한 인디오들도 대단하지만, 젖 떼기 용도로 쓴 우리 민족도 대단합니다.

참고 문헌

1. 『이야기 현대약 발견사』, 강건일 지음, 까치, 1997.
2. 『콜럼버스가 서쪽으로 간 까닭은』, 이성형 지음, 까치, 2014.
3. 『뉴턴은 어쩌다 미쳐버렸나』, 제임스 리브 슬리, 조지 바이로 지음, 이창식, 박정숙 옮김, 가람기획, 2001.
4. 『질병의 역사』, 프레더릭 F. 카트라이트 지음, 김훈 옮김, 가람기획, 2004.
5. 『인류에게 필요한 11가지 약 이야기』, 정승규 지음, 반니, 2020.
6. "Malaria as a Papal Disease", Carmela Bisaccia, et al., *Experimental and Clinical Transplantation*, 2023, Suppl 2: 28-32.

115 코로나19의 치료제로 연구되기도 했다.

결핵 요양원의 역사

더 큐어 A Cure for Wellness

2016년, 미국, 독일

요양원

19세기 중반부터 결핵 치료를 위해
고산지대나 해안가에 지었다. 맑은
공기를 마시며 일광욕을 즐기고
영양가 높은 음식을 먹으며 잘 쉬면
그 어떤 치료보다 효과가 좋았다.

백색 페스트

결핵의 별명으로, 페스트 같은
불치의 병이라는 의미다. 페스트
환자의 안색이 검게 변했다면(흑사병)
결핵은 창백해지는 데서 유래했다.

알프스 만년설이 햇빛에 반짝이는 고지대에서

뉴욕 금융가에서 일하는 록하트, 위기에 처한 회사를 나 몰라라 하는 CEO를 데려오라는 명령을 받고 스위스의 요양원을 찾아갑니다. 이곳은 맑고 투명한 햇살과 공기 속에서 입소자들이 행복하게 사는 지상천국입니다. 그래서일까요? 사람들은 '입소자 중 이곳을 떠난 사람은 없다'고 입을 모아 말합니다.

아니나 다를까, 어렵게 만난 CEO 역시 이 좋은 곳을 왜 떠나냐며 귀환을 거부합니다. 하는 수 없이 혼자 되돌아가는 록하트. 하지만 하산 중 뜻밖의 사고를 당하고 마는데요. 자신 역시 환자가 되어 요양원에 입원하는 신세가 됩니다. 그리고 그곳에서 생각지도 못한 끔찍한 비밀을 마주합니다. 과연 록하트는 요양원을 빠져나올 최초의 인간이 될까요?

〈킹덤〉(1994), 〈헌티드 힐〉(1999), 〈셔터 아일랜드〉, 〈기담〉(2007), 〈죽음의 가스〉(1978)⋯⋯ 모두 병원을 배경으로 하는 영화입니다. 이 병원들은 연륜이 깊고, 그만큼 다양한 사연을 지니고 있습니다. 그 대부분의 이야기는 비극이고, 그 원인은 오만한 의사들과 비인간적인 의료, 생체 실험, 억울한 죽음, 불멸이나 불사에 대한 헛된 갈망인 경우가 많습니다. 이 영화도 크게 보면 그런 이야기에 속합니다. 하지만 다른 점이 있다면, 서양 의학 역사에서 중요한 자리를 차지했던 요양원이 배경이라는 것입니다. 독일의 고성古城과, 오래된 요양원에서 촬영된 이 영화는 우리에게 요양원의 속내를 보여주는 푸짐한 성찬을 차렸습니다.

결핵의 시대

요즘 요양원들은 장애인, 정신질환자, 노인을 위한 시설이 대부분입니다. 하지만 최초의 요양원은 '결핵의 시대'에 태어났습니다. 한센병이 중세의 병이고 매독이 르네상스의 병이었다면 결핵은 근대 산업 사회가 잉태한 병입니다.

결핵이 어느 날 갑자기 나타난 병은 아닙니다. 수천 년간 인류와 함께한 병입니다. 하지만 1800년대 초반에 유럽과 미국에서 전성기를 맞습니다. 학자들은 당시 런던, 뉴욕, 파리 같은 대도시 주민의 대부분이 결핵에 감염되었을 것으로 봅니다. 당시에 가장 흔한 사망 원인도 결핵이라 합니다. 그런데 수천 년간 잠잠하던 결핵이 왜 이렇게 갑자기 기승을 부린 걸까요?

산업혁명이 일어나고 도시화가 이루어지면서, 농촌에서 쫓겨난 소작농들은 도시의 공장 근로자가 됩니다. 노동자들은 밤낮없이 고된 노동을 하지만 임금은 턱없이 낮아 온 가족이 도시의 빈민으로 전락합니다. 고된 노동에서 벗어나 집에 와도 먹거리 푸짐한 식탁, 공기도 잘 통하고 햇볕도 잘 드는 공간은 꿈꿀 수 없습니다. 어둡고 눅눅한, 낮에도 캄캄한 동굴 같은 집에서 삽니다. 오죽하면 이런 곳을 '빈민굴'이라 불렀을까요? 이런 곳에서는 결핵균이 활개를 치기 쉽습니다. 어른, 아이 할 것 없이 결핵균의 손쉬운 먹잇감이 되고 맙니다.

'백색 페스트'로 불린 결핵은 중세를 무너뜨린 페스트처럼 치료할 수 없는 병이었습니다. 결핵의 진단은 곧 죽음이고, 그 죽음은 시간문제였습니다. 의사들도 의술의 한계를 깨닫고, 환자들에게 어둡고 오염된 도시를 떠나 맑고 깨끗한 공기와 눈부신 햇살이 비추는 산이나 바다로 가서 푹 쉬라고 말합니다.

특별한 근거는 없었습니다. 결핵은 폐병이고 기침하는 병이기 때문에 폐를 자극하는 나쁜 공기를 피해 좋은 공기를 마시면 도움이 되지 않을까 생각한 것이지요. 이렇게 도시를 떠난 그들을 수용하는 시설 즉, 요양원이 생기게 됩니다. 그 시작은 아주 우연한 발견 때문이었습니다.

요양원의 탄생

실레지아(폴란드 남서부와 체코 동북부 지역) 출신의 '식물학도'인 헤르만 브레머Hermann Brehmer, 1826~1889는 학생 때 결핵에 걸립니다. 주치의가 요양을 권하자 청년은 고산식물 공부도 할 겸 일부러 히말라야 고산지대를 여행합니다(쉬는 것 맞습니까?). 히말라야에서 고산 공기와 식물을 실컷 만끽하고 돌아온 청년 식물학도는 돌아와 의사를 만납니다. 그리고 결핵이 다 나았다는 놀라운 소식을 듣습니다.

내 몸속에서 무슨 일이 일어난 거지? 설마 고산지대의 공기가 결핵을 치료하기라도 한 건가? 브레머는 그렇다고 확신합니다. 그리고 결핵 치료법을 연구하겠다고 결심하고 의과대학에 입학합니다. 1854년에 브레머는 「결핵은 치료할 수 있는 질병이다」라는 제목의 논문을 쓰며 졸업했고, 1859년에 고산지대의 전나무 숲속에 환자들의 쉼터를 세웁니다. 이것이 최초의 결핵 요양원tuberculosis sanatorium입니다.

브레머의 요양원에 입소하면 환자들은 맑은 공기와 눈부신 햇살 아래 일광욕을 즐기며, 영양가 높은 음식을 먹고 '안정'이란 이름 아래 '아무것도 안 할 자유'를 누립니다. 그 어떤 치료보다도 효과가 좋았습니다. 브레머의 '안정 요양 치료'는 곧 여러 나라로 퍼져 나가 유럽과 미국 각지에 수천 개의 요양원이 생깁니다.

안정 요양 치료법은 본의 아니게 두 가지 중요한 일을 했습니다. 첫째는 환자들을 사회로부터 격리했습니다. 결핵은 공기를 통해 활발히 전파되는데, 환자들을 외딴곳의 요양원으로 보내 결핵의 전염을 줄여주었습니다. 둘째는 환자들을 그냥 내버려둔 것이 아니라 엄격한 시간표에 따라 먹고 놀고 쉬게 했는데, 이런 규칙적인 생활이 건강에 큰 도움이 되었습니다. 환자들은 전반적으로 건강 상태가 좋아지고, 결핵을 이겨낼 저항력을 얻습니다. 그래서 나아진 것입니다.

결핵 요양원으로 가장 유명한 곳은 스위스의 다보스Davos[116]에 있었습니다. 소설가 토마스 만Thomas Mann은 이곳에 입원한 아내를 방문했다가 소설 『마의 산Der Zauberberg』의 영감을 얻었습니다. 그러고 보니, 영화 〈더 큐어〉의 시작은 소설 『마의 산』과 아주 비슷합니다. 결핵으로 요양 중인 사촌을 찾아간 젊은이가 현실과 동떨어진 요양원의 생활을 겪고, 그 역시 환자가 되어 요양원에 붙잡히니까요.

그 외에도 『보물섬』과 『지킬 박사와 하이드』를 쓴 로버트 스티븐슨Robert Stevenson, 화가 에른스트 루트비히 키르히너Ernst Ludwig Kirchner도 다보스의 환자였습니다. 요양원은 대략 100년 동안 전성기를 구가하지만, 1940년대에 결핵 치료제가 등장[117]하자 빠른 속도로 쇠락의 길로 들어섭니다.

우리나라의 결핵 요양원

우리나라에서도 결핵은 예외가 아니었습니다. 일제 강점기에 우리나라는 세계에서 결핵 사망률이 가장 높은 곳이었습니다. 1937년 폐결핵 사망자만 5,973명이었습니다. 결핵은 1960년대까지 폐렴과 함께 사망 원인의 1, 2위를 다투는 질병이었습니다.

일제 강점기인 1918년, 황해도 해주에 캐나다 선교사 셔우드 홀 Sherwood Hall, 1893~1991이 우리나라 최초의 근대적 결핵 요양 시설인 '해주구세요양원'을 세웁니다. 자외선 일광욕실은 물론이고 인공 태양까지 갖추었습니다.

하지만 결핵 환자들의 요양지로 잘 알려진 곳은 남쪽 바다를 낀 경남 마산입니다. 마산馬山은 한국의 '마魔의 산'이자 다보스인 셈이지요. 이곳은 일제 강점기부터 여러 요양소와 병원이 들어서 결

---

116 해발 1,500미터의 휴양지로, 세계경제포럼의 개최지이기도 하다.

117 1943년에 항생제 주사인 스트렙토마이신streptomycin이 등장했고, 1949년에는 먹는 약 파스PAS가 나왔다.

핵 환자들이 요양했던 곳입니다. 환자 중에는 나도향, 김상옥, 구상, 김춘수, 서정주, 김지하, 김남조, 이영도 같은 문인들도 있었습니다. 이들이 이곳에 남긴 문학의 씨앗은 '결핵 문학'이라는 독특한 장르로 꽃을 피웠습니다.

만만치 않은 결핵

치료약의 개발로 결핵 박멸은 시간문제라 생각했습니다. 하지만 30년 만에 기대는 허물집니다. 1990년대 초에는 전 세계적으로 결핵 위기를 맞습니다. 항암 치료나 에이즈 같은 병 때문에 면역이 약해지는 환자들이 결핵에 쉽게 걸립니다. 빈곤층과 노숙자들 역시 결핵에 취약합니다. 더불어 이런저런 약에 듣지 않는 다제내성결핵 MDR-TB도 큰 문제입니다.

우리나라에서도 결핵은 꾸준히 발생합니다. 2022년에 결핵으로 인한 사망자는 1,322명입니다. 코로나19가 기승을 부리던 그해를 제외하면 결핵은 1983년부터 2020년까지 40년 가까이 감염병 사망 원인 1위를 차지했습니다.

〈더 큐어〉는 의학 스릴러로 볼 수 있습니다. 하지만 서양에서 대유행했던 온천 요양이나 수水 치료 장면도 보여주고, 철폐鐵肺, iron lung라는 의학사적 유물도 보여주네요. 철폐는 '쇠로 만든 허파'란 뜻의 인공호흡 기계입니다. 20세기 전반기에 폴리오 환자들에게 많이 썼습니다. 물론 지금은 사용하지 않는데, 영화에서는 사람을 결박해 '생명의 정수精髓'를 추출하는 기계로 쓰이네요.

다행히 우리의 주인공은 '시간에 갇힌' 소녀를 데리고 탈출합니다(『마의 산』에도 시간에 대한 이야기가 많이 나옵니다). 하산 길에 자신을 만나러 온 회사의 상사들과 마주칩니다. 그들은 록하트를 다시 뉴욕으로 데려가려 합니다. 하지만 록하트는 잠시 망설이다가 달아납니다. 지상으로 내려가 다시 회사로 복귀하면 상사들이 계속해서 자신의 등골을 뺏으리라는 사실을 깨달은 것이지요.

요양원에서 행복한 미라가 되어 육체의 정수를 뽑히거나, 회사에 가서 언제 터질지 모를 시한폭탄을 안고 번지르르하게 살거나, 인간의 삶은 이런 양자택일의 문제인 걸까요? 주인공은 양자택일을 거부하고, 자전거에 올라 자신의 두 다리로 힘차게 페달을 밟습니다. 삶의 갈림길에서 용기 있는 선택을 하던 〈파계〉의 마지막 장면처럼, 오래오래 기억에 남을 장면입니다.

참고 문헌

1. 『현대소설의 서사주제학』, 이재선 지음, 문학과지성사, 2007.
2. 『치명적 동반자, 미생물』, 도로시 크로퍼드 지음, 강병철 옮김, 김영사, 2021.
3. 『사진과 함께 보는 한국 근현대 의료문화사(1879~1960)』, 서울대학교병원 병원역사문화센터 지음, 웅진지식하우스, 2009.
4. 『마의 산』, 토마스 만 지음, 홍성광 옮김, 을유문화사, 2008.
5. 「2022년 우리나라 결핵 사망 현황」, 이혜원, 김진선, 박광자, 최호용, 《주간 건강과 질병》, 질병관리청.

초음파와 의학

붉은 10월The Hunt for Red October

1990년, 미국

에코Echo

그리스의 요정 이름으로 숲에 숨어
살며 남의 목소리를 따라 한다.
메아리라는 뜻으로도 쓴다.

초음파ultrasound

인간이 들을 수 있는
범위(20헤르츠~20킬로헤르츠)를
뛰어넘는 주파수의 음압을 뜻한다.

사운딩sounding

수심 측정이나 물밑 조사를 뜻하는
용어로, 개념이 확대되면서 고층 기상
탐색도 포함된다. 고층 대기권이나
우주로 보내는 관측용 로켓을 사운딩
로켓이라 부른다.

핵미사일을 탑재한 잠수함 '붉은 10월호'

2016년 5월에 지중해의 이탈리아 영해 해저에서 제2차 세계대전 중 실종되었던 영국 잠수함이 발견되었다고 합니다. 1943년 1월에 승조원 71명을 태우고 실종되었던 'HMS P311호'는 73년 동안 비교적 온전한 상태로 해저 80미터 깊이에 가라앉아 있었습니다. 영국 해군 당국은 배를 인양하지는 않았습니다. 인양했다면 그 안에서 무슨 일이 일어났는지 알 수 있었을 텐데 아쉽습니다. 깊은 바닷속을 조용히 다니는 폐쇄된 공간, 잠수함은 우리의 상상력을 자극하는 소재 중의 하나인데, 이번에는 잠수함 영화를 소개합니다. 1990년 3월에 개봉된 〈붉은 10월〉입니다.

영화는 소련의 신형 핵잠수함 '붉은 10월호'가 무르만스크 인근의 해군기지를 출발하는 장면에서 시작합니다. 소련 해군의 살아 있는 전설인 라미우스 함장은 승조원들에게 이번 임무가 붉은 10월호를 모의 적함으로 상정한 대잠수함의 추격과 기동 훈련이라고 밝힙니다. 하지만 사실은 함장을 비롯한 몇몇 장교들이 잠수함을 몰고 미국으로 망명하려는 계획입니다.

이 잠수함은 최신형 무소음 고속 운항 시스템을 장착해서 적군도 아군도 그 잠수함을 탐지할 수 없는 일종의 '스텔스' 잠수함이었습니다. 하지만 망명 계획이 누설되고, 소련 해군이 붉은 10월호를 뒤쫓습니다. 이 내막을 알 리 없는 미국은 본토를 향해 전속력으로 다가오는 소련 함대에 맞서 비상 경계 태세에 돌입합니다. 붉은 10월호는 과연 어떻게 이 거친 파도를 헤쳐 나갈까요?

잠수함 영화의 감초 '소나'

잠수함 영화를 볼 때마다 관객들은 '소나Sonar'도 함께 봅니다. 적의 잠수함이나 어뢰가 다가올 때 레이더 같은 장비들을 보며 가슴 졸인 경험이 있을 것입니다. 그 장비가 바로 소나입니다. 소나는 SOund Navigation And Ranging의 약자로 음파[118]를 이용해 항해도 하고 거리도 측정한다는 뜻인데, 우리말로는 '음향 탐지 장비'로 번역합니다.

항공기가 전자기파를 이용한 레이더RAdio Detection And Ranging를 쓰는 것처럼 수중에서 사용하는 레이더가 바로 소나입니다.[119] 소나로 적 잠수함을 탐지하는 원리는 병원에서 의사들이 초음파로 질병을 찾아내는 원리와 아주 닮았습니다.

초음파 검사를 안 받아본 사람이 있을까요? 받은 기억이 없다고요? 어머니께도 한번 여쭈어 보세요. 배 속에 있을 때 받은 적이 없는지요. 대개 생전 처음 찍히는 사진이 바로 초음파 사진이니까요.

초음파超音波, ultrasound란 인간이 들을 수 있는 소리보다 더 높은 (20킬로헤르츠를 넘는) 주파수의 주기적인 음압sound pressure으로 정의합니다. 쉽게 말하면 인간의 귀로 들을 수 없을 만큼 엄청나게 높은 고음이지요. 그런데 들을 수도 없는 '초-음파'의 존재를 우리는 어떻게 알았을까요?

초음파의 발견

18세기 말, 이탈리아의 생물학자 라차로 스팔란차니Lazzaro Spallanzani, 1729~1799는 어둠 속에서 능숙하게 날아다니는 박쥐가 어떤 감각을 쓰는지 연구합니다. 온갖 방법을 다 써보았지만 그 특별한 감각의 정체를 밝히지는 못하고 일종의 '청각'을 이용한다고 추측했습니다. 물론 지금 우리는 그 비결이 초음파라는 것을 알고 있습니다.

1876년에 온갖 문제를 다 연구하던 영국의 프랜시스 골턴Francis Galton, 1822~1911은 사람의 고음 감지 능력을 확인하는 '골턴 호루라기'를 만듭니다. 이 호루라기로 청력을 확인하던 골턴은 사람은 들을 수 없는 고음역이 있다는 사실을 알았습니다. 동시에 동물들은 고음역을 듣는 능력이 있다는 사실도 알았습니다.

골턴은 동물원이나 거리에서 호루라기를 불어 동물의 반응을 살피곤 했는데, 혼자서 킬킬대며 신이 났겠지요? 물론 골턴도 그 원리를 몰랐지만 그가 만든 호루라기는 23~54킬로헤르츠의 초음파를 내는 일종의 '초음파 발생기'였습니다. 지금도 개를 부르는 호루라기로 쓴다고 합니다.

1880년에는 프랑스의 물리학자 형제 자크와 피에르 퀴리Jacues and Pierre Curie가 압전piezoelectricity현상[120]을 발견합니다(피에르는

---

118 초저주파infrasonic에서 초음파ultrasonic까지 다양한 음파를 쓴다.

119 소나는 초음파를, 레이더는 전자기파를 쓴다.

120 압력을 전기로 바꾸는 현상이다. 그 반대로 전기를 압력으로 바꿀 수도 있다.

1895년에 폴란드 출신의 여성 과학자와 결혼하고 나중에는 부부 동반으로 노벨상도 받습니다. 그 여성 과학자가 누구인지 아시겠지요?). 압전 현상이란 결정crystal 구조에 압력이나 진동을 가해 전기를 만드는 것입니다. 퀴리 형제는 더 나아가 그 반대의 현상, 즉 수정 결정에 전기를 가해서 진동이나 소리도 만들었습니다. 이 원리를 쓰면 초음파도 쉽게 만들어 낼 수 있었지요.

1912년 4월에 북대서양에서 호화 여객선 타이타닉호가 유빙과 충돌해 침몰하는 대참사가 있었습니다. 사고 이후로 선박의 안전 항행을 보장할 장비를 개발하는 노력이 이어졌고, 그중에는 '소리'를 이용한 연구도 있었습니다.

맑은 날보다는 안개나 구름이 낀 날에 소리가 더 크게 멀리 퍼져 나가는 것을 알고 있던 음향학자들은 소리가 공기 중보다 물속에서 훨씬 더 빨리 전파되는 것을 발견합니다.[121] 이제 수중 탐색이나 수심 측정을 위해 음파를 쓰기 시작합니다. 영어로 수심 측정을 'sounding'이라 부른 것도 이 때문이지요.

1912년에 영국 물리학자 루이스 리처드슨Lewis Richardson, 1881~1953은 초음파를 이용해 수중의 물체를 탐지하는 기계echo-locator[122]를 발명했고, 1915년에 프랑스의 폴 랑주뱅Paul Langevin, 1872~1946은 초음파로 수중의 빙산과 잠수함을 탐지하고 거리를 계산할 수 있는 장비인 하이드로폰hydrophone[123]을 개발합니다. 이것이 오늘날에도 수중 탐색 장비로 널리 사용되는 소나의 원조입니다.

초음파 의학의 탄생

한편 1930년대에는 기계 설비 내부의 보이지 않는 균열을 찾는 비非파괴 초음파 검사 장비도 등장합니다. 공업용 안전 '진단' 초음파의 시대가 본격적으로 열린 것이지요. 그런데 이때 어느 영특한 의사가 '기계의 균열도 찾아내는 초음파를 사람 몸에 써보면 어떨까?' 하는 기발한 생각을 합니다.

1937년에 오스트리아 빈의 신경정신과 의사 카를 두시크Karl Dussik, 1908~1968가 처음으로 초음파를 이용해 머리 안의 뇌실[124]을 보고 종양을 찾으려 했지만 초음파는 두개골을 통과하지 못하기에 연구는 실패합니다. 그래도 의도는 좋았지요(지금은 두개골을 뚫고 들어가는 초음파 기기도 있습니다).

1950년에 스웨덴의 심장의학자 잉에 에들러Inge Edler, 1911~2001는 젊은 핵물리학자 카를 헤르츠Carl Hertz, 1920~1990의 도움을 받아 비파괴 초음파 검사 장비로 '심장'을 들여다보았습니다. 심장전문의들의 벗, 심장초음파echocardiography의 역사는 이렇게 열렸습니다.

한편 글래스고의 산부인과 의사 이안 도널드Ian Donald, 1910~1987

---

121 물속에서 소리는 초속 1,500미터로, 공기 중 음속의 4배를 넘는 빠른 속도다.

122 빠른 속도의 소리를 보낸 뒤 메아리처럼(echo) 반사되어 오는 시간을 통해 거리를 계산하면 대상의 위치(location)를 알 수 있다.

123 hydro물 + phone소리의 합성어로 수중의 소리를 듣는다는 뜻이다.

124 뇌 속에 뇌척수액으로 차 있는 공간.

역시 공장에서 쓰는 초음파 장비를 가져다 지인들의 배 속을 들여다보았습니다. 임신부에게 사용해 보니 다태임신(쌍둥이), 전치태반[125]을 진단하고 태아의 머리 크기를 재고, 임신 주수를 계산할 수 있어 초음파는 부인과 영역에서 정말 유용했습니다.

초음파로 골반 속만 볼 수 있었을까요? 내과와 외과 의사들도 이에 질세라 초음파를 들고 배 속을 들여다보았습니다. 태반에서 조금만 머리 쪽으로 옮기니 담석도 보이고, 창자의 조직 두께도 잴 수 있습니다. 이렇게 해서 의료계 전반에 초음파 영상 진단 기술이 도입되었습니다.

치료용 초음파로

하지만 이것으로 끝이 아니었습니다. 진단을 넘어 치료의 영역으로 나아가니까요. 치료용 초음파 기술은 아주 우연히 발견되었습니다. 소나를 이용해 잠수함을 탐지하다가 주변의 물고기들이 떼죽음을 당합니다. 소나를 쏘니 물고기가 죽는 것입니다. 그 이유를 조사해 보니 초음파에서 나오는 에너지가 물고기의 생체 조직을 뜨겁게 만들어 죽인 것으로 밝혀집니다.

그렇다면 초음파를 적절히 사용해 조직의 가열 효과를 내면 치료에 도움이 되지 않을까? 병의원의 물리치료실에서 받는 초음파 치료는 이렇게 태어났습니다. 일종의 열 치료기입니다. 온찜질이 피부 표면에 가까운 곳을 데워준다면 초음파는 뜨거운 느낌도 없이 몸의 '깊은' 곳을 데워줍니다.

여기서 한발 더 나아가면, 악성 조직을 태우는 온열치료HIFU, 초음파 에너지를 선택된 부위에 집중시켜 태우는 자기공명영상 유도하 고직접초음파수술MRI-guided focuses ultrasound, 몸 안에 생긴 돌을 깨는 쇄석술lithotripsy, 혈관 속의 핏덩이를 녹이는 혈전 용해술, 네뷸라이저라 불리는 흡입치료기 모두 초음파를 사용하는 의료용 치료 기술입니다. 그 외에도 치과에서는 치석 제거에, 안경점에서는 안경 세척에, 그 외에도 피부 미용과 과일 잔류 농약 제거, 가정용 가습기에도 초음파가 사용됩니다.

캄캄한 밤하늘을 자유롭게 날아다니는 박쥐 연구에서 시작되어 잠수함이 소리 죽이며 다니는 해저, 병원, 거리의 안경 세척기에까지 쓰이게 된 초음파가 앞으로는 어떤 변신을 할까요? 인체에는 무해하고 편리하게 쓸 수 있는 초음파의 활약을 앞으로도 쭉 기대합니다.

---

125 태반이 비정상적인 위치에 있는 것을 말한다.

참고 문헌

1. "The History of ultrasound", P G Newman, G S Rozycki, *Surg Clin North Am.*, 1998 Apr;78(2):179-95.

2. "Historical aspects of ultrasounds in medicine", Giovanni Culpo, 17 Feb 2024(https://doi.org/10.53347/rID-8660).

3. "History of ultrasound and technological advances", Jim Tsung.

4. 『김명호의 생물학 공방』, 김명호 지음, 사이언스북스, 2015 .

5. "The Galton Whistle", Nick Joyce, David B. Baker, Observer, 2009.03.

등장

혹성탈출: 진화의 시작
Rise of the Planet of the Apes

2011년, 미국

영장류靈長類
영장목靈長目, Primates에 속하는
포유류를 일반적으로 이르는 말로
유인원류, 인류가 포함된다.

호모 사피엔스Homo sapiens
'슬기로운 사람'이라는 의미로
현재의 인류를 일컫는 학명이다.
지금의 인류는 사람종Homo sapiens-
사람속Homo-사람과Hominidae-
영장목Primates-포유강Mammalia-

척삭동물문Chordata-
동물계Animlaia에 속한다.

시미누스 사피엔스Siminus sapiens
'슬기로운 유인원'이라는 의미로
피에르 불의 과학소설『혹성탈출』에
등장한다.

마키나 사피엔스Machina sapiens
'슬기로운 기계'라는 의미로 지능을
가지는 기계를 뜻한다.

치매 치료제와 동물시험

제약회사의 연구원 윌은 치매를 치료할 수 있는 신약 'ALZ-112'를 만들었고 침팬지를 이용한 동물시험에서 뛰어난 약효를 확인합니다. 이제 사람을 대상으로 임상 시험에 성공하면 획기적인 '치매 치료제'를 세상에 내놓을 수 있습니다. 하지만 최종 동물시험 단계에서 약을 투약한 침팬지는 광폭한 행동을 보여 사살됩니다. 약물 부작용 때문으로 판단한 경영진은 실험 동물과 약물 모두를 폐기합니다. 하지만 알고 보니 거친 행동을 보인 침팬지에겐 새끼가 있었고 새끼를 보호하려던 본능을 인간이 오해한 것이었습니다.

윌은 안락사 위기에 빠진 새끼를 몰래 빼돌려 집에서 키웁니다. '시저'라는 이름을 붙인 새끼 침팬지는 머리가 아주 좋았습니다. 임신 중에 약을 먹은 어미를 통해 새끼에게도 약효가 전해진 것 같습니다. 수화手話를 익혀 인간과 소통을 하고, 웬만한 사춘기 아이들 정도의 지능을 보여줍니다.

한편 치매를 앓고 있는 윌의 아버지는 병세가 점점 나빠집니다. 이를 지켜보던 윌은 폐기해야 할 ALZ-112를 몰래 빼돌려 아버지에게 주사했고 놀라운 약효를 경험합니다. 하지만 몇 년이 지나자 약효는 떨어졌고, 그 이유를 조사하면서 인체가 약에 대한 항체를 만들어 약효를 떨어뜨린다는 사실을 알았습니다.

윌은 시저의 존재와 아버지에게 나타난 약효를 회사에 알리고 개량 신약 'ALZ-113'를 만듭니다. 하지만 신약은 영장류의 지능은 개선시키고, 인간의 면역 능력을 떨어뜨립니다. 결국 이 약물이 영장류의 손에 들어가게 되면서 영장류는 '진화'하고 인간은 빠른 속도로 전파되는 폐렴에 걸려 '멸종위기종'의 처지에 놓이게 됩니다. 그리고 마침내 영장류는 이 행성의 지배자에 오르기 위해 물러설 수 없는 싸움을 준비합니다.

충격적인 영화, 〈혹성탈출〉

어릴 때 본 영화 중에서 가장 충격적이었던 영화를 꼽는다면 주저 없이 〈혹성탈출〉(1968)이라고 이야기할 수 있습니다. 열 살 무렵, 흑백 TV 수상기로 보았던 이 영화의 몇 장면은 지금도 생생하게 떠오릅니다.

캡슐 안에서 미라가 되어버린 우주인, 가죽옷을 입고 말을 탄 침팬지, 인간 사냥, 나팔 소리, 기억을 지우는 뇌수술, 박제로 전시된 인간……. 그리고 충격적인 마지막 장면 때문이었을까요. 한동안 '혹성'[126]이라는 단어만 보아도 가슴이 콩닥거릴 지경이었지요.

어린 마음에 인류가 그 지경이 될 만한 이유는 '핵 전쟁'이라는 제 나름의 해석도 내렸습니다. 영화를 보았던 1970년대는 동서양 진영의 강대국들이 서로의 목에 핵무기를 겨누고 으르렁대던 시절이었으니까요. 그러나 그 시절 저의 짐작은 틀렸습니다. 40년 뒤에

---

126 혹성惑星과 행성行星은 같은 뜻이지만 혹성은 일본식 표현이라 한다.

개봉한 〈혹성탈출: 진화의 시작〉이 내놓은 답은 '약물'이었습니다. 그것도 '치매 치료제'라네요!

영화 〈혹성탈출〉은 피에르 불Pierre Boulle이 1963년에 발표한 소설 『유인원 행성La Planète des singes: Planet of the Apes』을 원작으로 1968년에 제1편(찰톤 헤스톤 주연)이 개봉된 이후[127] 리부트 시리즈까지 포함하면 현재까지 10편이 나왔습니다. 지금 소개하는 〈혹성탈출: 진화의 시작〉은 리부트 시리즈의 첫 편이며 이후로 〈혹성탈출: 반격의 서막〉(2014), 〈혹성탈출: 종의 전쟁〉(2017), 〈혹성탈출: 새로운 시대〉(2024)가 나왔습니다.

영장류 실험의 역사

이 영화에서 특별히 관심을 끄는 것은 '영장류 실험'입니다. 말로 설명하기는 어렵지만 영장류가 무엇인지 모르는 분은 없겠지요. 생물학적으로 인간과 가장 가까운 친척인 포유류 짐승입니다. 그 때문에 영장류는 과학의 발전이라는 이름 아래 온갖 궂은일에 사람을 대신했습니다. 가장 유명한 사례는 인류 대표로, 아니 인류 대타로 1949년에 사람보다 먼저 우주로 나간 원숭이입니다.[128] 이러한 대외적 사례가 아니더라도 대내적으로, 특히 의학 연구에서 이들이 인간의 대타로 뛴 역사는 무척 오래되었습니다.

로마 시대에는 사람 대신 영장류의 몸을 해부해 인체 해부학을 익혔습니다. 근세기에 외과 의사들이 '칼질'에 자신감이 붙자 영장류의 장기를 환자에게 심어주려는 과감한 시도를 합니다. 1909년에 원숭이의 신장(콩팥)으로 시작해, 1920년대에는 회춘回春 목적으로 원숭이의 고환을 사람에게 붙였다가 멀쩡한 고환까지 못쓰게 된 비극이 있었습니다.

하지만 인간은 이에 굴하지 않고 1964년에 침팬지 심장, 1973년에는 침팬지 신장, 1993년에는 개코원숭이의 간을 사람에게 이식합니다. 이는 모조리 실패하고 말았지만 만성적인 장기 공급난에 시달리는 한, 앞으로도 계속 영장류 장기에 눈독을 들이겠지요.

이식 의학에서는 쓴맛을 보았지만 연구와 실험에서는 영장류의 도움을 단단히 받았습니다. 20세기 중반에 대유행했던 전전두엽백질단절수술과 뇌엽단절수술은 전두엽을 잘라내어 원숭이의 성격을 개조했던 수술이 원조였습니다(〈셔터 아일랜드〉 참고). 신경마비를 일으키는 폴리오 연구에는 레서스원숭이의 신경조직이 사람을 대신해 바이러스 배양에 쓰였습니다.

하지만 영장류 중 특히 침팬지 연구는 생각처럼 간단치가 않았습니다. 침팬지는 무척 비싼 데다가 쾌적한 사육 환경도 필요해서 돈이 많이 드는 동물입니다. '원숭이'는 철창에 가두어 놓고 먹이만

---

127 이후로 나온 〈혹성탈출: 지하 도시의 음모〉(1970), 〈혹성탈출: 제3의 인류〉(1971), 〈혹성탈출: 노예들의 반란〉(1972), 〈혹성탈출: 최후의 생존자〉(1973)까지 5편을 구舊 시리즈로 부른다. 2001년에 나온 팀 버튼 감독의 〈혹성탈출〉도 있다.

128 레서스원숭이Rhesus macaque로 이름은 알버트 2세다. 미국에서 발사한 로켓에 실려 우주로 나간 뒤 지구 재진입 과정에서 추락 사고로 죽었다.

주었지만, '침팬지'는 사람이 데리고 놀아줘야 했습니다. '사육'이라기보다는 '양육'에 가까웠지요. 연구원들은 침팬지의 정신 건강을 위해 짬짬이 데리고 나와 놀아주고 이름도 지어서 부르게 됩니다. 이름을 부르면 달려와서 안기고, 그러다 보면 정도 듭니다.

이 정도가 되면 연구원들도 마음이 편치 않습니다. 의학 연구에 동원되는 침팬지들은 인간에게 차마 할 수 없는 위험한 일을 대신하는 역할입니다. 침팬지에겐 못할 짓입니다. 그러다 보니 연구원들은 심적 갈등을 겪습니다. 소설을 쓴 피에르 불은 몰랐겠지만 자신이 소설을 발표한 1963년대에 미국에는 이런 딜레마에 빠진 연구원이 있었습니다.

쿠루 연구

1962년 미국 국립보건원NIH에서는 남태평양 파푸아뉴니기섬의 고산 지역에서 유행 중이던 정체불명의 유행병을 연구합니다. 이 병은 바로 쿠루인데요. 쿠루의 임상 증상은 크로이펠츠-야콥병 CJD와 비슷했기에 쿠루 연구를 통해 CJD를 이해할 열쇠를 찾을 것 같았습니다(《해저 2만 리》 참고). 연구 팀은 쿠루를 영장류에게 전염시켜 보기로 결정하고 바이러스 학자인 클래런스 조지프 기브스 Clarence Joseph Gibbs Jr., 1924~2001를 영입했습니다.

기브스는 사람과 정서적인 교감을 나누는 침팬지를 의학 실험으로 희생시키는 연구를 혐오했습니다. 이미 다른 연구소에서 자신을 따르는 침팬지의 몸에 치명적인 병균을 주사하던 실험에 진절머리를 내고 그만두기도 했습니다. 하지만 1963년에 파푸아뉴기니에서 쿠루로 여성들과 아이들을 중심으로 수백 명의 환자들이 죽어 나가자 하는 수 없이 영장류 실험에 다시 참여합니다.

쿠루로 죽은 소년의 뇌조직이 '조지(나중에 암컷임을 알게 되어 조제트로 개명)'라는 이름이 붙은 침팬지의 뇌에 접종되었습니다. 기브스가 종종 우리 밖으로 데리고 나와서 공중제비를 해주던 침팬지는 2년이 채 못 되어 쿠루 증상을 보였습니다. 지켜보던 연구원들도 견디기 힘든 시간이었다고 합니다. 조제트는 4개월 만에 꼼짝 못할 정도로 병세가 나빠져 결국 작별 인사를 나누고 마취를 한 뒤 피를 빼내어 고통 없이 죽음을 맞았습니다. 기브스는 고통스러웠지만 직접 부검에 참여했고 조제트의 뇌를 적출했습니다.

침팬지의 뇌는 쿠루에 걸린 사람의 뇌와 똑같은 변화를 보였습니다. 인간을 대신해 목숨을 내놓은 침팬지 덕분에 남태평양 외딴 부락의 괴질 쿠루는 특이한 방식으로 퍼지는 전염병이라는 것이 확인되었고, 더 이상 그 병으로 희생되는 환자도 생기지 않게 되었습니다. 그리고 CJD 연구도 진전을 보았습니다. 우리는 의학 연구를 위해 희생된 많은 동물, 특히 인간과 닮았다는 이유로 과학 실험의 재단에서 희생된 영장류들의 숨은 도움을 잊지 말아야겠지요.

동물에게 안전하면 인간에게도 안전할까

마지막으로 궁금한 것이 하나 있습니다. 같은 약이지만 침팬지와 인간에게 서로 다른 약효가 나타날 수 있을까요? 답부터 말하면 충분히 가능합니다. 의사들이 치료제로 처방했던 신약들에서 예기치 못한 부작용이 나타나 인명이 상하거나 다친 경우가 많았습니다. 물론 이런 약들은 동물실험을 거쳐 안전하다고 확인되었기에 시판 허가를 받았겠지요?

1993년에 FDA의 승인을 받았던 '최초의 알츠하이머병 치료제'인 타크린Tacrine도 시판 뒤에 발견된 간肝 독성으로 퇴출된 이력이 있습니다. 반면에 스테로이드, 페니실린, 스트렙토마이신(결핵약), 디기탈리스(심장약), 이소니아자이드(결핵약), 오메프라졸(위장약), 라식스(이뇨제) 같은 유명 약물들은 동물실험에서 나타난 독성 때문에 한동안 시판이 보류되었던 약들입니다. 물론 지금은 안전하게 널리 사용됩니다. 반면에 1957년에 임신부들의 구역질을 줄여주는 약으로 시판된 탈리도마이드는 태아에게 심각한 기형을 유발한다는 사실이 나중에 알려져 판매가 금지됩니다. 하지만 추후에 시행된 동물실험에서는 그 어떠한 부작용도 나타내지 않았습니다.

결론적으로 인간과 동물은 같지 않습니다. 침팬지의 유전자가 인간과 97% 닮았다 해도 3%는 다르기 때문에 인간이 아닌 것처럼, 작은 차이 때문에 똑같은 약물에 다른 반응이 나타날 수 있습니다. 유전자가 100% 같다고 해도 유전자의 발현 방식이 다르면 전혀 다른 결과를 내보입니다. 일란성 쌍둥이라 해도 다른 면이 많지 않습니까?

　그러므로 동물에게 안전하고 효과가 있다고 해서 인간에게도 똑같이 적용될 수 있는 것은 아닙니다. 마찬가지로 인간에겐 안전한 약이라 해도 다른 동물에겐 해로울 수 있습니다. 최소한의 안전성을 확보하기 위한 궁여지책일 뿐입니다. 그나저나 인간을 위해 개발한 '머리 좋아지는 약'이 사람에겐 무용지물이 되고, 영장류에게는 '진화의 원동력'이 되는 아이디어는 정말 참신합니다.

생각마저 기계에게 맡긴다면

요즘 주변을 살펴보면 깊이 있는 공부와 생각을 하는 것은 기계들입니다. 머신 러닝, 딥 러닝 모두 AI가 하고 있네요. 기계 덕분에 '육체' 노동에서 벗어난 인간들이 이젠 '정신' 노동에서 해방되기 위해 필사의 노력 중입니다. 노동에서 해방된 시간 동안 새로운 것을 추구하고 창의적인 일을 할 줄 알았던 인간은 지금 전혀 다른 곳에 가 있습니다. 언젠가부터 '사색'의 자리를 빼앗기고 사람들의 관심사와 대화 내용 모두 인터넷에 떠도는 이야기로 수렴됩니다. 그러다 보니 생각도 점점 획일화되어 갑니다.

　인간 진화의 원동력이 된 사색과 지혜를 기계에 넘겨주면 인간에겐 무엇이 남게 될까요?[129] 생각하기 귀찮으니 AI에게 물어볼까요? 이런 생각부터 드는 제 자신을 되돌아보니, 어쩐지 '호모 사피엔스'의 자리를 슬기로운 기계 '마키나 사피엔스'가 차지하는 미래가 오고 말 것 같습니다. 지금 AI는 '뜨겁게' 진화 중인데, 인간은 어쩐지 '재미에 빠져' 퇴화 중인 듯한 불길한 예감은 저만의 유별한 걱정이기를 바랍니다.

참고 문헌

1. 『프리온』, D.T. 맥스 지음, 강병철 옮김, 꿈꿀자유, 2022.

2. 『죽음의 향연』, 리처드 로즈 지음, 안정희 옮김, 사이언스북스, 2006.

3. 『탐욕과 오만의 동물실험』, 레이 그릭, 징 스윙글 그릭 지음, 김익현, 안기홍 옮김, 다른세상, 2005.

4. 『트랜스플란트: 장기이식의 모든 것』, 니콜라스 L. 틸니 지음, 김명철 옮김, 청년의사, 2009.

5. 『마음을 이식한다』, 데구치 아키라 지음, 최임택 옮김, 심산, 2006.

6. 『혹성탈출』, 피에르 불 지음, 이원복 옮김, 소담, 2011.

7. 「영장류 뇌 연구는 필요한가?」, 김형, 한국분자·세포생물학회 웹진, 2021년 9월호.

129 이미 인간의 뇌가 작아지고 있고, AI 때문에 그 속도가 빨라질 것이라는 충격적인 예측이 나왔다.

아마존Amazon

그리스 신화에 나오는 여자 부족의
이름으로, '젖가슴이 없다'는 뜻이다.

근치적 수술radical operation

근치根治란 병의 뿌리를 치료한다는
것이다. 증상만 치료하는 대증對症
치료의 반대 개념이다.

고립무원의 상황에서

직장에서 쫓겨나고, 남편은 바람을 피우고, 이보다 더 힘들 수도 없겠다 싶은 마그다. 두 달 전에 유방에 생긴 작은 멍울로 병원을 찾았는데, 유방암 진단을 받습니다. 최악의 상황입니다. 누구 하나 도움을 청할 곳도 없는 처지입니다.

아들 나디는 프로 축구선수를 꿈꾸는 초등학생입니다. 아들을 응원하러 경기장을 찾은 마그다는 레알 마드리드의 유소년 팀 감독 아르뚜로를 만납니다. 나디의 재능을 인정하고 관심을 보이는 아르뚜로 덕분에 마그다는 힘든 하루를 이겨낼 용기를 얻습니다. 하지만 바로 그때 아르뚜로는 아내와 딸의 교통사고 소식을 듣고 그 자리에서 까무러칩니다. 동병상련의 처지라 생각했던지 마그다는 제정신이 아닌 아르뚜로가 걱정되어 병원까지 따라가서 그의 곁을 지켜줍니다.

아르뚜로의 딸은 죽고, 아내 역시 목숨만 간신히 붙어 있습니다. 자신의 처지도 딱하기는 마찬가지이지만 마그다는 순식간에 사랑하는 가족을 잃은 아르뚜로를 진심으로 위로합니다. 마그다는 다음 날부터 항암 치료를 시작하고 서서히 약의 부작용으로 괴로워합니다. 하지만 아들을 위해서 꼭 이겨내겠다는 다짐을 하며 마음을 다잡습니다. 예정된 유방암 수술을 받고 정신이 혼미하던 중, 그의 곁을 지키는 아르뚜로를 봅니다.

삶이 무너져 힘든 두 사람, 다만 곁에서 지켜주고 싶은 생각으로 서로에게 위안을 주던 두 사람에게 앞으로 어떤 삶이 펼쳐질까요?

오래된 병, 유방암

유방암은 아주 오랜 역사를 가진 병입니다. 기원전 27세기에 쓰인 고대 이집트의 파피루스에도 유방암에 대한 기록이 있으니까요. 당대 최고의 의사였던 임호테프Imhotep[130]도 '치료법이 없다'고 단언했을 정도로 유방암은 오래전부터 악명 높았습니다.

기원전 5세기경에 그리스의 역사가 헤로도토스Herodotos가 쓴 『역사Historia』에는 페르시아제국 다리우스왕의 아내인 아토사Atossa 왕비가 유방암을 앓는 이야기가 나옵니다. 그리스 의사 데모케데스Democedes에게 유방절제수술을 받아 다행히 목숨을 건졌다는 내용입니다. 역사책에 기록된 최초의 유방암 수술 성공 사례입니다.

그리스인들에겐 유방절제수술이 낯설지 않은 모양입니다. 그리스 신화에는 획일적으로 유방절제수술을 받는 부족 이야기가 나오니까요. 아테네에서 멀리 떨어진 어느 곳에 여성들만의 공동체 국가가 있는데, 이들은 남자아이가 태어나면 모두 죽이고 여자아이는 키워 전사로 만듭니다. 이들은 활을 쏘는 데 걸림돌이 되는 한쪽 유방을 잘라내는 풍습이 있어 아마존Amazon이라고 불렸는데, 이는 그리스어로 'a(없다)+mazos(젖가슴)'에서 유래한 것입니다.[131]

아마존 여전사들에게는 유방절제수술mastectomy이 쉬웠는지 모르겠지만 현실 세계의 의사들에겐 아주 힘든 수술이었습니다. 특

---

130 영화 〈미이라〉 시리즈(1999~2008)에 악당으로 등장하는 인물의 이름이기도 하다.
131 아마존의 어원에는 여러 가지 설이 있다.

히 유방암에 칼을 대면 그 상처는 좀처럼 아물지 않기 때문에 의사들은 '병 주고 약 주는 격'인 이 수술을 몹시 꺼렸습니다. 그리스의 히포크라테스나 로마의 갈렌 같은 의사들조차 '유방암에는 손을 대지 말라'고 충고했을 정도이니까요. 하지만 유방암을 수술칼로 잘라내려던 용감한 의사들이 없지는 않았습니다.

유방암 수술의 역사

1세기의 기록에 따르면 의사들은 날카로운 칼로 유방의 혹을 잘라낸 뒤 피가 나는 조직은 불에 달군 쇠로 지졌습니다.[132] 암조직은 피가 많이 나므로 지지고 또 지졌습니다. 잘 지져야 지혈도 되고 재발도 안 된다고 생각했습니다. 마취가 없던 시절이니 환자들은 너무 아파서 몇 번이나 까무러쳤을 것입니다. 의사들은 중세 후기까지 이 수술법을 그대로 고수합니다. 다만 달군 쇠로 지지던 것을 지혈 고약으로 바꾸기만 했지요.

하지만 이런 고통을 견디며 수술을 받아도 큰 효과가 없었습니다. 가능하면 약초나 약물을 먼저 시도해 보고 마지막에 수술을 했습니다. 하지만 그때는 이미 늦습니다. 온몸으로 암이 퍼졌으니까요. 오히려 빨리 수술을 했다면 목숨을 건질 수 있었을 환자들을 기다리다 놓치고 맙니다.

17세기가 되면 수술은 더 과격해집니다. 혹을 애매하게 잘라내면 반드시 재발하고 온몸으로 퍼져나갔기에 의사들은 유방은 물론, 그 아래에 있는 소흉근과 겨드랑이 임파선까지 다 도려냅니다. 유방의 암세포가 밖으로 퍼져나가는 출구가 겨드랑이 임파선이니까요. 힘든 수술을 재빨리 해치워 환자의 고통을 조금이라도 줄여줄 요량으로 유방을 싹둑 잘라내는 둥근 작두 같은 수술 기구[133]도 나왔습니다.

하지만 그 엄청난 고통을 견디며 수술을 받는다 해도 환자들 대부분은 암으로 목숨을 잃었으니 보람이 없었습니다. 효과도 부작용도 없는 민간요법이나 성녀 아가사에게 드리는 기도보다도 못한, 아니 어쩌면 더 해로운 치료법이 수술이었습니다. 그도 그럴 것이 의사들이 수술을 하지 않을수록 환자들이 더 오래 살았으니까요.

더 많이 도려내자!

19세기 말이 되면 의사들은 마취도 하고 소독도 합니다. 환자가 깊이 잠든 사이에 수술을 하게 되니 의사들은 여유도 생기고, 감염 걱정도 없이 수술에 집중할 수 있게 됩니다. 이렇게 수술 현장에 혁명적인 변화가 일어나면서 유방암 수술도 변화의 기로에 섭니다.

1867년에는 유방암에 대한 수술 원칙이 확립됩니다. 재발을 막기 위해 가능한 넓고 깨끗하게 잘라내는데, 유방의 혹(종양)은 물론

---

132 소작燒灼이라 한다.

133 헬베티우스 겸자Helvetius forceps.

이고 피부, 임파관, 지방, 소흉근, 겨드랑이 임파선까지 잘라냅니다. 하지만 당대 최고의 외과 의사로 빈에서 일하던 테오도르 빌로트 Theodor Billroth, 1829~1894의 수술을 받은 유방암 환자 143명 중 35명 정도만이 생명을 연장할 수 있을 정도로 수술의 결과는 참혹했습니다. 하지만 이런 암울한 분위기 속에 새로운 빛이 보입니다.

미국 존스홉킨스병원의 외과 의사인 윌리엄 홀스테드William Halsted, 1852~1922는 기존의 방식으로 수술한 유방암 환자들이 거의 다 재발되며, 재발되는 곳은 수술의 가장자리라는 것을 알았습니다. 그는 충분히 잘라주지 않아 암이 재발된 것으로 보고 더 과감하게 자르기 시작합니다. 소흉근보다 더 깊이 자리 잡은 대흉근도, 쇄골 위의 임파선도 잘려 나갑니다. 홀스테드의 과격한 수술은 병의 뿌리를 뽑는다는 뜻으로 근치적 유방절제수술radical mastectomy로 불립니다.

결과는 어땠을까요? 효과가 좋았습니다. 재발이 확실히 줄어들어 환자들은 목숨을 구했습니다. 하지만 수술의 후유증은 컸습니다. 팔은 퉁퉁 부어 잘 놀릴 수 없게 되고, 어깨가 안으로 무너져 몸이 굽었습니다. 목숨을 건진 대가가 그 정도라면 참을 만은 합니다. 그런데 그게 아니었습니다.

너무 심하게 도려냈나?

나중에 밝혀진 바에 따르면 근치적 수술은 환자에게 별로 의미가 없었습니다. 고생한 보람이 없었다는 말입니다. 유방암 '초기' 환자들에게는 너무나도 과격한 수술이었고, 이미 유방 밖으로 '전이가 일어난' 환자들에겐 무용지물인, 생명을 구하지 못하는 수술로 밝혀집니다. 1970년대가 되면 홀스테드의 근치적 수술은 '순화된' 근치적 수술modified radical mastectomy로 대체됩니다. 영화의 주인공 마그다도 이 수술을 받았습니다.

수술 외에 방사선 치료, 항암 화학요법, 호르몬 치료도 합니다. 하지만 이런 다양한 치료법에도 불구하고 유방암은 여전히 치명적인 암입니다. 2022년 통계를 보면 우리나라에서 유방암은 전체 암 발생의 10%를 차지하며(발생 순위 5위), 여성에게 발생한 암의 20%를 차지합니다(발생 순위 1위). 발병률은 인구 10만 명당 48.5명이며, 5년 생존율은 82.6%입니다. 서구에 비해 우리나라의 발병 빈도는 3분의 1 수준으로 낮지만 상대적으로 젊은 40대 여성들이 많이 걸립니다. 유방암은 빨리 발견할수록 치료가 잘 됩니다. 조기 진단이 무척 중요한데, 조기 진단의 핵심은 여성들의 자가 검진입니다.

영화는 우리가 생각하지 못한 방향으로 흘러갑니다. 엉뚱하면서도 기발한 내용에 우리는 울고 웃습니다. 하지만 엔딩 크레디트가 올라갈 때, 마그다가 아마존의 여전사보다도 더 용감했다는 사실을 깨달았습니다. 암 환자들은 암과 싸우기도 벅찬데 항암제와도 싸워 이겨야 하고, 사랑하는 가족에게 드리워진 잔혹한 운명과도 맞서 싸워야 하는데, 마그다는 어느 한 가지도 소홀하지 않았습니다. '딸을 위해서라면 어디든 갈 사람'도 바로 그녀, 엄마mama입니다.

참고 문헌

1. 『유방의 역사』, 매릴린 옐롬 지음, 윤길순 옮김, 자작나무, 1999.

2. 『삽화로 보는 수술의 역사』, 쿤트 헤거 지음, 김정미 옮김, 이룸, 2005.

3. 『뉴턴은 어쩌다 미쳐버렸나』, 짐 리브슬리, 조지 바이로 지음, 이창식, 박정숙 옮김, 가람기획, 2001.

4. 『암: 만병의 황제의 역사』, 싯다르타 무케르지 지음, 이한음 옮김, 까치, 2011.

5. "Modified radical mastectomy: Why not?", Hugh Auchincloss, *The American Journal of Surgery*, Vol. 119, Issue 5, May 1970.

6. "Ancient Greek and Greco-Roman Methods in Modern Surgical Treatment of Cancer", Niki Papavramidou, *Annals of Surgical Oncology*, March 2010.

항암 화학요법의
역사

마빈의 방 Marvin's Room

1996년, 미국

화학 무기 chemical warfare agents

사람을 죽거나 다치게 만드는
화학 물질을 무기로 만든 것으로,
현재 70종 정도가 알려져 있다.
화학무기의 폐해가 가장 심각했던
때는 제1차 세계대선이다.

골수 이식 bone marrow transplantation

건강한 골수의 조혈 세포를 이식하는
방법으로 혈액암, 임파암 환자 치료에
쓴다.

화학 요법 chemotherapy

화학물질을 이용한 항암 치료다.
최초의 항암 화학물질은 화학
무기였다. 흔히 '케모'라고 부른다.

가족을 찾아서

미혼의 중년 여성 베시는 뇌졸중에 걸려 운신도 못하는 아버지와 치매를 앓는 고모를 부양하며 삽니다. 녹록치 않은 상황에도 그녀는 매사에 긍정적이고 웃음을 잃지 않습니다. 그러나 마른하늘에 날벼락처럼 백혈병 진단을 받습니다. 의사는 일단 항암 치료를 시작하면서 '골수'를 기증해 줄 혈육을 찾으라고 합니다. 베시는 20년 만에 혈육인 리에게 연락을 합니다.

리는 20년 전에 집을 나가 결혼에 실패한 뒤 아들 둘을 키우며 삽니다. 반항적인 아들 행크는 집에 불을 지르고 달아났다가 경찰에 체포되어 치료 감호를 받고 있습니다. 오갈 데 없게 된 리와 아들 찰리는 수녀원에 얹혀사는데, 언니의 전화를 받고 친정을 찾아갑니다.

서먹하긴 해도 베시는 진심으로 동생과 조카들을 환대합니다. 하지만 리도 행크도 자신들의 '등골'을 뽑아내려고(!) 베시가 잘해 주는 것이라 생각하고 마음의 문을 쾅 닫아버립니다. 분위기가 영 좋지 않은데, 이런 상황에서 베시는 원하는 골수 기증을 받을 수 있을까요?

독가스로 공격한 전쟁

현대 의학의 출발점을 언제로 잡을지에 대해서는 의견이 분분합니다. 치료약의 관점으로 볼 때 인슐린(1921)과 페니실린(1942)은 분명 현대 의학의 빛나는 업적에 속합니다. 항암제 역시 그 어떤 약물보다 현대적인 약물에 속합니다. 하지만 그 시작은 전혀 세련되지 못했습니다.

제1차 세계대전 하면 떠오르는 이미지가 있습니다. 비행선, 복엽기, 참호전 그리고 빼놓을 수 없는 것이 바로 독가스입니다. 염소鹽素 가스의 일종인 포스겐이 전쟁터에 쏟아져 나왔지만 뭐니 뭐니 해도 가장 악명 높은 것은 '겨자 가스Yperite'입니다. 다른 것들은 최루 가스나 피부 자극제 수준의 독가스였다면 이페라이트는 병사들의 피부를 벗기고, 물집을 만들고, 눈을 멀게 합니다. 이페라이트는 황산 겨자sulfur mustard로 만듭니다. 겨자를 넣어 만드는 독가스는 아니지만 겨자 냄새가 난다고 그렇게 불렀습니다.

전쟁이 끝난 뒤에는 전쟁 중에 독가스를 살포한 경험이 있는 독일은 물론이고 미국도 다음 전쟁에 대비해 독가스 연구를 합니다. 1930년대에는 황산 겨자보다 독성이 더 강한 질소 겨자nitrogen mustard 가스[134]를 개발해 미국과 독일이 무기로 비축합니다. 그리고 제2차 세계대전이 터지자 미국은 약리학자들에게 '해독제' 개발을 맡깁니다. 그러다가 연구자들은 아주 특이한 현상을 발견합니다.

---

[134] 겨자 가스의 황산을 질소로 치환한 형태다.

독가스의 생각지 못한 부작용

겨자 가스는 일단 병사들의 피부나 눈을 상하게 해 전투력 손실을 초래합니다. 하지만 문제는 거기에서 그치지 않고 몸속으로 흡수되어 골수와 임파 조직까지 망가뜨립니다. 독가스 공격으로부터 살아남은 부상병들은 나중에 임파구나 백혈구 수치가 떨어지는 생각지도 못한 후유증을 앓게 됩니다.

임파 조직과 백혈구는 우리 몸의 면역 체계에 속합니다. 망가지게 되면 사소한 감염으로도 목숨을 잃을 수 있습니다. 이를테면 에이즈처럼 말이지요. 전투력과 무관한 효과를 내는 참으로 나쁜 무기입니다. 그런데 여기서 누군가는 이런 성질을 이용해 치료제로 써볼 수 있지 않을까 하는 생각을 합니다. 백혈구가 지나치게 많아지는 백혈병이나 임파 세포들이 암처럼 자라는 임파암lymphoma에는 맞춤형 치료제가 될 수도 있을 테니 말입니다.

항암 치료제로 개발하다

일단 임파암에 걸린 쥐에게 질소 겨자를 주사했습니다. 딱 두 번 주사했는데 암이 싹 사라졌습니다. 일단 '동물'에게 효과는 있지요? 다음에는 임파암 '환자'에게 10일 동안 주사했습니다. 환자의 임파암도 거짓말처럼 사라졌습니다. 하지만 약을 끊은 지 한 달 만에 재발했고, 골수 기능이 아예 회복이 안 되어 두 달 만에 죽고 맙니다. 약효가 너무 강해 몸이 받아들일 수 없었던 것이지요.

그렇다고 해서 어렵게 발견한 신약 후보를 포기해서는 안 되겠지요? 1942년 여름에 환자 67명을 모아 임상 실험을 합니다. 하지만 역시 부작용이 너무 강했습니다. 아직은 '약이라기보다는 독'이라는 결론을 내리고 연구를 접습니다. 하지만 이것이 화학 요법 chemotherapy의 역사를 연 '최초의 항암제' 머스틴mustine입니다.

치료제로는 쓸모가 없어졌지만 화학 무기로서의 매력은 여전해 'HN2'라는 암호명을 붙여 비밀 군수 물자로 비축합니다. 동시에 실패한 암 관련 연구도 비밀에 부쳐집니다. 하지만 이야기는 언제나 그렇듯, 엉뚱한 곳에서 사고가 터지기 마련입니다.

바리항의 재앙

1943년 12월 3일, 독일 공군은 이탈리아 나폴리 인근의 바리Bari항을 공습합니다. 이탈리아 전선에 대치 중이던 연합군의 주요 보급로를 차단할 목적이었습니다. 공습은 성공해서 항구에 정박했던 많은 수송선과 항만 시설이 심각한 타격을 입었습니다. 그리고 생각지도 못한 부수적인 피해까지 더해집니다.

침몰한 수송선 중에는 비밀리에 HN2를 선적한 미국 배가 있었는데, 이 배가 폭발하면서 '비밀 군수물자' 100톤이 바다로 그냥 유출됩니다. 배가 피격되면 선원들은 바다로 뛰어들기 마련인데, 배에서 빠져나온 선원들 상당수가 자신도 모르게 HN2에 흠뻑 젖어

버립니다. 또한 이들을 구조한 사람, 병원으로 실어준 사람, 병원에서 이들을 돌보고 치료해 주었던 의료진, 한마디로 물에 빠진 선원들은 물론이고 이들을 만진 모든 사람이 자신도 모르게 HN2에 접촉하고 몸에 흡수하게 됩니다.

또한 HN2와 직접 접촉하지 않은 민간인들도 HN2 중독 현상을 보였습니다. 해상에 번진 불길로 데워진 HN2가 독가스가 되어 인근 민가를 덮친 것입니다. 그리고 결국 1,000명 이상이 가스 중독 증상을 보입니다. 전쟁터도 아닌 곳에서 화학 무기의 공격을 당한 것이지요. 하지만 미군 당국은 끝까지 화학 무기의 누출 사고를 알리지 않습니다.

공습과 폭발이야 전쟁의 일상적인 장면이라 쳐도, 군 당국이 유독 가스 누출 사실을 알렸다면 부수적인 피해를 막을 수 있었겠지요. 사망자들 중에는 골수와 임파 조직이 상당히 망가진 희생자들도 많았으니까요. 현장의 군의관은 이 사건의 내막을 모른 채 도무지 이해하기 힘든 현상이라며 상부에 보고했지만 이미 수뇌부는 다 알고 있는 일이었습니다. 그들은 입을 꾹 다물어 버립니다.

안타까운 점은 피부에 묻은 HN2를 잘 씻기만 해도 골수 독성을 예방할 수 있다는 사실입니다. 당국자들은 HN2의 존재 자체가 비밀이었고, 더구나 이를 전선으로 수송하다가 피격을 당했다고 밝히면 독일이 기다렸다는 듯 가스 무기를 사용할 가능성이 높아 '누출 사고'를 어쩔 수 없이 비밀에 부쳤다고 합니다. 이렇게 '바리항의 대참사'는 독일 공군의 폭격에 이어 질소 겨자의 누출 때문에 생긴 막대한 피해를 말합니다.

독가스를 항암제로

전쟁이 끝나자 군의 HN2 부서는 해체됩니다. 하지만 부서장이자 병리학자였던 코닐리어스 로즈Cornelius P. Rhoads, 1898~1959는 GM 자동차의 의장인 앨프리드 슬로언과 부회장인 찰스 케터링의 지원을 받아 비밀 무기를 항암제로 개발하는 연구를 계속합니다. 로즈가 부대원들을 다시 모아 만든 연구소는 암 치료 전문의 메모리얼 슬로언 케터링 암센터Memorial Sloan Kettering Cancer Center(뉴욕시)에 남아 있습니다.

연구소는 1955년까지 7년 동안 식물 2,000종 이상을 조사해 항암 성분을 찾습니다. 1955년부터 25년 동안에는 아예 국가 차원에서 50만 종 이상의 합성물과 식물에서 항암 효과를 탐색합니다. 최종적으로 30종 남짓한 후보 물질을 찾아냈습니다. 지금 생각해 보면 건진 것이 거의 없는 연구였지요. 그러니 아는 약을 잘 개량해서 쓰는 것, 우연히 치료 효과가 발견된 물질에서 연구를 하는 것이 훨씬 쉬운 일입니다.

이후로 10년 동안 연구의 주된 목표는 머스틴의 독성을 약하게 만드는 것이었습니다. 그 결과로 클로람부실(1953), 멜팔란(1953), 사이클로포스파마이드(1957) 같은 약들이 나옵니다. 물론 오늘날에는 백혈병도 임파암도 항암제와 방사선으로 치료할 수 있는 병이 되었습니다. 하지만 여전히 치료가 쉬운 병은 아닙니다.

교감은 고통을 이해하는 것

영화 제목이 〈마빈의 방〉이라 마빈이 누군가 했는데, 아버지의 이름이었습니다. 마빈은 20년 동안 침대를 떠날 수 없는 처지였지만 베시는 한결같이 아버지를 돌보고 아버지에게 말을 겁니다. 베시는 아버지의 고통을 함께 나누었습니다. 그렇다면 마빈의 방은 두 사람이 공감을 나눈 공간이 됩니다.

'공감하다', '교감하다'라는 뜻으로 번역하는 sympathy는 '함께'를 뜻하는 sym과 '고통'을 뜻하는 pathos의 합성어입니다. 고통을 이해하고 나누는 것이 바로 교감과 공감의 기본이란 말이지요. 그런 베시가 이제 자신의 딱한 처지를 공감해 줄 동생을 만날 수 있을까요?

영화에서 가장 감동적인 장면은 항암 치료의 부작용으로 머리가 빠진 언니의 가발을 밤새 손보는 리의 모습입니다. 언니는 언제나 웃고 있지만 사실은 본인도 환자이면서 다른 환자를 보살펴야 하고, 결국에는 자신이 먼저 세상을 떠나면 오갈 데 없이 남겨질 아버지와 고모 때문에 마음의 짐이 크다는 생각을 합니다.

리는 언제나 웃음을 잃지 않는 언니가 사실 속으로는 울고 있었다는 사실을 깨닫습니다. 그리고 가발을 벗은 언니의 머리를 보고 충격을 받습니다. 리는 밤을 새워 언니의 가발을 아주 멋지게 다듬어 줍니다. 이렇게 언니의 고통에 공감하고 반응한 리는 아버지, 고모 그리고 언니를 돌보기로 결심합니다. 그사이 마음의 문을 연 행크가 어쩐지 듬직하게 엄마를 도울 것 같습니다.

베시는 원하던 골수를 얻지는 못합니다. 하지만 잃어버린 혈육은 다시 만납니다. 미래는 불확실하지만 지금 당장에 할 수 있는 항암 화학 치료를 받으며 부작용을 견뎌야 하겠지요. 힘겹지만 이제 외롭지는 않습니다. 동생과 조카들이 분명 그녀 곁에 있을 테니까요. 이제 그녀는 어깨의 무거운 짐을 놓고 가족의 사랑과 관심, 간호를 받으며 여생을 보낼 것은 확실해 보입니다. 이제 '베시의 방'도 하나 생길 것 같습니다.

참고 문헌

1. 『전쟁과 과학, 그 야합의 역사』, 어니스트 볼크먼 지음, 석기용 옮김, 이마고, 2003.

2. 『과학자는 인류의 친구인가 적인가』, 막스 페루츠 지음, 민병훈, 장세헌 옮김, 솔, 2004.

3. 『이야기 현대약 발견사』, 강건일 지음, 까치, 1997.

4. 『현대 의학의 거의 모든 역사』, 제임스 르 파누 지음, 강병철 옮김, 알마, 2016.

영화가
뭐라고

저는 1966년에 부산에서 태어났습니다. 유년기를 보낸 곳은 부산 진구 범천동입니다. 제가 '할리우드 키드'가 되고, 부산이 '영화의 도시'로 성장할 운명을 공유했다고 말하려는 것은 아닙니다. 다만 고향 동네에 극장이 있었다고 자랑은 하고 싶습니다. 동네 사람들의 사랑을 받던 '태평극장'은 재개봉관으로, 2본 동시 상영관이었습니다. 무슨 말인가 하면 개봉한 지 한참 된 영화를, 표 한 장 값으로 두 편을 볼 수 있는 영화관이란 말입니다.

언젠가부터 아버지의 손을 잡고 극장에 갔습니다. 미취학 아동이라 푯값은 공짜였지요. 조금 더 크면서(그래도 여전히 미취학 아동 주제에) 부모님 몰래 혼자 극장을 들락거렸습니다. 매표소에서 기다리다가 영화를 보러 온 어른들에게 부탁을 하면 손잡고 들어가는 건 어렵지 않았습니다. 표 받는 아저씨도 눈감아 주는 듯했습니다. 어린아이가 영화를 본다고 화면이 닳는 것도 아니니까 굳이 막지는 않았겠지요?

영화를 보다가 재미가 없으면 극장 안을 이리저리 돌아다니기도 했습니다. 매점 앞도 기웃거려 보고, 영사실 근처에도 가보고, 한 번은 간판 그리는 곳에도 갔었습니다. 반쯤 열린 문으로 소복을 입고 가슴에 칼을 꽂은 귀신의 얼굴을 맞닥뜨리고는 기겁하며 도망친 적도 있습니다. 영화를 보다 그만 잠이 든 적도 있었고요. 눈을 떠보니 아버지의 화난 얼굴이 바로 앞에 있었지요! 아주 된통 혼이 났습니다. 하지만 영화가 재밌는 걸 어떻게 합니까. 영화 속에는 상상할 수 없는 일들이 벌어지니, 도저히 눈을 뗄 수 없었습니다.

이후로도 극장 출입을 멈추지 않았는데, 하루는 입구에서 검표원 아저씨가 제 귓바퀴를 틀어쥐고 내쫓은 적도 있습니다. 왜 갑자기 입장을 바꾸신 걸까요? 다른 아저씨였을까요? 지금 생각해 보면 '연소자 관람 불가' 영화인 줄 모르고 들어갔는지도 모르겠습니다.

그때 본 영화들의 한 장면과 포스터가 지금도 눈에 선합니다. 〈벤허〉(1959), 〈미드웨이〉(1977), 〈장화홍련전〉(1956), 〈월하의 공동묘지〉(1967), 〈봉·신방〉(1969), 〈사대천왕〉(1974), 〈외팔이 드라곤(독비권왕)〉(1971), 〈스콜피오〉(1973)······. 한마디로 서부영화, 전쟁영화, 귀신영화, 스파이영화 등 장르를 가리지 않고 많은 영화를 섭렵했습니다. 어쩌면 그때부터 가보지 못한 곳들과 겪지 못한 일들을 그리워하게 되었는지 모릅니다.

나중에는 아버지와 함께 MBC 〈주말의 명화〉(1969~2010), KBS 〈명화극장〉(1969~2014)의 열혈 시청자가 되었습니다. 그때부터 쌓아 온 영화에 대한 관심이 이 책을 쓸 수 있는 토양이 되었습니다. 이 자리를 빌려 영화라는 우주를 보여주신 아버지에게 감사의 말씀을 올립니다.

그리고 반세기 전 부산 범천동에 있었던 태평극장의 관계자 분들께도 감사드립니다. 그분들의 따뜻한 배려(?)가 없었다면 어렵게 싹튼 영화에 대한 열정이 제대로 꽃피우지 못했을 것입니다.

아내에게도 고맙습니다. 연재를 위해 본 영화만 해도 이삼 백 편에 이를 텐데 그 긴 시간을 함께 지켜주었습니다. 부족한 아빠 곁에서 자란다고 많이 힘들었을 아들과 딸에게도 이 기회를 살려 고맙다는 말을 전합니다. 아빠에게 보여주는 넘치는 관심 언제나 고맙고, 종종 영감과 아이디어까지 주니 더 고맙고, 대견하다고 말하고 싶습니다.

우리 동네 영화관의 상영 기사님께도 감사드립니다. 관객들이 모두 빠져나간 후에도 눈치 없이 자리를 지키고 앉아 엔딩 크레디트의 끝을 보고 마는 관객을 위해 영사기를 끄지 않고 기다려 주셔서 감사합니다.

연재를 허락해 주신 《사이언스 타임즈》, 《메디포 뉴스》, 《더 메디컬》 관계자 분들께도 감사드립니다. 귀중한 지면이 없었다면 이 글들이 세상에 나오지 못하고 노트북 속에 갇혀 있었을 것입니다.

이 책을 출간해 주신 사람in 출판사와 이한경 편집자님, 그 외 숨은 조력자 분들께도 감사를 드립니다. 많은 격려와 채찍질에 힘입어 이 책이 상영관에 간판을, 아니 서점에 출간될 수 있었습니다.

그리고 제 주변에서 '이 친구 또 뭘 쓰고 있나' 궁금해하며 관심을 갖고 격려를 아끼지 않는 여러분께도 감사의 인사를 올립니다. 다음 편을 또 기대해 주실 거지요?

이렇게 감사를 전하다 보니 마치 영화제의 수상 소감 같습니다. 기왕 이렇게 된 것, 끝까지 영화풍으로 마무리하지요. 이제 엔딩 크레디트도 다 올라왔습니다. 영화의 끝을 의미하는 단어로 마칩니다.

FIN

오퍼레이팅 시어터

어느 의사의 영화 해부

초판 1쇄 인쇄 2025년 4월 3일
초판 1쇄 발행 2025년 4월 10일

지은이 박지욱
발행인 박효상
편집장 김현
기획·편집 장경희, 오혜순, 이한경, 박지행
디자인 임정현
마케팅 이태호, 이전희
관리 김태옥

편집·진행 이한경
표지 디자인 안단테
내지 디자인 studio fttg

종이 월드페이퍼 | **인쇄·제본** 예림인쇄·바인딩 | **출판등록** 제10-1835호
펴낸 곳 사람in | **주소** 04034 서울시 마포구 양화로11길 14-10(서교동) 3F
전화 02) 338-3555(代) **팩스** 02) 338-3545 | **E-mail** saramin@netsgo.com
Website www.saramin.com

ISBN 979-11-7101-152-0 03510

우아한 지적만보, 기민한 실사구시 사람in